Le vivant et les sciences cognitives

Du même auteur

- Fourati, Abdelkarim : *Pour une nouvelle science du vivant. Contre la science galiléenne*, Sfax (Tunisie), 1ère édition, 1995, 326 pages. [Livre broché, publié à compte de l'auteur, ISBN: 9973-17-587-5].
- Fourati, Abdelkarim : *Introduction à l'étude de l'information médicale*, Tunis: Centre de Publication Universitaire, 1ère édition, 1998, 306 pages. [Livre broché, publié à compte de l'éditeur, ISBN: 9973-937-25-2, Code: M 05501].
- Fourati, Abdelkarim : "Similarité cognodynamique des modèles anthropo-sociologiques et bio-médicaux de l'organisation humaine", *Esprit critique*, Printemps 2003, Vol.05, N°02. [Article, publié dans *Esprit critique*, Revue internationale de sociologie et sciences sociales : http://www.espritcritique.org].
- Fourati, Abdelkarim. "L'espace-temps sociologique de la 'proximité électronique'", *Esprit critique*, Automne 2003, Vol.05, N°04. [Article, publié dans *Esprit critique*, Revue internationale de sociologie et sciences sociales : http://www.espritcritique.org].
- Fourati, Abdelkarim : *La sociologie et l'histoire, à la lumière des nouvelles technologies*, Sfax (Tunisie), 1ère édition, Printemps 2006, 258 pages. [Livre broché, publié à compte de l'auteur, ISBN: 9973-17-587-5].

Abdelkarim Fourati

LE VIVANT ET LES SCIENCES COGNITIVES

La révolution en "science du vivant" contre la "science galiléenne"

© 2018 Abdelkarim Fourati

DEDICACE

Ce livre expose les premiers résultats de décennies de recherches. Je le dédie à tous mes lecteurs soucieux de la culture scientifique. Mon intention n'est pas de défendre, ni de présenter une doctrine vitaliste contre la « science galiléenne », mais de participer aux débats sur les concepts scientifiques d'information/cognition et les nouvelles voies qu'ils peuvent ouvrir à l'Humanité planétaire...

Le 1er octobre 2018
Dr. Abdelkarim Fourati

La véritable révolution est celle des idées et des conduites, pas seulement celle des institutions ou des pouvoirs alternatifs.

« Nous sentons que nous approchons d'une *révolution* considérable (si considérable qu'elle n'aura peut-être pas lieu), celle qui concerne le grand paradigme de la science occidentale (et de façon corrélative, de la métaphysique qui en est tantôt le négatif, tantôt le complément).
Répétons-le, les failles, les fissures se multiplient dans ce paradigme, mais il tient toujours.
Ce qui affecte un paradigme, c'est-à-dire la clé de voûte de tout un système de pensée, affecte à la fois l'ontologie, la méthodologie, l'épistémologie, la logique, et par conséquent la pratique, la société, la politique. » ...

Edgar Morin [1]

---

[1]- E. Morin : *Introduction à la pensée complexe*, Collection communication et complexité, dirigée par Jacques-Antoine Malarewicz, ESF éditeur, Paris 1990, 5ᵉ tirage 1994, p. 73.

« Galilée eut peut-être le tort de ne pas imaginer qu'en matière scientifique, les hypothèses, voire les théories, même si une série d'arguments convergents plaident en leur faveur, ne valent pas nécessairement affirmation d'une vérité définitive et éternelle. Car la science aussi progresse par à-coups et ignore les dogmes. C'est ce que la physique n'a pas manqué de démontrer ... mais au XXe siècle seulement !

C'est là, semble-t-il, l'essence même du procès de Galilée. On lui aurait sans doute accordé de proposer un autre système de représentation du monde, mais on ne lui pardonna pas d'apparaître bardé de certitudes à une époque où la cohérence qui avait marqué la pensée médiévale était ébranlée de toutes parts.

Par bien des points, en effet, l'époque de la Renaissance est comparable à la nôtre : elle voit abolir des certitudes et représentations anciennes et sécurisantes du monde. Le Saint-Office ne s'honora guère en condamnant Galilée, mais il le fit sans doute plus par peur du changement que pour toute autre considération.

Notons qu'il a fallu attendre 1992 pour que le pape Jean-Paul II [2] fasse faire amende honorable à l'Eglise en réhabilitant le célèbre astronome ! ».

Jean -Marie Pelt [3]

---

[2]- Voir : E. Festa : *Science et foi : que penser du cas Galilée ?*, La Recherche N°225, juin 1993, Volume 24, p. 758-759.
[3]- J.-M. Pelt : *Dieu de l'Univers. Science et foi*, Fayard 1995, p. 73.

« Galilée progressa en changeant des liaisons familières entre mots et mots (il introduisit de nouveaux concepts), entre mots et sensations (il introduisit de nouvelles interprétations naturelles), en recourant à des principes nouveaux, inconnus (comme sa loi de l'inertie et son principe de la relativité universelle), et en altérant le noyau sensoriel des énoncés d'observation ...

Or, nous pouvons à nouveau procéder à la manière galiléenne, chercher de nouvelles interprétations naturelles, de nouveaux faits, de nouvelles règles grammaticales, de nouveaux principes. » ...

Paul Feyerabend [4]

---

[4]- P. Feyerabend : *Contre la méthode. Esquisse d'une théorie anarchiste de la connaissance*. Série Points Sciences, Editions du Seuil, 1979.

« L'analyse cartésienne découpant la complexité en éléments simples ne suffit plus à rendre compte de la dynamique des systèmes et de leur évolution. Apte à isoler les facteurs déterminants dans le fonctionnement de tel ou tel mécanisme, elle échoue dans la compréhension des processus d'auto-organisation et d'auto-sélection ...

La nature procède en effet par regroupements hiérarchiques de structures et de fonctions dans des assemblages d'ordre supérieur recombinés entre eux : cellules dans les organismes, organismes dans les populations, populations dans les écosystèmes ...

Il est possible de proposer une théorie unifiée de l'auto-organisation et de la dynamique des systèmes complexes ... Une forme nouvelle de compréhension de la nature est en train de naître de l'utilisation de ces outils : comprendre par synthèse plutôt que par l'analyse.

La quête des particules élémentaires censées expliquer de manière causale l'évolution ultérieure de la matière vers des états croissants de complexité, ne rend pas le monde intelligible, ni d'ailleurs plus proche. L'explication signifiante s'éloigne avec l'analyse. En revanche, comprendre par la synthèse – éventuellement avec l'assistance de l'ordinateur – comment les éléments se combinent dans des ensembles plus complexes, ou comment l'évolution généralisée de la matière naît de ces interactions nous approche de la nature. Nous en sommes une partie intégrante. Notre place et notre rôle dans l'univers deviennent ainsi plus compréhensibles, fondant et légitimant toute action consciente. ».

Joël de Rosnay [5]

---

[5]- J. de Rosnay : *L'homme symbiotique. Regards sur le troisième millénaire*, Editions du Seuil, mars 1995, p. 18-20.

AVANT-PROPOS

Comment ai-je élaboré et formulé, pour la première fois, ce projet de recherche sur la « science du vivant », en relation avec la théorie des médiums, l'ordinateur et les technologies de l'information ? C'est une histoire qui mérite d'être racontée avant de commencer. En effet, il a fallu une situation particulière pour le développement de mes idées dans ce domaine de recherche. Cela montre comment la recherche est à la fois simple et difficile : comment faire mûrir des idées ? De fait, il a fallu des efforts très importants pour que ce projet voie le jour.

Je lisais, et je lis encore, beaucoup de livres d'Histoire des sciences, de philosophie des sciences, d'épistémologie, de médecine, de biologie, de physique, d'informatique, de sociologie, d'anthropologie, etc. ; surtout le côté critique et culturel de ses sciences.

Mais tout cela n'est pas suffisant, car comme le disait Claude Bernard [6] : « Pour faire des découvertes, il vaut mieux ne rien savoir que d'avoir dans l'esprit des idées fixes appuyées sur des théories dont on cherche toujours la confirmation en négligeant tout ce qui ne s'y apporte pas ... Mais hâtons-nous de dire qu'il ne s'agit point d'élever l'ignorance en principe ... plus on possède de connaissances antérieures, mieux on aura l'esprit disposé pour faire des découvertes grandes et fécondes. Seulement, il faut garder sa liberté d'esprit » ...

Mon projet de recherche a été élaboré au cours des années 1980, puis formulé pour la première fois en mai 1990 [7].

Je suis nommé le 19 janvier 1982, comme médecin Assistant Hospitalo-universitaire à la Faculté de Médecine de Sfax, *spécialité Biophysique* [8].

---

[6]-Claude Bernard : *Introduction à l'étude de la médecine expérimentale*, Champs/ Flammarion, 1984, p. 71.

[7]- C'était à l'occasion de la préparation de mon premier concours d'Agrégation Hospitalo-universitaire en Médecine, du 17 décembre 1991, à l'Université de Tunis, en vue de l'obtention d'un poste de maître de conférences agrégé en Biophysique *option informatique médicale*. Malheureusement mon projet a été refusé par le Jury du dit concours, en faveur d'un autre candidat, pour un poste de maître de conférences agrégé en Biophysique *option Médecine nucléaire*. Cependant, ma persévérance et ma croyance à l'importance du sujet de recherche m'ont incité à continuer dans le droit chemin que j'ai tracé.

[8]- J'ai eu une formation initiale en Physique et en Informatique (Maîtrise et DEA), en Biologie, démographie et Médecine (Doctorat en médecine) qui a duré 13 ans ; et une première expérience (faite *en parallèle* avec mes études en médecine) dans l'enseignement de la Biophysique (comme Assistant à la Faculté de Médecine de Tunis) qui a duré 8 ans. J'ai donc un bagage de connaissance dans différents domaines des sciences physiques et informatiques, sciences biologiques et sciences humaines et leurs applications médicales.

Mais c'est ici que surgit le problème : *c'est quoi la biophysique*, surtout dans une Université "jeune", dans un pays en voie de développement, dans une Faculté de Médecine déchirée par des conflits internes, basés sur des considérations personnelles, et pour un "jeune assistant" en plus ?

En fait, le problème de la place de la biophysique parmi les spécialités biomédicales n'est pas résolu, à l'époque (et reste encore) même dans les pays dits développés [9] ! Selon J. C. de Certaines [10], « il est difficile de conférer un statut bien défini à la biophysique, car elle n'a pas vraiment de paradigme. Cherchant une analogie dans la thermodynamique des processus irréversibles, l'auteur définit la biophysique comme une discipline en *état stationnaire de non équilibre* » ; définition qui n'apporte pas grand-chose à la compréhension de la naissance ou du développement de la biophysique ; mais cela m'a incité à la recherche ...

Toutefois, dès mon arrivée à la Faculté de Médecine de Sfax, au début de l'année 1982, j'ai commencé à programmer mes travaux. Vu le domaine très vaste de la Biophysique et vu ma formation encore plus vaste, j'ai proposé au Conseil scientifique de notre faculté, un programme de travail en *Médecine nucléaire* et un programme de recherche de *Statistique sur ordinateur*, utilisant tout deux les techniques de l'informatique. Mon projet de *Médecine nucléaire* a été catégoriquement refusé ; par contre, après un certain temps mon deuxième projet de recherche en informatique appliquée à la statistique biomédicale commence à donner ses premiers résultats. Nous avons ainsi publié un certain nombre d'articles, dans le cadre d'un groupe de recherche d'épidémiologie clinique, de l'Hôpital universitaire de Sfax, et en utilisant des ordinateurs de l'Ecole Nationale d'Ingénieur de Sfax et surtout de la Faculté des Sciences Economiques et de Gestion de Sfax ...

En 1984, la Faculté de Médecine de Sfax décide d'introduire l'informatique dans son enseignement initial et d'acquérir le matériel nécessaire : c'était le début de diffusion du micro-ordinateur PC, en Tunisie et dans le monde. Et là il s'est posé, pour notre administration à la faculté, un faux problème : « L'informatique médicale, c'est de la Biophysique ou c'est une discipline à part ? Et si c'est une discipline à part qui va l'enseigner, et qui a le droit de faire de la recherche ce domaine ?! ... ».

Le conseil de la Faculté de Médecine de Sfax décide que l'informatique n'est pas une « discipline médicale » ; et que personne n'a le droit de faire de la recherche en informatique médicale : on va importer "clé en main" l'informatique directement de l'informaticien technicien !

---

[9]- D. Isabelle : *Une discipline en quête d'un statut : la Biophysique*, La Recherche N°71, octobre 1976, volume 7, p. 854.

[10]- Cité par G. Lemaine et al. : *Perspectives on the emergence of scientific disciplines*. Monton Aldine, 1978.

En considérant que le problème est purement technique, le slogan était que le médecin doit utiliser l'ordinateur comme il utilise sa voiture : comme il n'a pas à « se casser la tête » et ouvrir le capot pour réparer sa voiture, il n'a pas non plus à s'introduire dans la conception de l'informatique médicale ?! ...

Pour réaliser ce projet, on a invité l'éminent chercheur en Biophysique de l'époque, le professeur François Grémy [11] ; pour faire une série de conférence de recyclage pour les enseignants de la faculté, puis pour faire l'enseignement de l'informatique médicale pour les étudiants en 3e année de médecine. Mes échanges avec le professeur Grémy (1984) et ses conférences étaient très fructueux pour mes recherches ultérieures. Et malgré la décision du Conseil de la Faculté de Médecine de Sfax de supprimer toute aide et encouragement à la recherche en informatique médicale ; j'ai entamé de larges recherches bibliographiques, concernant l'intérêt de l'application de l'informatique et de l'utilité de l'*intelligence artificielle* en médecine.

Ainsi, en plus des documents purement techniques de biophysique et d'informatique médicale, je lisais l'histoire des sciences physiques et des technologies, pour savoir comment les différents concepts et techniques physiques sont introduits dans le domaine médical et biologique. Cette recherche historico-critique s'avère primordiale. Je vérifie que ce sont des médecins/physiciens (au sens large) ou, des physiciens qui sont entrés en contact avec la médecine qui ont été les *moteurs* de la recherche scientifique, depuis Hippocrate (Ve siècle avant J.-C.).

Copernic, Galilée et Descartes, pour ne citer que ces grands pionniers de la science moderne occidentale, au XVIe et XVIIe siècles, étaient en contact direct avec la médecine, d'une façon ou d'une autre : Copernic l'astronome qui révolutionna notre conception du monde était un médecin praticien ; Galilée n'a pas terminé ses études en médecine pour devenir mathématicien géomètre et fonda la science physique moderne ; Descartes, le fondateur de la philosophie moderne, était mathématicien/physicien et médecin non praticien, il voulait révolutionner la médecine en faisant des dissections anatomiques et en élaborant sa théorie du corps et de l'esprit [12] ...

---

[11]- François Grémy est un professeur de Biophysique médicale ; il a écrit en particulier les deux tomes du livre *Eléments de Biophysique générale et médicale*, considéré à l'époque comme la Bible de Biophysique (écrit en collaboration avec F. Letterier et J. Perin, Editions Flammarion Médecine-Sciences). A partir des années 1970, Grémy s'est intéressé à la recherche et l'enseignement de l'informatique médicale. Il a écrit en particulier : *Informatique médicale. Introduction à la méthodologie en médecine et santé publique*, Editions Flammarion Médecine-Sciences, 1987.

[12]- Steven Shapin : *Descartes médecin et les thérapies de la raison*, La Recherche N° 338, janvier 2001, p. 56-60, republié dans *La Recherche*, Hors-série N°12 juillet 2003, p.18-21.

Ainsi, se révèle pour moi l'importance de la place qu'occupent les sciences physiques, en médecine en particulier, et dans la Science en général. En effet, c'est la biophysique (au sens large du terme) qui a introduit toutes les technologies modernes de diagnostic et de thérapeutique en médecine : comme par exemple, toutes les techniques de visualisation (microscopie optique, microscopie électronique, etc.), le radiodiagnostic (utilisant les bases physiques des rayons X), la médecine nucléaire (utilisant les radiations ionisantes), toutes les technologies d'imagerie (le scanner, l'échographie, l'IRM, etc.) [13], les techniques de la radiothérapie ; et en dernier lieu, actuellement l'ordinateur et les technologies informatiques ...

J'ai trouvé aussi que la séparation que veut faire le Conseil scientifique de notre faculté entre la biophysique (au sens étroit du terme) et l'informatique dans leurs applications médicales est similaire à la séparation que faisaient les anciens entre le *corps* et l'*esprit*. En effet, la biophysique étudie le corps par des méthodes de la physique (anatomie, histologie, radiologie, bioénergétique, physico-chimie du milieu intérieur, etc.) ; alors que l'informatique médicale a une relation avec l'esprit (intelligence artificielle, linguistique, psychologie cognitive, etc.) ...

Enfin, arrive le tournant décisif de toutes mes recherches ultérieures. Rétrospectivement, c'était un moment capital où toutes mes idées commencent à changer de direction. Je commence à m'intéresser, de moins en moins, aux techniques de *statistiques sur ordinateur* et des études de l'épidémiologie, pour attaquer des problèmes d'***épistémologie médicale***, où il y aura confluence et convergence de toutes mes idées et mes réflexions.

A l'origine de ce tournant se trouve ma participation au 8ᵉ Séminaire Tuniso-Français d'Informatique à Tunis du 5 au 7 mai 1986 [14]. Le thème de ce séminaire était l'*intelligence artificielle*. C'était un excellent séminaire qui m'a fait comprendre la réalité et l'actualité de l'intelligence artificielle. Il était organisé par la Faculté des Sciences de Tunis (département des sciences de l'informatique) et l'Institut National de Recherche en Informatique et en Automatique de France.

Les conférenciers étaient d'éminents professeurs français et tunisiens. Les termes "connaissance" et "représentation des connaissances" étaient les "maîtres mots" en intelligence artificielle.

---

[13]- Claude Boccara et Mathias Fink : *Les physiciens, explorateurs du corps humains*, Pour la Science N° 338 spécial : Le corps transparent, décembre 2005, p. 26-28.

[14]- Voir actes du colloque : *Intelligence artificielle,* 8ᵉ Séminaire Tuniso-Français d'Informatique, organisé sous le haut patronage du Premier Ministre Mohamed Mzali, par la Faculté des Sciences de Tunis Département des Sciences de l'Informatique Tunis et l'Institut National de Recherche en Informatique et en Automatique France, Tunis du 5 au 7 mai 1986.

Alors que les termes "information" et "traitement de l'information" étaient les "maîtres mots" en informatique classique. En effet, comme nos conférenciers le remarquaient, on disait que l'intelligence artificielle est l'informatique de la connaissance.

Le 7 mai 1986, on a clôturé ce séminaire par une table ronde sur le thème suivant : « Intelligence artificielle : Espoirs scientifiques et retombées socio-économiques, notamment dans les pays en voie de développement ». Au cours de cette table ronde, j'interviens pour poser une question qui s'avère rétrospectivement très pertinente pour la suite de mes recherches : « *Quelle est la différence entre information et connaissance, puisque l'intelligence artificielle est l'informatique de la connaissance et non pas de l'information ?* » – comme vous le dites.

J'ai reçu une réponse qui est encore plus vague que mes connaissances sur le problème. Elle m'a obscurci au lieu de m'éclairer. Il y avait un jeune étudiant, assis auprès de moi, qui me disait : « Si vous voulez avoir une idée plus claire, sur le problème, la revue *La Recherche* d'octobre 1985 a publié un numéro spécial sur l'intelligence artificielle ». Bref, j'ai saisi qu'il faut creuser et chercher : *l'informatique fait une différence entre les deux concepts "information" et "connaissance", mais on n'a pas une idée claire sur cette différence.*

Toutefois, ce n'est pas en parcourant rapidement le texte de la dernière théorie scientifique formulée – parsemés de tant de formules mathématiques – que nous pouvons espérer trouver une réponse à mes interrogations. Comprendre qu'est-ce que l'*information*, la *connaissance* (ou la *cognition*), pouvoir expliquer les phénomènes auxquels elle participe, suppose une démarche beaucoup plus progressive, lente, démonstrative.

Nous devons interroger l'histoire de l'édification de ces concepts scientifiques. Les balbutiements, les blocages, les efforts, les succès, les renoncements de ceux qui ont tenté de se représenter ces concepts peuvent nous aider à prendre conscience de nos propres incompréhensions, et à améliorer l'image que nous nous faisons du monde qui nous entoure.

Ainsi, l'été de l'année 1986, j'ai entamé une nouvelle voie de recherche. Je ne savais pas son importance au début ; mais avec l'avancement de mes recherches, elle s'avère la voie qui va mener à une "une nouvelle théorie des médiums" dans le cadre des nouvelles technologies de l'information/cognition [15].

---

[15]- Voir : Abdelkarim Fourati : *La sociologie et l'histoire, à la lumière des nouvelles technologies*, Sfax (Tunisie), 1ère édition, Printemps 2006, 258 pages. [Livre broché, publié à compte de l'auteur, ISBN : 9973-17-587-5].

J'ai commencé par lire le numéro spécial de *La Recherche* d'octobre 1985, sur l'intelligence artificielle, prescrit par le jeune étudiant. C'était, lui aussi, un excellent numéro sur l'état actuel de l'époque de l'intelligence artificielle ; d'autre part, c'était mon premier contact avec la revue *La Recherche* [16]. Cependant je n'ai pas trouvé la réponse à ma question : *la différence entre information et connaissance (ou cognition)*.

Sauf dans l'article de Hervé Gallaire [17], où je trouve encore des interrogations plutôt que des réponses. Gallaire écrivait dans son article : « Bien que le thème de la représentation des connaissances apparaisse de plus en plus souvent dans la littérature de l'intelligence artificielle, il reste déroutant. Ceci vient de ce qu'il existe un malentendu entre "connaissance" et "information". Un fichier, un livre, un article, contiennent des informations. Il n'est pas possible de dire qu'un livre "connaît" les informations qu'il renferme, parce que "connaître" [la cognition] est une opération active qui suppose effectivement des capacités de mémorisation, mais implique aussi l'existence de mécanismes de raisonnement applicables aux connaissances ».

Le développement de l'intelligence artificielle a fait clairement apparaître la nécessité fondamentale de disposer, pour résoudre un problème donné, d'une grande quantité de connaissances, spécifique au domaine traité. Pour établir un diagnostic ou chercher l'origine d'une panne de moteur, médecins ou mécaniciens ne font pas seulement appel à leur capacité de raisonnement, mais aussi, d'une manière plus ou moins consciente, à une foule de « connaissances ». Pour espérer réaliser des programmes informatiques effectuant des "tâches" intelligentes, il faut qu'ils disposent d'une grande quantité de connaissance relevant de ce domaine.

Le vrai problème est donc l'acquisition et la représentation des connaissances. En tout premier lieu, un programme reposant sur l'utilisation de connaissances doit disposer d'une description de l'univers sur lequel il travaille, autrement dit d'une représentation des objets du monde.

---

[16]- J'ai trouvé dans **La Recherche** une revue de culture scientifique pour lutter contre le cloisonnement de la recherche et contre un certain scientisme souvent présent. Elle est fondée sur un principe de base : les chercheurs scientifiques eux-mêmes fournissent l'essentiel des textes de la revue. L'objectif est de montrer non pas une science achevée mais plutôt une science en situation, en train de se faire dans les laboratoires, d'arriver à habiller les faits scientifiques de telle manière que l'Article raconte une histoire.

L'ambition de la revue est de favoriser une circulation des connaissances à l'intérieur de la communauté scientifique au sens le plus large et par là de faire naître, en maîtrisant la surabondance d'information, des débats sous-jacents au développement de la science : les implications d'ordre économique, politique, éthique (voir : Martine Boissavy-Vinau : "Le journalisme scientifique et la revue La Recherche". *Al-Madar*, Revue éditée par la Cité des Sciences de Tunis, numéro spécial N°6, 1995, p. 65-74).

[17]- Hervé Gallaire : *La représentation des connaissances*, La Recherche N°170, octobre 1985, Vol. 16, p.1140-1148.

Hervé Gallaire ajoute : « On ne dira jamais de quelqu'un qu'il connaît un sujet s'il n'est capable de répondre qu'à une liste prédéfinie de questions. La vraie connaissance suppose donc l'utilisation à bon escient des informations dont on dispose ; et le problème qui se pose aux informaticiens est donc de trouver des structures qui permettront non seulement le stockage des informations, mais aussi l'utilisation de celles-ci par la machine elle-même. Si l'on parle tellement aujourd'hui de la représentation des connaissances c'est, de fait, parce que jusqu'à présent aucun formalisme aussi universel que celui, par exemple, de la représentation décimale des nombres n'a pu être établi ».

Ainsi, au lieu de trouver la réponse à la différence entre *information* et *cognition* (ou connaissance), au contraire le point d'interrogation grossit encore plus. A ce moment là, je décide d'entreprendre une recherche plus vaste pour élucider ce problème.

Je continue à lire la revue *La Recherche* [18], en classant les articles suivant une méthodologie particulière, facilitant la lecture de cette revue d'information scientifique et technique, pluridisciplinaire.

De plus, j'ai fait une recherche comparative entre toutes les définitions des notions d'information et de connaissance que j'ai rencontrées dans les livres et articles lus, concernant la *Théorie de l'information* et des technologies informatiques. J'ai ainsi trouvé des définitions variables d'un auteur à un autre. Mais la quasi-totalité de ces définitions est d'accord pour définir l'information par rapport à *l'appareil ou la technique de mesure* et de façon *quantitative* (pour satisfaire la conception et l'image que l'on donne à la science d'être mathématisée numériquement !).

Ainsi, ***dans toutes les définitions dites scientifiques (au sens galiléen du terme), le cerveau humain n'était pas pris en compte, pour préserver l'objectivité !*** Cependant en biophysique médicale et en neurobiologie qui doivent considérer l'homme en premier lieu et non pas les appareils de mesure ou d'imagerie, ce qui est important c'est le cerveau humain qui saisit l'information pour la comprendre.

Enfin, je trouve une définition qui relie l'information à la connaissance [19] : « L'information apparaît comme un phénomène physique apportant à un observateur une certaine *quantité* de renseignement sur la cause de ce phénomène. En d'autres termes, l'information est cause qui permet de faire passer l'individu à un certain degré de connaissance du monde ».

---

[18]- J'ai finalement lu tous les numéros de la revue scientifique *La Recherche* (c'est une revue mensuelle) qui existent à la Bibliothèque de la Faculté de Médecine de Sfax (à partir du numéro de janvier 1976), puis j'ai décidé de l'acheter, à partir du numéro de janvier 1988 jusqu'à maintenant.

[19]- Rivère J.P. : *Eléments de Théorie de l'Information. Informatique de base.* Paris : Les Editions Foucher, 1970.

L'information est donc à distinguer de la connaissance qu'elle apporte. Cependant cette définition donnée par la cybernétique reste encore ambiguë, et l'information reste toujours quantitative et par rapport à l'appareil de mesure ou l'équation mathématique.

Après toutes ces recherches conceptuelles, j'ai eu l'idée, en septembre 1987, de tout basculer et renverser la définition de l'information qui était centrée sur la technique de mesure ou d'observation (vision *technocentriste*), pour la centrer sur le cerveau humain (vision *cognocentriste*), et de la considérer en premier lieu de façon *qualitative*, avant d'être éventuellement mesurable et *quantitative*.

Ainsi j'ai écrit mon premier article sur mon sujet de recherche que j'ai intitulé : « La notion d'information en médecine » ; et mon premier livre intitulé « Introduction à l'épistémologie des sciences médicales » [20].

Par ce basculement conceptuel des notions d'information sur le cerveau humain, et en considérant les appareils d'observation et de mesure comme des ***prolongements technologiques de l'homme*** ou ***médiums***, je suis revenu *inconsciemment* au modèle de la « science arabe » et aux « valeurs épistémiques » de la culture arabo-islamique, plus particulièrement au modèle de la médecine arabe élaborée par les médecins-philosophes arabo-islamiques. Les quatre grands principes des valeurs épistémiques du modèle de la « science arabe » sont :

1°- La distinction (sans conflit) des deux types de source d'information /connaissance : la révélation religieuse et l'expérience/observation scientifique humaine.

2°- La centralité de l'homme et de ses moyens d'information/cognition (ou connaissance) par rapport aux technologies utilisées, les ***médiums***.

3°- La cohérence de l'articulation entre les sciences de l'homme et les sciences de la Nature.

4°- De plus, nous devons considérer les instruments d'observation et de mesure scientifique comme des ***prolongements technologiques de l'esprit/ corps humain*** ou ***médiums***, et non pas comme une substitution à l'observateur/concepteur.

Pour compléter mes recherches sur le concept de "connaissance", je me suis adressé aux sciences humaines [21].

---

[20]- Ces deux écrits ne sont pas publiés, faute de moyens efficaces de publication dans les domaines scientifiques, en Tunisie à l'époque.

[21]- Je me suis abonné, durant les années 1987-1988, à la bibliothèque du Centre culturel français de Sfax : j'ai emprunté une centaine de livre. Ces livres traitent de la philosophie grecque, de la philosophie moderne, de l'épistémologie, de la créativité, de la sociologie, de l'histoire des sciences, de préhistoire, etc. A partir de la même année, j'ai commencé à acheter la revue *La Recherche* et des livres de la Foire internationale de Tunis. Ainsi, j'ai fondé ma bibliothèque personnelle, qui contient actuellement des milliers de documents.

En lisant les théories de la connaissance des philosophes anciens et modernes ; et en se basant sur le concept d'information redéfini qui devient centré sur la cognition humaine, je détectais les lacunes et les insuffisances de ces théories.

Autrement dit, avec ma redéfinition de l'information par rapport au cerveau/esprit humain (vision cognocentriste) et en premier lieu de façon qualitative et non pas par rapport à l'appareil de mesure (vision technocentriste) et de façon quantitative, j'ai ouvert une nouvelle fenêtre des sciences physico-biologiques sur les *sciences humaines et sociales.*

Ainsi, ayant des idées plus claires sur l'*épistémologie* et les théories de la connaissance en sciences humaines, et en revenant à mes recherches sur l'informatique médicale et les concepts de l'information/cognition des sciences physiques ; cela m'a permis d'ouvrir une "fenêtre" de la médecine sur les sciences humaines. J'ai, ainsi, saisi la profondeur des réflexions du professeur en biophysique et informatique médicale, François Grémy.

Je comprends maintenant mieux ce que veut suggérer le professeur Grémy dans sa conférence de 1984 [22] que « l'essentiel de l'impact des sciences de l'information en médecine est d'abord et avant tout *culturel*. Si les premiers contacts entre elles et la médecine n'ont pas été décisifs, et ont même été grevés d'échecs, c'est qu'ils ont été l'occasion de l'affrontement de deux modes de pensées très différents au départ. Les sciences de l'information ont représenté pour les médecins un miroir assez cruel des faiblesses méthodologiques de la médecine ».

M. François Grémy ajoute : « Ces faiblesses sont trop souvent la définition imprécise des concepts, la non-reproductivité des conduites, la non-communicabilité des compétences. Ceux parmi les médecins qui ont eu le courage de faire face à ce constat, et qui ont compris l'apport hautement significatif du *nouvel outillage mental* que l'informatique représente, se sont livrés à une remise en cause profonde de leur mode de pensée. Ils ont compris que devenait nécessaire un nouveau regard de la médecine sur elle-même ... ».

De fait, le professeur Grémy appelle à un changement de paradigme, à une révolution scientifique en médecine ... Ainsi, de nouveaux horizons de recherche s'ouvrent devant moi. Comment pouvoir révolutionner la « science du vivant » et son application médicale ? Ou plutôt, comment pouvoir suivre avec attention cette révolution encours ?

Et puisque j'ai déjà étudié l'histoire de la médecine et l'histoire des sciences physiques ; je reprends, après quatre ans de recherche sur les « sciences cognitives », ma problématique initiale de la place de la biophysique en médecine et de l'utilité de l'informatique en médecine.

---

[22]- François Grémy et J.C. Pages : "Médecine Informatique: bilan et perspective", Communication faite à la faculté de Médecine de Sfax - Tunisie, le mardi 22 mai 1984.

J'ai eu l'idée – qui s'avère rétrospectivement pertinente – d'appliquer la méthode historico-critique et la théorie des révolutions scientifiques de Kuhn à *l'histoire de la médecine*, en relation avec l'histoire des sciences physiques, sciences biologiques, et, sciences humaines et sociales.

En effet, l'historien et philosophe des sciences Thomas Kuhn, en 1962, a induit sa théorie sur la *Structure des révolutions scientifiques* à partir de l'histoire des sciences physiques [23]. Il n'a pas réfléchi sur l'histoire ni des sciences médicales, ni des sciences biologiques, ni des sciences humaines. Et par conséquent, personne parmi les Occidentaux, n'a eu l'idée d'appliquer la méthode historico-critique à *l'histoire des sciences en vue d'élaborer une théorie sociologique des médiums*. A part Macluhan [24], qui a induit sa théorie à partir de textes littéraires.

Rappelons que pour décrire l'évolution des sciences de façon générale au cours de leur histoire, Kuhn [25] a proposé une conception du mouvement d'une science qui privilégie les moments de *crise* et des révolutions associées. Dans cette conception, une science apparaît comme une succession alternée d'états normaux, les *périodes de progrès*, et d'états critiques, les *périodes de crise* qui s'engendre mutuellement. Un état normal de la science se constitue postérieurement à une ou plusieurs découvertes fondamentales que la communauté scientifique considère comme établies, et susceptibles d'inspirer de nouveaux travaux de recherche.

Par contre, un état critique de la science d'une « période de crise » se constitue postérieurement à une ou plusieurs découvertes fondamentales qui font montrer les erreurs du passé. Dans de telles circonstances, il y aurait réorientation des recherches dans de nouvelles directions, pour remédier aux erreurs du passé.

J'ai fait l'hypothèse que la *crise civilisationnelle/culturelle contemporaine* [26], en particulier dans le monde arabe et musulman, a pour cause, en premier lieu, une mauvaise articulation entre les sciences de la Nature et les sciences humaines et sociales ...

Mes travaux de recherche sur les actualités médicales et sur l'histoire de la médecine montrent en effet que cette hypothèse est valable [27]. Mes hy-

---

[23]- T. S. Kuhn : *La structure des révolutions scientifiques*. Paris : Editions Champs/ Flammarion, 1983, 288 pages.

[24]- Voir : Marshall Macluhan : *Pour comprendre les médias. Les prolongements technologiques de l'homme*, Bibliothèque Québécoise sciences humaines, 1993.

[25]- Bruno Latour : *Avons-nous besoin de "paradigmes"* ?, La Recherche N° 290, septembre 1996, p. 84.

[26]- Le terme "crise" n'est pas nécessairement péjoratif, car c'est une crise de croissance

[27]- Voir par exemple : - Christiane Sinding : *Un modèle en morceaux*, La Recherche, supplément au N°281: « La santé et ses métamorphoses », novembre 1995, p. 4-7.

- Claudine Herzlich : *De la médecine triomphante à l'ère des doutes*, La Recherche, supplément au N°281: « La santé et ses métamorphoses », novembre 1995, p.32-34.

pothèses initiales sont confirmées par mes lectures ultérieures [28]. De plus, en utilisant la méthode historico-critique, je découvre que la médecine scientifique est passée par trois autres périodes similaires comparables de crise puis de réorganisation épistémologique.

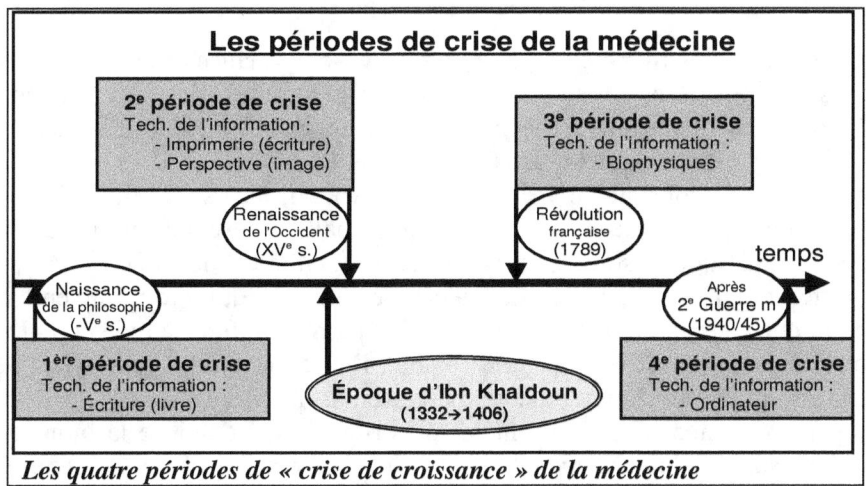

Les quatre périodes de « crise de croissance » de la médecine

La médecine est passée par des périodes de crise de croissance comparables à la crise actuelle, puis de réorganisation épistémologique :

1°- La *première autre période* était la période de crise puis de réorganisation épistémologique pré-hippocratique [29], avant le Ve siècle avant J.-C. ;

2°- La *deuxième autre période* de *crise de croissance* de la médecine était avant la naissance de la méthode anatomique à la Renaissance de l'Occident au XVe siècle [30] ;

---

[28]- Je n'ai pas tenu compte des crises incomparables impliquant les médecines dites parallèles, alternatives ou complémentaires comme l'homéopathie. Car nous pensons que le renouveau de la médecine doit se fonder sur et autour de la science expérimentale et non simplement au retour à des pratiques basées sur des théories dépassées.
- Voir : - Eléna Sender : *La face cachée de l'homéopathie*, Sciences et Avenir N° 693, novembre 204, 12-20.
- Olivier Faure : *Un médecin des lumières en quête de lois*, La Recherche N° 310, juin 1998, p. 67-69.
- George Weisz : *Un temps fort : la crise des années trente*. La Recherche, N° 310, juin 1998, p. 70-74.

[29]- Voir par exemple : - Henry Ey : *La naissance de la médecine*, Paris: Masson, 1981.
- Bernard Vitrac : *Médecine et philosophie au temps d'Hippocrate*, Collection Histoires de science, Paris: Presses Universitaires de Vincennes, 1989, 190 pages.

[30]- Steven Shapin : *Descartes médecin et les thérapies de la raison*, La Recherche N° 338, janvier 2001, p. 56-60. Republié dans *La Recherche*, Hors-série N°12 juillet 2003, p.18-21.

3°- La *troisième autre période* de crise était avant la naissance de la méthode anatomoclinique à la fin du XVIIIe début du XIXe siècle [31] ;

4°- La période actuelle de crise en médecine après l'introduction des « sciences et technologies cognitives » qui attend une réorganisation épistémologique au XXIe siècle [32].

Les médecins-thérapeutes d'aujourd'hui sont financés pour soigner le corps – parfois le psychisme –, oubliant par là la méditation, les réflexions générales sur la pratique de leur métier, sur les problèmes de la société où ils vivent, sur l'être humain dans la société et l'Univers ...

Comme le constate le médecin et écrivain français Martin Winckler [33] : « Les facultés de médecine délivrent malheureusement un enseignement dogmatique et souvent dépassé ... La faculté est aux mains des spécialistes qui ne connaissent que leur spécialité et qui, trop souvent, ne voient que l'organe qui les préoccupe. Ces patrons nommés à vie cumulent un triple pouvoir sur la recherche, le soin, l'enseignement. Cette hyperspécialisation n'a pas d'autre objet que d'entretenir les castes ».

« Le XXe siècle, nous disent les historiens, a été celui de la biomédecine, au sens où les *sciences du vivant* ont conquis une place sans équivalent dans les savoirs de la maladie ... » [34]. La médecine du XXe siècle est devenue une affaire de technologie. Au-delà du stéthoscope, du thermomètre et du bistouri qui sont introduits au début du XIXe siècle ; les espaces médicaux se sont aujourd'hui peuplés de milliers d'*instruments* de mesure et/ou d'observation, de machines à visualiser ou à guérir, d'agents thérapeutiques produits industriellement. La technicisation n'a pas seulement eu effet de changer acteurs et réseaux de la santé, elle a aussi eu d'importantes ***dimensions cognitives***.

Depuis le début des années 1970, des craquements se font aussi entendre dans la construction du ***modèle biomédical occidental*** [35].

---

[31]- Voir par exemple : Michel Foucault : *La naissance de la clinique*, 1ère édition PUF 1963, Cérès Editions Tunis, collection Idéa, 1995.

[32]- Voir par exemple : - Didier Sicard* : *Un effacement progressif*, La Recherche, Hors-série N°12: « Le Corps humain de A à Z », juillet/septembre 2003, p. 22-23.

- Didier Sicard* : *La médecine sans corps. Une nouvelle réflexion éthique*, Editions Plon, 2002.

* Didier Sicard, chef du service de médecine interne à l'hôpital Cochin à Paris, est aussi le président du Comité consultatif national d'éthique.

[33]- Martin Winckler : *Le pouvoir du médecin est exorbitant*, Sciences et Avenir, octobre 2005, p. 48-51.

[34]- Jean-Paul Gaudillière : *Le siècle de la biomédecine*, Sciences humaines N° 141, août/septembre 2003, p. 20-21.

[35]- François Grémy et André Bouckaert : *L'institution médicale mise en cause*, La Recherche N°273, février 1995, volume 26, p. 204-207.

En 1980, le professeur François Grémy, dans un article de *La Nouvelle presse médicale* [36], a constaté « qu'à travers l'histoire de l'humanité les progrès les plus significatifs des sciences ont été marqués par des changements de paradigmes. La médecine à la fin du XXe siècle a besoin d'un changement de paradigme, et celui-ci s'opère sous nos yeux ».

Il faut l'avouer, la **médecine et les médecins ont fait un effort insuffisant pour renouveler leurs méthodes de pensée** ; et l'un des grands problèmes est la distance sans cesse accrue entre l'abondance des connaissances/informations médicales, et le faible niveau de réflexion à propos de leur utilisation. Ainsi, il est temps de prendre conscience [37] qu'une **médecine technicienne** privée de réflexions sociologiques, historiques et épistémologiques et qu'une **philosophie bio-médicale** purement spéculative sont insuffisantes.

Les premières constatations sont venues des critiques (médecins et essayistes) de la société de consommation des trente glorieuses qui n'a pas épargné la médecine : « A la médecine dirigée par un ordre régulier a ainsi succédé une médecine sécularisée de consommation cherchant passionnément à créer de nouveaux besoins pour pouvoir prétendre satisfaire de nouveaux consommateurs ... » [38]. Alerté par un accroissement des dépenses de soins beaucoup plus rapide que celui de la richesse nationale, l'essayiste américain Ivan Illich [39] dénonce un progrès médical, non seulement coûteux et dangereux, mais encore socialement "iatrogène".

Partant d'une réflexion sur l'avenir de la médecine et les métamorphoses qu'elle doit subir pour que ses progrès puissent servir pleinement à tous, le médecin Jean Hamburger, dans son livre *La puissance et la fragilité* [40], a médité sur l'aventure humaine et les choix tragiques qui s'imposent aux hommes d'aujourd'hui, partagés entre la survie de l'espèce et la défense de l'individu [41] ...

Plus généralement, les questions touchant aux groupes humains ne peuvent être comprises que si l'on intègre, dans le **modèle biomédical**, de nouveaux concepts, de nouvelles méthodes, sans bien entendu renoncer aux anciens, mais en leur retirant leur exclusivité.

---

[36]- François Grémy : "Avenir et signification de la médecine informatique", *La Nouvelle presse médicale*, 5 avril 1980, 9, N°16, p.1116-1120 et 12 avril 1980, 9, n° 17, p.1192-1197.

[37]- Edgar Morin : *Science avec conscience*, Collection Points, Fayard/Editions du Seuil, 1990.

[38]- Jean-Paul Escande : *Mirages de la médecine*, Editions Albin Michel, 1987, p.15.

[39]- Ivan Illich : *Némésis médicale. L'expropriation de la santé*, Collection Points, Paris: Editions du Seuil, 1975, 222 pages.

[40]- Jean Hamburger : *La puissance et la fragilité. Essai sur les métamorphoses de la médecine et de l'homme*, Collection Points Sciences humaines, Paris: Flammarion, 1972.

[41]- Jean-Paul Moatti : *Le temps des choix tragiques*, La Recherche, supplément au N°281: « La santé et ses métamorphoses », novembre 1995, p. 29-32.

Bref, il faut renouveler le modèle de la « science du vivant », et faire du nouveau en lui intégrant l'ancien. Ces outils et ces concepts sont ceux de la vision collective fournie par ceux des sciences humaines et sociales (sociologie, histoire des sciences, etc.) ; mais surtout, ceux des nouvelles « sciences cognitives » (ou sciences de la cognition) et technologies de l'information (informatique, théorie de l'information, etc.).

Le progrès de la science impose une évolution continue, mais ce progrès ne va pas suivre une ligne sans brisures, sans régression, sans « crises de croissance ». L'apparition de crises fait déclencher une *transformation*, une *mutation*, une *révolution* ; révolution qui ne veut pas dire instantanée ; une révolution qui impose un long cheminement à cause de la positivité des erreurs. Si la révolution est nécessaire, c'est que les préjugés sont tenaces, les erreurs sont pesantes.

L'homme cherche à se former de quelque manière que ce soit, mais selon sa propre logique, un **modèle du monde**, simple et claire. Ainsi surmonte-t-il l'univers du vécu parce qu'il s'efforce dans une certaine mesure de le remplacer par cette vision du monde. Parmi tous les modèles possibles du monde, quelle place accorde-t-on à celle du *sociologue biophysicien* ? Pour lui, la vision du monde implique les exigences les plus grandes, pour la rigueur et l'exactitude de la représentation conceptuelle, et pas seulement l'utilisation des mathématiques numériques. En effet, un "modèle du monde" est formé de *concepts fondamentaux* et de *lois générales* : les bases de l'architecture intellectuelle et théorique ont l'ambition d'être valables pour tous les événements de la Nature.

La tâche suprême du « sociologue bio-physicien » consiste donc à rechercher les *concepts fondamentaux* et lois élémentaires les plus générales à partir desquelles, par pure déduction, on peut acquérir l'image du monde, y compris les êtres humains dans la société et dans l'Univers. Aucun chemin logique ne conduit à ces *concepts fondamentaux* et lois élémentaires.

Il s'agirait plutôt exclusivement d'une intuition se développant **par analogie** parallèlement à l'expérience. Dans cette incertitude de la méthode à suivre, on pourrait croire que n'importe quel des systèmes de valeur équivalente serait possible pour construire un modèle du monde.

En fait, l'évolution, au cours de l'histoire de la science, a montré que de toutes les constructions concevables, une et une seule, à une période précise, s'est révélée absolument supérieure à toutes les autres.

Personne de ceux qui ont réellement approfondi le sujet ne niera que le monde des perceptions ne détermine en fait rigoureusement le système théorique, bien qu'*aucun chemin logique* ne conduise des perceptions aux principes de la théorie.

Dans son livre *Comment je vois le monde*, le grand physicien Albert Einstein (1879➤1955) rapporte quelques réflexions générales sur la position que la *méthode théorique* occupe par rapport à la science expérimentale. Pour Einstein [42], « la méthode du théoricien implique qu'il utilise comme base dans toutes les hypothèses ce qu'on appelle des *principes*, à partir desquels il peut logiquement déduire des conséquences. Son activité se divise donc essentiellement en deux parties : il doit rechercher d'abord ces principes et ensuite développer les conséquences qui leur sont inhérentes. Pour l'exécution de ce second travail, le chercheur a déjà reçu à l'école (et à l'université) un outillage (logique) excellent.

Mais pour l'exécution de la première tâche, c'est-à-dire celle *d'établir les principes qui serviront de base à sa déduction*, cela se présente de manière toute différente. Car ici il n'existe pas de méthode qu'on puisse apprendre ou systématiquement appliquer pour atteindre un tel objectif. Le chercheur doit plutôt **observer** attentivement (par analogie) dans la nature (et/ou dans la société), ces principes généraux, pendant qu'il dégage à travers les grands ensembles de faits expérimentaux des traits généraux et certains, qui peuvent être explicités nettement ».

Quand cette formulation des *principes* réussit, commence alors le développement des conséquences qui révèle souvent des relations insoupçonnées, lesquelles dépassent de beaucoup le domaine des faits d'où les principes ont été tirés. Mais tant que les *principes*, pouvant servir de base à la déduction, n'ont pas été découverts, le théoricien n'a absolument pas besoin des faits individuels de l'expérience. Il ne peut même pas entreprendre quelque chose avec des lois plus générales découvertes empiriquement.

Le théoricien doit plutôt s'avouer son état d'impuissance face aux résultats élémentaires de la recherche empirique jusqu'à ce que des *principes* se découvrent à lui, qu'il puisse utiliser comme base de déductions logiques. ***C'est dans cette dernière situation que se situe généralement la théorie concernant l'étude de la « science du vivant ».***

Nous évoquons dans ce cas un ensemble de faits non réductibles à une étude théorique, par manque de *principes* de base. Mais il arrive aussi un autre cas : des *principes*, logiques et bien formulés, aboutissent à des conséquences, totalement ou presque totalement, extérieures aux limites du domaine actuellement accessible à notre expérience.

Alors, dans ce dernier cas, pour de longues années, un travail empirique, à tâtons, sera nécessaire pour établir si les *principes* de la théorie peuvent décrire la réalité. ***Voilà actuellement la situation exacte où se trouve la recherche théorique en biologie et en médecine.***

---

[42]- Albert Einstein : *Comment je vois le monde*, Paris: Champs/Flammarion, 1979, 192 pages, p.125-128.

Certains philosophes estimaient que les sciences bio-physiques des êtres vivants devaient être fondées sur des principes particuliers au vivant. Ils se méfiaient de toute biologie réductionniste, de tout ce qu'ils considéraient comme des excès de l'analyse. On trouve chez eux le besoin de valoriser l'étude de l'organisation. Aujourd'hui encore, il est possible de discerner les échos du conflit de ces deux traditions en « science du vivant ».

En fait la biophysique classique est rattachée à la tradition mécaniciste de la physique galiléenne et non à la tradition transformationniste de la biologie. La biophysique telle qu'elle est enseignée aux facultés scientifiques, et en particulier aux facultés de médecine, est en effet restée rattachée à la fameuse tradition galiléenne. Mais comme les tenants des thèses transformationnistes et évolutionnistes ont joué un rôle non négligeable dans la compréhension du vivant, en formulant de nouvelles questions et en luttant pour préserver la spécificité de la biologie, on doit en tenir compte.

Par conséquent l'unification des sciences du vivant ne peut se constituer que par la confluence de ces deux traditions, actuellement fort éloignées.

Pour mes travaux de recherche, sans approuver le vitalisme proprement dit, ont l'ambition de présenter un nouveau modèle de la *Science du vivant*, s'appuyant sur une épistémologie transformationniste, sans vouloir se détacher de la tradition galiléenne. C'est une sorte de confluence des deux courants de pensée.

INTRODUCTION

Les sciences de la vie, et encore plus, les sciences de l'homme, qui étudient les phénomènes à notre échelle, l'échelle intermédiaire entre le supra-atomique et l'infra-cosmique sont restées des sciences éparses. Les sciences physiques, par leur principe d'objectivité qui veut éliminer la *conscience du sujet* observateur/concepteur, ont laissé par conséquent l'homme en dehors de leur champ d'étude.

Paradoxalement, vu le grand succès de la physique contemporaine en matière d'applications technologiques, les sciences biologiques et sociales veulent mimer cette *physique objective*.

Cependant les résultats de cette physique dite "objective", appliqués aux sciences biologiques et sociales, restent décevants.

De fait, les sciences physiques modernes qui ont commencé avec les travaux de Galilée (1564➤1642) se sont fondées sous le signe de l'objectivité, c'est-à-dire d'un Univers constitué d'objets isolés (dans un espace neutre) soumis à des lois objectivement universelles. Dans cette vision, l'objet existe de façon positive, sans que l'observateur/concepteur participe à sa construction par les structures de son entendement et les catégories de sa culture. Il est substantiel, constitué de matière ayant plénitude ontologique, il est autosuffisant dans son être.

L'objet est donc une entité close et distincte, qui se définit en isolation dans son existence, ses caractères et ses propriétés, indépendamment de son environnement. On détermine d'autant mieux sa réalité *objective* qu'on l'isole expérimentalement.

Ainsi l'objectivité de l'univers des objets tient dans leur double indépendance à l'égard de l'observateur humain et du milieu naturel.

En physique, la connaissance de l'objet est celle de sa situation dans l'espace (par exemple la position, la vitesse), de ses qualités physiques (par exemple la masse, l'énergie), de ses propriétés chimiques, des lois générales qui agissent sur lui, etc.

Aussi, ce qui caractérise l'objet peut et doit être ramené à des grandeurs mesurables ; sa nature matérielle elle-même peut et doit être analysée et décomposée en substances simples ou éléments, dont l'atome devient l'unité de base, insécable et irréductible jusqu'aux travaux de Rutherford. Dans ce sens, les objets sont conçus comme des composés ou des mélanges d'éléments premiers détenteurs de leurs propriétés fondamentales.

Dès lors s'impose l'explication dite physique par ses promoteurs, dite *réductionniste* par ses contestataires [43].

La description de tout objet composé ou hétérogène, y compris dans ses qualités et propriétés, doit décomposer cet objet en ses éléments simples. Expliquer, c'est découvrir les éléments simples et les règles simples à partir de quoi s'opèrent les combinaisons variées et les constructions complexes. Tout objet pouvant être défini à partir des lois générales auxquelles il est soumis et des unités élémentaires dont il est constitué, toutes références à l'observateur ou à l'environnement sont exclues, et la référence à l'organisation de l'objet ne peut être qu'accessoire.

C'est grâce à la méthode qui isole, sépare, disjoint, réduit à l'unité, mesure, que la "science galiléenne" a découvert la cellule, la molécule, l'atome, la particule, les galaxies, la gravitation, l'électromagnétisme, le quantum d'énergie ; qu'elle a appris à interpréter les pierres, les sédiments, les fossiles, l'ADN, les écritures inconnues, etc.

Le mathématicien, physicien et philosophe Henri Poincaré [44] a critiqué cette façon de faire de la science : « On fait la science avec des faits, comme on fait une maison avec des pierres ; mais une accumulation de faits n'est pas plus une science qu'un tas de pierres n'est une maison. ». A l'heure actuelle une grande partie de la science emprunte pourtant cette voie.

Par exemple, en science du vivant, on étudie les cellules et les molécules (les briques), sans se soucier de l'organisme (la maison). Cette approche déconstructiviste a été utile voire nécessaire. Mais trop souvent, elle nous rend incapables d'avoir une vision globale, de prendre du recul.

En effet, les structures de ces savoirs sont dissociées les unes des autres. Par exemple, la physique et la biologie ne communiquent aujourd'hui que par quelques isthmes.

La physique n'arrive même plus à communiquer avec elle-même. La science-reine est disloquée entre microphysique, cosmo-physique et notre monde entre-deux encore apparemment soumis à la physique classique.

En ce qui concerne la relation physique/biologie/sociologie, chacun de ces domaines fut isolé, et la seule liaison concevable fut la réduction de la biologie à la physique, de l'anthropo-sociologie à la biologie.

Ainsi la connaissance qui relie un esprit et un objet est ramenée soit à l'objet physique (empirisme) soit à l'esprit humain (idéalisme) soit à la réalité sociale (sociologisme). La relation sujet/objet est dissociée, la science s'emparant de l'objet, la philosophie du sujet.

---

[43]- D. L. Hull : *Génétique et réductionnisme*, La Recherche N°87, Mars 1978, Volume 9, p. 220 -227.

[44]- Henri Poincaré : *La science et l'Hypothèse*, Champs Flammarion, 1ère édition 1902, 1968.

Refuser la réduction d'une donnée *complexe* à un principe mutilant, c'est refuser l'hypostase d'un concept-maître (la Matière, l'Esprit, l'Energie, l'Information, la Lutte des classes, etc.) ; c'est refuser la simplification abstraite. Parce que nous expérimentons à chaque instant, que tout ce que nous faisons est à la fois physique, biologique et social.

Nous savons depuis le début du XXe siècle que ni l'observation microphysique, ni l'observation cosmo-physique ne peuvent être détachées de leur observateur. Les plus grands progrès des sciences contemporaines se sont effectués en réintégrant l'observateur dans l'observation. Or l'observateur qui observe, l'esprit qui pense et conçoit, sont eux-mêmes indissociables d'une culture, donc d'une société. Toute connaissance, même la plus physique, subit une détermination sociologique. Il y a dans toute science, même la plus physique, une dimension sociale. Du coup, la réalité sociale se projette et s'inscrit au cœur même de la science physique.

Mais nulle science n'a voulu reconnaître la catégorie la plus objective de la connaissance : celle du *sujet connaissant*. Nulle science naturelle n'a voulu reconnaître sa nature humaine. La grande coupure entre les sciences de la Nature et les sciences de l'Homme occulte à la fois la réalité physique des secondes, la réalité sociale des premières.

Nous nous heurtons au tout-puissant principe de disjonction : il condamne les sciences de l'Homme à l'inconsistance extra-biologique, et il condamne les sciences naturelles à l'inconscience de leur réalité sociale. Or toute réalité sociale relève, d'une certaine façon, de la science physique et biologique ; et toute science physique et biologique relève, d'une certaine façon d'une réalité sociale.

Toute connaissance, quelle qu'elle soit, suppose un *esprit connaissant* dont les possibilités et les limites sont celles du cerveau humain, et dont le support logique, linguistique, vient d'une culture, donc d'une société. La science classique avait réussi à neutraliser ce problème : le savant, observateur/concepteur/expérimentateur, était toujours, comme un photographe, hors du champ.

Ainsi les limitations de l'esprit étaient supprimées puisque l'esprit était supprimé. Les observations étaient donc le reflet des choses réelles, et toute subjectivité (identifiée à erreur) pouvait être éliminée par la concordance des observations et la vérification des expériences.

Il faut dire aussi que nous sommes des êtres organisés biologiquement, disposant d'un appareil cérébral très utile pour considérer notre environnement local, mais qui peut très difficilement concevoir l'infiniment petit subatomique et l'infiniment grand macrocosmique.

Nous sommes des êtres culturels et sociaux qui avons développé une activité de connaissance nommée "science", et ce sont les développements (progrès et crise à la fois) de cette *science* qui nous entraînent aujourd'hui à changer notre environnement, mais aussi peut-être à changer de science.

Dès lors le problème du sujet qui s'impose à nous n'est pas un problème de *subjectivité* dans le sens dégradé où ce terme signifie contingence et affectivité, c'est l'interrogation fondamentale de soi sur soi, sur la réalité et la vérité. Et cette interrogation fait surgir, non seulement le problème de la détermination bio-anthropologique de la connaissance, mais aussi celui de la détermination socioculturelle.

La question originelle que la *science* doit partager avec la religion et la philosophie pour l'endosser, la question qui justifie son ambition de science : « *qu'est-ce que l'homme, qu'est-ce que le monde, qu'est-ce que l'homme dans le monde ?* ». La science la renvoie aujourd'hui à la philosophie et à la religion. Elle abandonne ainsi toutes ces questions fondamentales à des compétences a priori disqualifiées, en matière d'explication et de prédiction.

Par conséquent les arguments démontrant la réalité de l'homme dans le monde doivent être fournis par des théories scientifiques révisables.

Cependant, au début du XXIe siècle, l'organisation et l'histoire des sociétés et de l'humanité obéissent encore à des représentations classiques trouvées au XIXe siècle. L'humanité ne dispose encore d'aucun modèle valable de la connaissance des sociétés, de l'humanité et de l'histoire, reposant sur les sciences modernes. Il en résulte aujourd'hui encore des désordres, des crises, un état permanent d'anarchie sociale et humanitaire.

En fait la question de la scientificité des sciences psycho-sociales et politiques pose des difficultés fondamentales : c'est qu'elle ne peut se fonder sur le même type de scientificité que celui des modèles classiques des *sciences de la Nature*. Et que ces modèles classiques de scientificité ne sont plus valables, même pour les sciences physiques et biologiques contemporaines, qui ont découvert de nouvelles problématiques et nouvelles méthodes.

Les *sciences de la Nature* contemporaines n'étudient la réalité qu'en la découpant en petites unités jugées plus fondamentales, elles réduisent les êtres à une simple agglomération de particules (molécules, atomes, électrons, etc.) étudiées essentiellement par la physique et la chimie.

A la différence des modèles classiques des *sciences de la Nature*, l'unité élémentaire la plus simple doit cesser d'être l'unité fondamentale à laquelle doit se raccorder toute tentative d'explication et/ou de prédiction. C'est l'unité *complexe* organisée qui doit révolutionner le champ épistémologique des sciences.

Le temps est venu pour que la science abandonne ses modèles classiques et d'accepter l'idée que nous traitons désormais une entité beaucoup plus vaste que celle dont nous avons l'habitude. Cette entité transcende l'élément, l'individu, dans la mesure où les propriétés des composants ne peuvent être envisagées indépendamment de leur rôle dans une organisation.

Qu'est-ce que l'organisation? Qu'est-ce que les êtres organisés pour les sciences biologiques et les sciences anthropo-sociales ? Que signifie l'auto-organisation ? Ces questions ouvrent la problématique de l'organisation du *vivant* à l'échelle biologique et sociale. L'organisation est un concept original si on conçoit sa nature physique.

Le concept d'organisation introduit alors une dimension radicale dans l'étude bio-physique et psycho-sociale par la *science du vivant*. Dès lors, il faut non seulement articuler la sphère sociale à la sphère biologique ; il faut articuler l'une et l'autre à la sphère physique.

L'idée d'organisation a émergé dans les sciences biologiques, anthropologiques et sociales sous le nom de *structure*. Mais le *structuralisme* est un concept atrophié, qui renvoie plus à l'idée d'ordre (règles d'invariance) : la vision *structuraliste* relève de la simplification. Elle méconnaît le rôle des émergences du tout dans l'organisation même.

L'*organisation* dans tous les systèmes biologiques et sociaux est *active*. On voit donc que le problème de l'organisation ne se réduit pas à quelques règles structurales. Dès le départ, le concept d'organisation, biologique et a fortiori sociologique est un concept de caractère paradigmatique supérieur.

Parmi les sciences modernes, les *sciences cognitives* qui sont une foule de disciplines connexes (comme la cybernétique, la théorie de l'information, la théorie des systèmes, la psychologie cognitive, les neurosciences, etc.) sont désormais au cœur d'une grande révolution intellectuelle induite par l'invention de l'ordinateur et la théorie de l'information.

On appelle donc *sciences et technologies cognitives* et leurs applications médicales, un champ d'étude transdisciplinaire nouvellement constitué, rassemblant un ensemble de disciplines qui peuvent être classées en quatre grandes catégories :

1°- La biologie des systèmes cognitifs, comme les neurosciences, la génétique, la théorie de la communication cellulaire, la biomimétique, etc.

2°- Les technologies de l'information et de la cognition artificielle, comme l'informatique, statistiques et mathématiques, la théorie de l'information, la cybernétique, l'intelligence artificielle, la robotique, etc. ;

3°- Les sciences humaines de la cognition, comme la théorie de la connaissance, la psychologie cognitive, la linguistique, la logique, etc.

4°- L'Epistémologie et l'éthique : ce sont la philosophie, l'histoire et la sociologie des sciences, et enfin l'éthique, etc., qui analysent et critiquent la connaissance et l'action.

En première analyse, ce rapprochement des diverses disciplines est le résultat de l'intuition d'avoir affaire aux différents aspects et aux différents niveaux d'analyse d'un même ordre de phénomènes, la *cognition*.

Il faut parler des *sciences cognitives* comme de tout grand système de pensée. Elles peuvent être d'une très grande fécondité pour la *science du vivant*, formée par une synthèse des sciences bio-physiques et psycho-sociales. Ainsi, par exemple, la cybernétique a scientifiquement restauré l'idée de *finalité* ; elle a aussi restauré l'idée de *totalité* dans le sens d'organisation d'un tout qui ne se réduit pas à la somme de ses parties ; elle a enrichi la causalité avec les idées d'information et de rétroaction.

Une autre idée importante se dégage de la théorie des systèmes. C'est l'idée bien connue qu'un tout organisé dispose de propriétés, y compris au niveau des parties, qui n'existent pas dans les parties isolées du tout : ce sont des *propriétés émergentes*.

Le mérite capital, des *sciences cognitives* est d'apporter des éléments premiers pour concevoir l'organisation du *vivant* et du *social*.

L'idée d'organisation était dès le XVIIIe siècle au cœur de la problématique des sciences de la vie ; mais ce qui est nouveau actuellement, c'est la focalisation sur le problème de l'organisation en tant qu'auto-organisation ou en tant qu'entité possédant une organisation cognitive qui la gouverne (noyau pour la cellule, cerveau pour l'organisme, Etat pour la nation ...).

L'apparition de l'idée d'auto-organisation est d'une importance capitale. Toutefois, après avoir jailli au début des années 1940, cette notion ne suscite l'intérêt que d'un petit nombre d'esprits, et demeure ignorée des grands débats théoriques et épistémologiques. Comment expliquer cette marginalité durable pour une notion aussi fondamentale?

C'est que l'idée naissante d'auto-organisation est encore trop abstraite pour la recherche empirique, prématurée pour l'application pratique. Toutefois, l'auto-organisation demeure un concept à peine exploré ...

Donc, il nous semble clair que les *sciences cognitives* apportent des notions jusqu'alors introuvables dans les sciences physiques et les sciences humaines. La *science du vivant* pourrait bien tirer profit ; car ces *sciences cognitives* lui apportent des concepts de base plus complexes que ceux dont elle disposait. Et du même coup, la dissociation radicale entre sciences de la physis et sciences de l'esprit, entre sciences de la Nature et sciences de la Culture, nous apparaît comme une mutilation préalable et un obstacle à toute connaissance sérieuse. Avec les *sciences cognitives*, l'ambition d'articuler ces sciences disjointes semble possible.

Enfin, la connaissance ne se réduit pas à des informations ; la connaissance a besoin de structures théoriques pour pouvoir donner sens aux informations et alors on se rend compte que si nous avons trop d'informations et pas assez de structures mentales, l'excès d'informations nous plonge dans un *nuage d'inconnaissable*. Nous voyons donc bien que se pose un problème : trop d'informations obscurcissent la connaissance.

Celui qui voudrait être *honnête homme* au XXIe siècle est affronté à un nombre incroyable d'informations qu'il ne peut connaître ni même contrôler ; ses possibilités d'articulation de ces informations sont fragmentaires ou ésotériques, tant qu'elles relèvent de compétences spécialisées ; et qu'il y a une très faible possibilité de réflexion, parce qu'il n'a plus le loisir ou le désir de réfléchir.

En définitive, trop de sens commun interdit de comprendre la réalité ; à l'inverse, trop d'a priori philosophique déforme à l'excès cette réalité : l'étude de l'organisation biologique et sociale a besoin de *théories scientifiques globalistes* transdisciplinaires. C'est cette conception que nous convenons de retenir dans cet essai.

PREMIERE PARTIE

DE LA "PHYSIQUE GALILEENNE" VERS LA "SCIENCE DU VIVANT"

Chapitre 1.1 :
Evolution des concepts en physique

Chapitre 1.2 :
Les critiques de la "science galiléenne"

Chapitre 1.3 :
Les courants de pensée de la "morphologie du vivant"

Chapitre 1.4 :
Vers une nouvelle "science du vivant" : de la thermodynamique vers la cognodynamique

« On peut diagnostiquer, dans l'histoire occidentale, la domination d'un paradigme qu'a formulé Descartes. Descartes a disjoint d'un côté le domaine du sujet, réservé à la philosophie, à la méditation intérieure et, d'autre part, le domaine de la chose dans l'étendue, domaine de la connaissance scientifique, de la mesure et de la précision.

Descartes a très bien formulé ce principe de disjonction, et cette disjonction a régné dans notre Univers. Elle a séparé de plus en plus science et philosophie. Elle a séparé la culture qu'on appelle humaniste, celle de la littérature, de la poésie, des arts et de la culture scientifique.

La première culture fondée sur la réflexion ne peut plus s'alimenter aux sources du savoir objectif. La seconde culture, fondée sur la spécialisation du savoir, ne peut se réfléchir ni se penser elle-même.

Le paradigme de simplification (disjonction et réduction) domine notre culture aujourd'hui et c'est aujourd'hui que commence la réaction contre son emprise. ».

Edgar Morin [45]

---

[45]- E. Morin : *Introduction à la pensée complexe*, Collection communication et complexité, dirigée par Jacques-Antoine Malarewicz, ESF éditeur, Paris 1990, 5ᵉ tirage 1994, p. 103.

Chapitre : 1.1

EVOLUTION DES CONCEPTS EN PHYSIQUE

Le plus remarquable des anatomistes et l'homme auquel la médecine moderne doit ses premiers fondements, André Vésale (1514➤1564) a écrit ses sept livres sur l'anatomie du corps humain, l'une des plus grandes œuvres de la science occidentale. Cette œuvre énorme qui embrasse tous les aspects de l'anatomie humaine, a été publiée en 1543, année où paraît le traité de Nicolas Copernic (1473➤1543) qui bouleversa les conceptions traditionnelles sur le système solaire.

Les sept livres sur la structure anatomique du corps humain de Vésale et le *Traité sur les révolutions des mondes célestes* de Copernic, constituent le commencement de la science moderne en Occident au milieu du XVIe siècle. Mais c'est au XVIIe siècle que revient le mérite d'avoir posé les fondements de la science moderne, en développant la *science physique*, "la science galiléenne", plutôt que la "science du vivant" ou celle de l'Homme.

En effet, les préoccupations humaines du monde occidental à cette époque sont principalement centrées sur la *mécanique céleste* : la théorie héliocentrique de l'Univers, postulée par Copernic, fut sans doute l'innovation scientifique la plus féconde et la plus facile à développer. Ainsi l'étude du vivant et de l'homme est passée au second plan.

Dans leur acception la plus large on peut définir les *sciences physiques* de la façon suivante : « C'est l'ensemble des sciences qui étudie les propriétés générales de la *matière* de notre monde, dans le temps et dans l'espace, ainsi que leurs applications technologiques en établissant des lois et des théories qui rendent compte des phénomènes naturelles ».

Au sein des sciences physiques s'est différenciée une importante branche de frontières assez floues avec le reste des sciences physiques : *la chimie*, qui étudie la composition des *corps matériels*, ainsi que leurs transformations en d'autres substances. Mais la physique et la chimie tendent à se confondre, et on ne les sépare encore que pour des raisons purement pratiques. Les sciences physiques forment donc l'ensemble des *sciences de la matière*.

Sous-chapitre : 1.1.1

La physique, science de la matière

Avec l'introduction de la mesure en physique, il était alors possible d'établir des relations mathématiques existant entre des grandeurs physiques : ce sont les *lois physiques* des phénomènes. Ces grandeurs physiques mesurables sont ceux de la matière/énergie dans l'espace/temps.

Mais si ces lois physiques permettent d'expliquer et de prévoir le déroulement futur des phénomènes physiques considérés ; c'est parce que de telles lois sont basées sur des théories. Et l'élaboration d'une théorie nécessite la connaissance d'*idées*, *concepts*, *principes* et *axiomes*. C'est-à-dire en dernier lieu à autre chose que le nombre ne peut exprimer.

C'est l'exemple des théories physiques, qui essaient de former une image de la réalité et de la rattacher au vaste monde des impressions sensibles par l'intermédiaire d'un nombre réduit de concepts physiques comme par exemple, la matière, l'énergie, la force, etc.

Un exemple de concept irréductible, autoréférentiel est celui d'*énergie*. En effet, c'est l'énergie en tant que concept explicatif d'une très grande partie des phénomènes physiques qui n'est pas réductible à une *cause*, à un phénomène ou un concept autre que l'énergie elle-même. L'énergie apparaît ainsi comme un donné irréductible : c'est une *cause* de la plupart des phénomènes physiques, et elle n'est pas, elle-même explicable. Ainsi un même concept, l'énergie, pouvait expliquer des manifestations aussi différentes que les forces mécaniques, la chaleur, l'électricité, la masse, etc.

La physique commence donc avec l'étude des propriétés fondamentales de la *matière* et tente à l'aide de ces propriétés d'expliquer comment sont organisés les êtres (vivants ou non) de la Nature.

Comme toute science, la physique ne vise pas tant à l'accumulation des connaissances qu'à la coordination de ces connaissances avec le minimum d'idées et concepts. Elle s'est d'abord développée à l'échelle humaine, et les premiers phénomènes étudiés sont ceux que les sens de l'homme peuvent révéler sans grande extension de leurs possibilités. A ce stade, la physique est avant tout une science d'observation, suivie d'une conceptualisation. Le progrès des sciences physiques s'est opéré en diminuant la part de l'*anthropomorphisme*, en remaniant les concepts tirés directement des sensations, de la physiologie, en glissant peu à peu du concret vers l'abstrait.

L'efficacité de la science s'est accrue dans la mesure où elle s'est dégagée des perceptions élémentaires, de des habitudes mentales, en améliorant les possibilités de représentation du cerveau humain.

Par exemple, la notion anthropomorphique de *force* utilisée par Newton est calquée sur l'exercice des muscles, a donné la notion plus féconde mais plus abstraite d'Energie. Durant toute l'histoire de la physique, le progrès s'est fait par une révision des vieux concepts, par leur épuration, par la marche vers une abstraction plus grande.

Les sciences physiques sont souvent appelées *sciences de la matière*. La *matière* serait donc le concept de base. Et l'un des faits dont certains hommes de science cherchent à convaincre ; c'est que précisément, tout se ramène à la notion de "matière". Que dans l'absolu celle-ci est vraiment le seul *existant*, aux propriétés innombrables.

La notion de "matière" découle d'un concept plus primitif, celui d'objet. Les objets, comme une pierre, un morceau de bois ou de fer, un arbre, reposent sur l'expérience banale du sens commun : ce sont des corps matériels. Un corps matériel a un poids, une masse, et occupe une région de l'espace. Il peut être mis en mouvement étudié par la mécanique (cinématique et dynamique).

Le moins que l'on puisse exiger des chercheurs en sciences physiques, c'est qu'ils disent clairement ce que la notion de "matière" en question recouvre dans leur esprit. Le chimiste Lavoisier (1743≻1794) dit à propos de la *matière* : « rien ne se crée, rien ne se perd, tout se transforme ». Autrement dit, la matière demeure et la forme se perd.

La matière évolue dans le temps et dans l'espace. Elle consiste en un nombre infini d'éléments qui composent des ensembles (matière inorganique, matière organique) variables par le nombre, la structure et la durée. En fait, il existe deux questions fondamentales à propos de la matière.

La première, qu'est-ce que la matière ? Pour répondre à cette question, nous devons avoir une *théorie de la connaissance / information*. En général, les gens pensent que la matière, c'est ce que l'on peut toucher, ce qui est résistant et dur. Nous savons aujourd'hui l'insuffisance de cette définition pour la physique des particules.

La deuxième question, comment est la matière ? Pour répondre à cette question, nous devons avoir une *théorie de la matière*. La théorie atomique de la matière est très ancienne, elle s'est raffinée avec l'avancement des connaissances/informations.

Nous voyons donc que la conception de la matière dépend de l'état de la science. Elle a changé et doit changer suivant l'état des connaissances/informations. Donc la *théorie de la matière* est fonction de la *théorie de la connaissance/information* en vigueur.

La physique n'est pas une collection de lois, un catalogue de faits non reliés entre eux. Elle est une création de l'*esprit humain* au moyen d'idées et de concepts découverts au cours de l'histoire de l'humanité.

Les théories physiques essaient de former une image de la réalité et de la rattacher au vaste monde des impressions sensibles par l'intermédiaire de concepts physiques comme par exemple, la matière, l'espace, le temps, la force, l'énergie, etc. Ainsi les réalités physiques découvertes par le progrès de la science forment une chaîne de concepts apparus au cours du temps, au cours de l'histoire des sciences.

Einstein a écrit [46] : « On peut faire remonter cette chaîne de l'activité créative bien au-delà du point de départ de la science. Un des concepts les plus primitifs est celui de l'objet. Les concepts d'arbre, de cheval, ou d'un corps matériel quelconque, sont des créations qui reposent sur la base de l'expérience, bien que les impressions dont ils proviennent soient primitives en comparaison du monde des phénomènes physiques ... *Trois arbres* c'est quelque chose de différent de *deux arbres*. D'autre part, *deux arbres* et *deux pierres* sont des choses différentes. Les concepts des nombres purs 1, 2, 3, 4, ..., dégagés des objets qui leur ont donné naissance, sont des créations de l'*esprit pensant*, qui décrivent la réalité de notre monde. ».

Notre intention, ici, n'est pas de remonter historiquement la chaîne des concepts physiques jusqu'au concept d'objet comme le dit Einstein. Mais de suivre l'histoire de l'humanité seulement jusqu'aux premiers concepts nécessaires pour édifier une science physique.

---

[46]- A. Einstein et L. Infeld : *L'évolution des idées en physique*, P.B. Payot, Paris 1968, p. 274-275.

Sous-chapitre : 1.1.2

Les grandes périodes de l'évolution des idées en science physique

Les premiers *concepts scientifiques* sont ceux du *temps* et de l'*espace*. En effet, on ne peut concevoir la *matière*, objet d'étude de la physique sans considérer les notions de temps et d'espace. Nous voulons donc esquisser à grands traits l'orientation évolutive de l'*esprit humain* dans ses tentatives pour trouver les concepts nécessaires pour expliquer les phénomènes, de mettre en évidence la chaîne de concepts physiques primordiaux qui ont servi pour décrire la réalité de notre monde.

Nous pouvons donc décrire six grandes périodes dans l'évolution des concepts physiques, au cours de l'histoire de l'humanité : la période de la *pré-physique*, la période de la *philosophie naturelle*, la période de l'*optique*, la période de la *mécanique*, la période de l'*énergétique*, et la période actuelle des *sciences cognitives* :

1°- La première période est celle de la *pré-physique* : qui a commencé au IIIe millénaire avant J.-C., au Proche-Orient, avec les Babyloniens et les Egyptiens. Pendant cette phase le *concept de matière* n'est pas encore objet d'étude, mais on commence à mesurer le *temps* et l'*espace*, les deux concepts de base de toute science physique.

2°- La deuxième période est celle de la *philosophie naturelle*, qui a commencé au VIIe siècle avant J.-C., en Grèce, avec Thalès de Milet. Pendant cette phase, les concepts de matière et de mouvement font leur apparition comme objet d'étude dans la science et la philosophie grecques. La matière et ses propriétés ont été le centre d'intérêt pour expliquer les phénomènes de la Nature.

A côté de la théorie des quatre éléments (la terre, l'eau, l'air, le feu), les penseurs grecs ont eu une conception atomiste de la matière [47]. Ajoutons l'électricité et le magnétisme : c'est Thalès (VIe av. J-C) qui découvrit la propriété de l'ambre jaune (en grec *êlecktron*) d'attirer les corps légers quand il a été frotté ; quant au magnétisme, c'est la propriété d'un minerai (aimant naturel) extrait près de la ville de Magnésie, qui attire le fer.

Mais la théorie de la matière n'eut aucun essor pendant plus de 20 siècles, jusqu'à une époque récente (voir quatrième période).

3°- La troisième période est celle de l'*optique* : qui a commencé en Islam avec Ibn al-Haytham (en latin, *Alhazen*, 965➤1039) au Proche-Orient (l'Irak et l'Egypte).

---

[47]- Les penseurs grecs atomistes sont Leucippe (Ve siècle av. J.-C.), Démocrite (460➤370 av. J.-C.), Epicure (341➤270 av. J.-C.), Lucrèce (98➤55 av. J.-C.).

En effet, après les grecs, ce sont les arabes qui sont leurs continuateurs dans le domaine de la science en particulier des sciences physiques. En plus de l'étude de l'Univers par l'astronomie et de la mécanique des poids et des forces, la physique de la « science arabe » s'est intéressée aux phénomènes qui correspondent strictement à l'exercice des principaux sens humains : l'Optique pour le sens de la vue, l'Acoustique, la phonétique et la musique pour le sens de l'ouïe, la Chaleur pour le sens du toucher.

4°- La quatrième période est celle de la *mécanique* : qui a commencé au XVIIe siècle avec Galilée (1564➤1642) en Europe occidentale. Pendant cette phase la matière en mouvement dans l'espace (cinématique et dynamique) était l'idée centrale de toute recherche en science physique. Après Galilée et pendant deux siècles de recherches en sciences physiques, la matière et la force étaient les concepts fondamentaux à toute tentative de comprendre la Nature. Il était impossible d'imaginer d'autres concepts.

Les chercheurs jusqu'à la fin du XVIIIe siècle, ont essayé d'expliquer tous les phénomènes de la Nature du point de vue mécanique. Ils ont été obligés d'introduire des *substances matérielles* artificielles telles que la chaleur-substance ou calorique, les fluides électriques, les fluides magnétiques, les corpuscules de lumière, l'éther, etc.

Le résultat était simplement la concentration de toutes les difficultés en quelques points essentiels sans pouvoir construire des théories rigoureuses. L'erreur réside dans la supposition fondamentale qu'il est possible d'expliquer tous les phénomènes de la Nature de point de vue mécanique.

5°- La cinquième période est celle de l'*énergétique* : elle commença autour de l'année 1800, avec l'approfondissement de la théorie de la matière et l'apparition, avec la thermodynamique, du concept d'énergie comme concept primordial et des technologies énergétiques.

La révolution chimique de Lavoisier (1743➤1794) donne une impulsion importante à la recherche d'une nouvelle théorie de la matière, par l'introduction de façon expérimentale de la notion d'atome par Dalton (1766➤1844), puis avec la classification périodique par Mendeleïev (1834➤1907).

Ainsi l'apparition de cette nouvelle technique de première importance la *machine à vapeur* qui a permis à la thermodynamique d'enfanter le concept *d'énergie*. Nous citons ici Sadi Carnot (1796➤1832) et son œuvre *Réflexions sur la puissance motrice du feu et les machines propres à développer cette puissance*, qu'il publia en 1824. Carnot y énonce pour la première fois l'un des principes fondamentaux de la thermodynamique : le fameux second principe de la thermodynamique [48].

---

[48]- Voir par exemple, J.-P. Maury : *Carnot et la machine à vapeur*, PUF, série philosophies, 1986.
- Voir aussi : *Les Cahiers de Science&Vie* N°20 : « Carnot », avril 1994.

D'autre part, l'exploration du monde de l'électricité et du magnétisme, en relation avec la théorie atomique des chimistes et le concept d'énergie va aboutir à partir du début du XXe siècle à la théorie quantique, étudiant les structures fines subatomiques de la matière [49].

Mais Einstein a en plus élaboré sa théorie de la relativité générale qui révolutionna encore la mécanique céleste, c'est-à-dire la physique de l'infiniment grand. Cependant, la physique de notre monde de tous les jours reste la même, faute de nouveaux concepts proprement physiques.

6°- La sixième période est celle des *sciences cognitives*, qui a commencé par la cybernétique, au cours de la Seconde Guerre mondiale. Les événements les plus importants sont l'apparition d'une nouvelle technique de grande importance, l'*ordinateur* et de nouveaux concepts physiques : l'information et la théorie de l'information de Shannon (1916➢2001), avec l'apparition du concept de "cognition" en neurosciences ...

Les *sciences cognitives* constituent une discipline scientifique ayant pour objet la description, l'explication, et le cas échéant la simulation des mécanismes de la pensée humaine, animale ou artificielle, et plus généralement de tout système complexe de traitement de l'information capable d'acquérir, conserver, utiliser et transmettre des connaissances. Les sciences cognitives reposent sur l'étude et la modélisation de phénomènes aussi divers que la perception, l'intelligence, le langage, la mémoire, l'attention, le raisonnement, les émotions ou même la conscience.

Les *sciences cognitives* utilisent conjointement des données issues des quatre sous-disciplines déjà vues : 1°- la biologie des systèmes cognitifs ; 2°- les technologies de l'information et de la cognition artificielle ; 3°- les sciences humaines de la cognition ; 4°- l'épistémologie et l'éthique.

Nées dans les années 1950 aux États-Unis dans le cadre des progrès sur l'intelligence artificielle financée par la recherche militaire, et plus particulièrement par la DARPA, les sciences cognitives recoupent les enjeux liés à la cognition artificielle et à la cognition naturelle.

En France, ces sciences ont mis en place des sociétés savantes comme *l'Association pour la Recherche Cognitive* (ARCo). Le CNRS a fondé l'Institut des Sciences Cognitives en 1992 à l'initiative de Marc Jeannerod (rebaptisé plus tard Institut Marc Jeannerod).

En Tunisie, je me suis intéressé dans mes recherches, à la Faculté de Médecine de Sfax, depuis 1984, aux problématiques que posent les *sciences cognitives* et leurs applications médicales. Et j'ai déjà publié un certain nombre de livres de réflexions épistémologiques et éthiques concernant ce domaine ...

---

[49]- Nous pouvons citer les prix Nobel : Planck (1858➢1947), Bohr (1885➢1962), Heisenberg (1901➢1976), de Broglie (1892➢1987), Einstein (1879➢1955), Schrödinger (1887➢1961) qui ont participé à l'élaboration de cette nouvelle physique de l'infiniment petit.

Sous-chapitre : 1.1.3

Qu'est-ce que la "matière vivante" ?

Dès le XVIIe siècle, des biologistes avaient essayé de conformer les faits observés aux lois de la physique et de la chimie, et d'utiliser des méthodes et des techniques physiques pour l'observation et l'expérimentation sur les êtres vivants.

Ainsi, la *morphologie*, après avoir été l'étude des formes extérieures des êtres vivants, est devenue, grâce au microscope, l'étude des structures matérielles internes et de l'organisation de l'être vivant. Les morphologistes apprennent qu'un être vivant est formé de cellules qui se développent, se reproduisent et meurent. La matière/énergie vivante ne diffère de la matière/énergie inerte que par son *organisation* et sa *dynamique* que nous allons essayer de comprendre.

Bien que les parois de la cellule [50] aient été observées dès 1665 par l'anglais Robert Hooke (1635➤1703) ; une théorie cellulaire montrant l'importance primordiale de la cellule vivante ne sera édifiée qu'en 1839 par deux allemands, le botaniste M.J. Schleiden (1804➤1881), et zoologiste T. Schwann (1810➤1882).

L'amélioration des techniques microscopiques favorisait des analyses plus précises, et progressivement se délimitent le domaine de la cytologie moderne, de la physiologie cellulaire et de l'histologie. A mesure que la microscopie se perfectionne, la micromorphologie avance dans l'étude de la cellule, qui apparaît comme formée d'une membrane comprenant un noyau (lui-même entouré d'une membrane) et un cytoplasme, qui eux-mêmes sont constitués de structures plus fines entourées d'autres membranes.

La construction du microscope électronique ouvrait une nouvelle ère en permettant la découverte des ultra-structures, ou structures fines des diverses parties de la cellule : les organites. L'accumulation des observations fit ressortir une identité structurale des cellules animales et végétales, avec quelques différences de détails. Désormais la cellule constitue l'unité fondamentale de tout être vivant, qu'il soit unicellulaire ou pluricellulaire.

D'autre part, à partir de la fin du XVIIIe siècle les savants essaient d'appliquer les méthodes physico-chimiques à l'analyse des produits des métabolismes organiques. Avec Lavoisier (1743➤1794), la chimie prend un grand essor et les biologistes recherchent alors une explication physico-chimique des phénomènes vitaux observés.

---

[50]- B. J. Ford : *Ce qu'observent les premiers microscopistes*, La Recherche N° 126, octobre 1981, Volume 12, p. 1147-1149.

Ainsi la biochimie et la physico-chimie sont devenues les parties de la chimie qui traite des composants des cellules ou des liquides constituant les organismes vivants, animaux ou végétaux, et les réactions qui régissent les phénomènes vitaux.

La chimie du vivant s'affirme avec Claude Bernard (1813➤1878), qui déclare qu'il ne peut y avoir développement d'êtres sans phénomènes chimiques. Au début du XXe siècle, les travaux d'un grand nombre de biologistes complètent les connaissances chimiques relatives à la matière vivante ; et leurs investigations approchent de plus en plus les mécanismes des réactions qui interviennent au niveau de la cellule.

Les biologistes étudient, donc, la *matière vivante* par les méthodes expérimentales de physique, chimie et physico-chimie. Qu'est-ce que donc la matière vivante et par quels caractères diffère-t-elle de la matière inerte ? La matière vivante est une organisation complexe comprenant des éléments chimiques ultimes : le carbone, l'oxygène, l'azote, l'hydrogène, etc. Ce sont effectivement les constituants ordinaires des molécules de la physique et de la chimie.

Ainsi, par leurs constituants ultimes, rien ne semble différencier la matière vivante et la matière inerte. La différence est donc dans le mode de l'organisation qui fait *émerger* des propriétés nouvelles. La physique classique nous a fourni un modèle de l'organisation de la matière vivante. Henri Becquerel (1820➤1908), prix Nobel de physique en 1903 l'a défini ainsi : « La matière vivante elle-même est un réservoir d'énergie ».

La matière vivante, bien que différente de la matière inerte par ses manifestations caractéristiques, se forme à partir des atomes du milieu inerte ambiant et emprunte à ce milieu son énergie sous des formes variées : lumineuses, chimiques, organiques (nourritures), etc.

La bioénergétique en se basant sur les principes de la thermodynamique, a étudié les manifestations énergétiques de la matière vivante, en considérant les faits biologiques élémentaires à l'échelle où ils ont lieu : l'échelle moléculaire, l'échelle cellulaire, l'échelle de l'organisme entier.

Il est assez curieux de remarquer que ce sont surtout les physiciens qui se sont posés la question : *qu'est ce que la matière vivante* ? Les biologistes analysent les manifestations du vivant sans qu'il leur soit nécessaire ni possible, d'en connaître la nature intime. Ils cherchent surtout à étudier le mécanisme des *phénomènes vitaux* : reproduction, métabolisme, etc.

Les physiciens, eux, se sont interrogés sur une question d'ordre général: est-ce que la *matière vivante, obéit ou non au second principe de la thermodynamique* ? Le second problème qui a intéressé l'interrogation des physiciens est l'apparition d'une organisation particulière aux êtres vivants : l'*organisation cellulaire*.

Sous-chapitre : 1.1.4

L'énergie et validité du second principe de la thermodynamique en biologie

Avec le développement des machines à vapeur, dans la seconde moitié du XVIIIe siècle, les scientifiques se divisent sur la nature de la chaleur : substance fluide, comme l'affirme le chimiste français Lavoisier, ou vibrations de la matière comme le suggèrent ses adversaires physiciens ?

Quelques années avant la Révolution française, le chimiste Antoine Laurent de Lavoisier avait mis en évidence le rôle de l'*oxygène* dans les combustions, invalidant la théorie de l'Allemand Georg Ernst Stahl. Selon cette dernière la combustion d'un corps se traduisait par l'émission d'un fluide, le *phlogistique*, enfermé dans les corps combustibles [51].

Un fluide toutefois allait en remplacer un autre car, pour expliquer le dégagement de chaleur qui accompagnait ladite combustion, Lavoisier [52] développait la théorie dite du « calorique » [53]. Indestructible comme tous les autres éléments, rien ne se créant et rien ne se perdant, le *calorique* ne pouvait ni naître ni disparaître. En revanche il était susceptible de s'écouler comme un fluide d'un corps à un autre, ajouté ou enlevé selon les cas.

Si l'on a peu discuté sur le *premier principe* de la thermodynamique en biologie c'est parce que la conservation de l'énergie est facile à mettre en évidence sur le vivant. Par contre le second principe de la thermodynamique a donné lieu à d'abondantes controverses quand à sa validité pour les phénomènes biologiques. Bon nombre d'auteurs ont douté de la validité de ce *second principe* en biologie. Certains sont allés jusqu'à affirmer qu'il n'était pas valable dans ce domaine.

Le second principe de la thermodynamique est-il aussi applicable aux phénomènes vitaux ? Des physiciens, Helmholtz entre autres, ont vu dans ce principe la limite éventuelle à partir de laquelle les lois physico-chimiques pourraient cesser d'être applicable à la biologie.

---

[51]- M.-C. de La Souchère : *Guerre du feu au siècle des Lumières*, La Recherche N° 449, février 2011, p. 92-94.

[52]- M.-C. de La Souchère : *Le calorique*, ou l'erreur de Lavoisier*, La Recherche N° 482, décembre 2013, p. 84-86.

[53]- Le calorique, ainsi nommé en 1787, était une substance matérielle, extrêmement subtile, universellement répandue dans la Nature et inscrite sur la liste des 33 éléments chimiques connus, au même titre que l'hydrogène ou l'oxygène. Ce fluide sans masse, ou presque, pénétrait et imprégnait tous les corps, s'y fixant et se combinant avec eux ou remplissant les vides entre les molécules, écartant celles-ci. En s'insinuant et en se logeant dans les corps, le calorique faisait varier leur volume. De son accumulation dépendait le passage de l'état solide à l'état liquide, et de l'état liquide à l'état de gaz. L'existence, non prouvée, de ce fluide « subtil » expliquait tant de phénomènes qu'on la tenait pour vraie.

En 1882, Helmholtz, après avoir rappelé que la valeur de l'entropie était comme une mesure du désordre, a écrit : « Pour nous dont les moyens sont grossiers en regard de l'édifice moléculaire, seul le mouvement coordonné est librement transformable en d'autres formes de travail ... Qu'une telle transformation soit impossible aux fines structures des tissus organiques vivants, cela me paraît une question qui reste ouverte et dont l'importance pour l'économie de la Nature saute aux yeux ».

Mais depuis les travaux de Boltzmann, Maxwell et Gibbs, le second principe de la thermodynamique est devenu un principe de physique statistique. Boltzmann est celui qui a découvert la relation entre entropie thermodynamique et la probabilité ($S = k \log P$).

D'après cette relation de Boltzmann, l'entropie est maximum quand les phénomènes physico-chimiques, à l'intérieur du système que l'on considère, sont en équilibre. L'entropie du système sera donc maximum quand l'équilibre physico-chimique est atteint.

Mais dans un organisme vivant l'équilibre physico-chimique correspondrait à la mort !? La cellule vivante, par exemple, est en état de perpétuel changement. Il faut envisager un équilibre métabolique correspondant à un état de régime permanent des échanges entre la matière vivante et le milieu ambiant.

On a pense que le second principe tel que l'interprète Boltzmann ne peut plus s'appliquer au monde organique puisque, « on a constaté que les lois du hasard interdisent toute évolution autre que celle qui conduit à des états de moins en moins dissymétriques ; au contraire, l'histoire de l'évolution de la vie révèle, tant à l'égard de la fonction qu'à celui de la structure, un accroissement systématique dans les dissymétries ».

On a déclaré que « ce qui est possible dans le milieu inerte en utilisant la fiction des démons de Maxwell, doit être une réalité en ce qui concerne les êtres vivants où il y a également un choix en vue d'une fin ». C'est le déclenchement de mécanismes préétablis ; mais ce qui est important et ce que nous voulons connaître, c'est le comment de ce déclenchement. La physique actuelle, par sa conception des discontinus et des indéterminations, nous indique déjà de quelle manière peut-être sera comblé le fossé.

Pour rendre possible dans le domaine de la vie un raisonnement analogue à celui qu'on fait en théorie cinétique des gaz, il faudrait qu'il y ait dans un élément de volume un grand nombre de molécules semblables, or la structure de la matière vivante se révèle d'une extrême complexité.

L'importance des fluctuations dues à l'hétérogénéité de la matière vivante laisse supposer que les phénomènes physico-chimiques qui s'y rapportent pouvaient bien échapper au second principe de la thermodynamique. C. H. Guye pense qu'il en est ainsi et en conclut que :

« La physico-chimie des êtres vivants, que l'on a coutume d'appeler physiologie, pourrait donc être envisagée comme une physico-chimie plus générale que notre physico-chimie in vitro, en ce sens que, s'appliquant à des milieux d'une extrême différenciation, les fluctuations statistiques n'y seraient en général plus tout à fait négligeables ; la simplicité et la précision de nos lois physico-chimiques en seraient touchées ».

Si l'on considère non pas l'évolution de la vie mais la synthèse de la matière vivante aux dépens des éléments inorganiques qui l'environnent, on voit que par le métabolisme ces éléments sont ordonnés. Alors que toute substance inerte abandonnée à elle-même tend à se dégrader, à aller dans le sens ordre/désordre.

Dans la matière inerte, il y a un cas où l'on peut voir des atomes ou des molécules s'ordonner suivant une certaine structure, c'est dans le phénomène de la cristallisation. Cependant pour qu'un cristal se forme il faut qu'il soit dans les conditions appropriées, il faut déjà que la solution pure présente un certain ordre et l'on peut dire que la cristallisation est de l'ordre formé à partir de l'ordre.

Les conditions sont tout autres pour la matière vivante ; il faut que, placée dans un milieu hétérogène quelconque, elle en tire les éléments nécessaires pour les arranger suivant une certaine structure allant ainsi du désordre vers l'ordre.

Le caractère paradoxal de l'application du second principe en biologie fut anesthésié pendant près d'un siècle : en effet, l'organisme n'était pas perçu comme système physique ; plus encore : l'infraction permanente que semblait commettre l'être vivant à la loi thermodynamique fournissait la preuve *vitaliste* que les *lois* de la *matière vivante* ignorent les lois dégradantes de la *matière physique.*

Parmi les philosophes, Bergson (1859➤1941) dans son livre *Evolution créatrice* en 1907, développait sa thèse de "l'élan vital" qui s'opposait au déterminisme physico-chimique. Ce même philosophe critique la notion que nous croyons avoir du désordre. D'après lui nous appelons *désordre* ce qui n'est pas *l'ordre* que nous voulons. L'ordre ne serait qu'une notion relative à l'*organisation cognitive* du cerveau humain.

Il fallut toute l'instance du regard physicien de Schrödinger pour qu'enfin le problème de l'organisation du vivant soit reposé en terme physique : c'est en effet avec le soutien des physiciens que la génétique a acquis ses lettres de noblesse. Dans son livre *qu'est-ce que la vie*, Schrödinger [54] a été frappé par l'organisation des êtres vivants.

---

[54]- E. Schrödinger* : *Qu'est-ce que la vie ?*, Cambridge University Press, 1945.
  * Erwin Schrödinger (1887➤1961) est un physicien, prix Nobel pour ses travaux de mécanique ondulatoire en 1933. Schrödinger, comme la plupart des fondateurs de la mécanique quantique, s'est intéressé à la question de l'organisation du vivant.

Sous-chapitre : 1.1.5

Thermodynamique de non-équilibre des "transformations irréversibles"

Le raisonnement thermodynamique distingue deux sortes de transformation d'un système : les transformations réversibles et les transformations irréversibles. Les premières assimilables à une suite d'états d'équilibre infiniment voisins. Les transformations réelles d'ordre physique, chimique, biologique, etc., sont toujours entachées d'irréversibilité.

En effet, les transformations complexes subies par l'énergie dans les cellules vivantes amèneront le physicien à reconnaître des relations et des principes de thermodynamique jusqu'ici ignorés ; le développement d'un nouveau domaine, celui des processus irréversibles. La thermodynamique de non-équilibre est fortement stimulée par certains problèmes fondamentaux rencontrés lors de l'analyse des échanges énergétiques au niveau de la cellule vivante.

Par principe, la thermodynamique classique de l'équilibre ne se préoccupe pas du temps dans les processus en général ; toutefois dans la nouvelle thermodynamique de non-équilibre, on prend en considération le temps.

C'est Pierre Duhem (1861➤1916) qui, le premier, a contribué à la naissance et au développement de la thermodynamique des processus irréversibles [55]. Toute sa vie durant, Duhem conserva un goût pour l'observation de la Nature vivante. Peut-être faut-il rappeler ce que Duhem écrivait en 1896 : « On est conduit à se demander s'il n'y a pas lieu d'appliquer aux tissus vivants une thermodynamique nouvelle ». Cette question est au cœur de l'étude des processus irréversibles.

Les travaux de Duhem dans ce domaine, consignés dans le *Traité d'Energétique ou de Thermodynamique Générale,* publié en 1911, ont permis, après la mort du savant de dégager le concept de *génération d'entropie*, caractéristique de l'irréversibilité des phénomènes.

Les premiers calculs de ce qu'on appelle la production d'entropie dans des cas d'irréversibilité dus à la répartition non uniforme des températures et à la viscosité, se trouvent dans l'œuvre de Duhem. Ils sont à la base de la thermodynamique des processus irréversibles développés, après Duhem, dans des études portant sur l'affinité chimique.

---

[55]- M. Blay : *Pierre Duhem et la théorie physique*, La Recherche N°118, janvier 1981, Volume 12, p. 88-90.

Les travaux de Lars Ousager (prix Nobel de chimie 1968) aboutissent à l'œuvre élaborée par Ilya Prigogine, à qui ses travaux sur la thermodynamique du non équilibre ont valu le prix Nobel de chimie 1977 [56]. L'ampleur des interrogations nées de ce que Prigogine appelle la *physique du devenir*, déborde largement le cadre du débat traditionnel. La thermodynamique a mis le temps, l'Univers, la vie à l'interrogation.

Pour I. Prigogine [57], il y aurait un véritable seuil entre vie et non-vie. Cependant, il pense que se sont des phénomènes purement physiques, conformes au second principe de la thermodynamique, les *structures dissipatives* qui assurent l'apparition de l'entretien des êtres vivants.

Ces structures apparaissent dans des systèmes ouverts évoluant loin de l'équilibre : la thermodynamique de non-équilibre des phénomènes irréversibles. Les diverses substances chimiques qui nous entourent et qui nous composent peuvent en effet, dans certaines conditions, se répartir dans l'espace, non de manière aléatoire, mais en organisations plus au moins complexes appelées *structures dissipatives*.

J. Tonnelat [58] pense pour sa part que l'apparition de toute structure peut résulter d'une simple évolution vers un état d'équilibre. En effet, il pense qu'il est incorrect d'interpréter le second principe comme un principe d'augmentation de désordre. Il essaie de montrer que l'ordre est largement subjectif, et que contrairement à ce qu'on croit, un état d'équilibre physique n'est pas la plus désordonné.

Et finalement l'apparition de l'organisation des êtres vivants n'est absolument pas en contradiction avec le second principe de la thermodynamique. On considère fréquemment que les êtres vivants sont fondamentalement différents des systèmes inertes. L'édification de ces organisations au cours du développement embryonnaire, et aussi leur complexification au fur et à mesure de l'évolution des espèces, semblent à première vue, résulter de la mise à exécution d'un plan élaboré en vue de satisfaire à des conditions définies.

Or les phénomènes purement physiques ne présentent jamais un aspect *cognitif*. Il était naturel de se fonder sur ces différences manifestes pour tenter de répondre à la question souvent posée : Qu'est-ce qu'un être vivant ? Qu'est-ce qu'un objet organisé ? Les auteurs restent presque toujours obnubilés par l'admirable organisation des constituants des êtres vivants. Cette organisation apparaît de deux façons.

---

[56]- J. Chanu : *La thermodynamique de non-équilibre*, La Recherche N° 84, décembre 1977, p. 1084-1085.

[57]- I. Prigogine : *La thermodynamique de la vie*, La Recherche N°24, juin 1972, p. 547.

[58]- J. Tonnelat : *Qu'est-ce qu'un être vivant ?*, La Recherche N° 101, juin 1979, Volume 10, p. 614- 622.

Lors du développement/vieillissement de l'individu chez les êtres pluricellulaires, des organisations se forment progressivement depuis l'œuf initiale jusqu'à la mort. Lors de l'évolution des espèces, les organisations se complexifient, depuis celles virus et des bactéries primitives jusqu'aux végétaux et aux animaux supérieurs. Dans l'un et l'autre cas, ce perfectionnement des organisations se traduit par un accroissement d'ordre.

Or depuis Clausius (1822➤1888), on admet couramment que l'évolution du monde physique l'entraîne inévitablement vers un état de désordre de plus en plus grand. Comment le développement et l'évolution dans le monde des êtres vivants peut-elle donc se faire vers des états de plus en plus ordonnés ? On a montré par des exemples d'organisations biologiques qu'il n'y a pas identité entre augmentation d'entropie et désordre dans un système fermé [^{59}].

Les fondateurs de la *thermodynamique statistique* interprètent, l'idée de chaleur par un phénomène d'agitation d'une part, et d'autre part de dispersion. Celle-ci peut se concevoir comme une tendance à la répartition dans tout l'espace, mais c'est aussi une tendance pour un système à occuper le plus possible d'états énergétiques : énergie cinétique, mais aussi énergies d'interaction variées, gravitationnelles, électromagnétiques ...

Et c'est la première interprétation (répartition dans l'espace) qui par analogie, a conduit à l'identification entropie/désordre, puisqu'une façon, de concevoir agitation et dispersion dans les gaz, est bien l'idée de désordre.

A vrai dire, la pensée contemporaine a été confortée dans cette impression par l'utilisation de la mécanique statistique ou *physique statistique* dans les calculs de Boltzmann qui fondent la thermodynamique contemporaine. En effet, l'analyse de Boltzmann s'inspire très fortement du cas idéal du *gaz parfait* dans lequel on ne tient compte que des collisions entre atomes constituant le gaz, ce qui fait que, dans ce modèle, seuls des termes d'espace (positions et vitesses) sont pris en compte. Par conséquent, l'idée de désordre est d'origine spatiale : un ordre étant conçu comme un arrangement dans l'espace, rare mais pertinent.

Le comportement d'un gaz, à qui l'on offre brusquement plus d'espace, sera de le remplir tout entier de façon uniforme. Aucun démon de Maxwell ne sera capable d'empêcher le mélange entre les atomes de deux gaz différents remplissant des récipients mis soudain en communication, et l'idée de désordre sera dès lors associée à la structure homogène, au mélange. Pourtant, l'homogène peut bien être considéré comme doué d'un certain ordre !

[^{59}]- A. Dauchin : *Entropie et ordre biologique*, La Recherche N° 92, Septembre 1978, Volume 9, p. 788-791.

Ces exemples (gaz parfait et démon Maxwell) constituent le fond de l'intuition que nos contemporains ont non seulement de l'entropie, mais encore de l'analogie (arbitraire !) entre néguentropie et information [60]. On dira, par exemple, que ce qui serait nécessaire pour empêcher l'homogénéisation des deux gaz mis en contact serait une *information* sur la nature des molécules, permettant au démon de Maxwell de faire le tri et d'empêcher le mélange.

Le gaz parfait est pourtant un piètre modèle même pour le monde de l'inerte ; car on sait que les collisions ne représentent qu'une petite fraction des actions/réactions entre systèmes matériels. C'est d'ailleurs ce qui explique que notre Univers aille en ce complexifiant. L'introduction des champs de la gravitation, électromagnétiques, etc., bouleverse complètement la description. Les paramètres explicitant les positions exactes et les vitesses de chaque élément ne deviennent donc que des paramètres parmi d'autres pour décrire l'état du système. L'ordre spatial n'est plus directement associé à l'idée d'entropie.

Ainsi l'augmentation d'entropie tend, par conséquent, à favoriser les formes organisées des êtres vivants, par rapport aux formes dispersées et homogènes. Non seulement le deuxième principe de la thermodynamique n'est pas contradictoire avec la vie mais il en est même l'acteur principal, depuis l'origine de la vie jusqu'à sa forme actuelle.

Ainsi, la tendance à évoluer vers un état d'équilibre, avec augmentation de l'entropie, est peut-être la source des systèmes vivants. Gageons que cette affirmation est peu conforme au consensus actuel. Un modèle simple d'objets organisés a été donné par von Foerster [61], nommé *ordre par le bruit*, (plutôt organisation par champs et fluctuation).

L'expérience de von Foerster est très simple : Soit un certain nombre de cubes légers recouverts d'un matériau magnétique, et caractérisés par la polarisation opposée des deux paires de trois côtés qui se joignent en deux coins opposés. On place les cubes dans une boîte que l'on ferme et agite. Par l'agitation manuelle, les cubes s'associent en une architecture aléatoire.

L'ordre et l'organisation sont nés de la coopération entre le champ magnétique et la fluctuation (ou agitation). Ce caractère est d'une importance capitale : l'organisation du monde inerte est en premier lieu due aux champs organisateurs, gravitationnels, électromagnétiques, etc.

Cependant, le principe organisateur du vivant est tout autre chose : l'organisateur du vivant se fait par échange de la matière/énergie et de l'information (relative à une organisation cognitive) dans l'espace/temps.

---

[60]- J. Tonnelat : *Thermodynamique et biologie*, Tome I, Malouine 1976.
[61]- H. von Foerster : *On self-organizing system and their environnements*, Self Organizing Systems, Pegamon, New York 1960.

Sous-chapitre : 1.1.6

Vers une nouvelle "science du vivant"

La *science du vivant* et ses applications médicales, veulent approfondir l'étude de la *matière vivante* dans le cadre du paradigme de cette sixième période, celui des *sciences cognitives*, de la théorie de l'information et de leur développement en cours.

Parti d'une constatation de l'état des sciences médicales [62], nous avons décelé une crise de l'évolution des sciences due à une réflexion peu poussée quant à l'utilisation et au mode de fonctionnement de la *science du vivant*. D'où la nécessité d'une approche épistémologique, méthodologique et éthique susceptible d'éclairer les différents problèmes que pose l'évolution des institutions scientifiques.

La *science du vivant*, faisant appel à différentes spécialités, constitue un nouveau champ scientifique, où l'attention se trouve portée aussi bien sur les sciences physiques que sur les sciences biologiques, et les sciences psycho-sociales. C'est ce nouveau champ d'étude qui va être exploré, impliquant une réflexion spéciale accordée aux concepts de l'information /cognition.

L'étude de l'évolution de la science montre qu'avec l'apparition des technologies de l'informatique, l'homme commence à être confronté dans ses pratiques quotidiennes à des questions telles que : le cerveau peut-il être considéré comme un ordinateur ? L'*esprit* est-il une manipulation de symboles ? L'information génétique des noyaux cellulaires est-elle un programme similaire au programme informatique. Ces questions ont une incidence sur la vie des gens, elles ne sont pas que théoriques.

Le premier impact de cet état de chose est le suivant : pendant des millénaires, les hommes ont eu d'eux-mêmes une compréhension spontanée dépendante de la culture de leur époque, maintenant pour la première fois dans l'histoire, cette vision métaphysique de l'*esprit* entre en contact avec la science et la technologie, et en est transformée.

La rencontre féconde des épistémologues, des technologues et des scientifiques est un facteur d'éveil de la conscience humaine : c'est une des aventures les plus intéressantes qui s'offrent à tous aujourd'hui. Cet essai est issu de décennies de recherches et de réflexions sur les sciences et les technologies cognitives et leurs applications médicales.

---

[10]- Voir notre livre broché : Abdelkarim Fourati : *Introduction à l'étude de l'information médicale*, Centre de Publication Universitaire, Tunis, 1ère édition, 1998, ISBN: 9973-937-25-2, Code: M 05501, 306 pages.

Au cours de ces travaux, nous avons entrepris de larges recherches concernant l'intérêt des sciences et technologies cognitives en médecine. En plus des documents purement techniques d'informatique médicale, nous nous étions intéressés aux aspects critiques et historiques des technologies médicales en général, pour savoir comment les différents concepts et techniques de la physique sont introduits dans les domaines biologique et médical.

Cette recherche *historico-critique* s'avère très importante. Nous avons vérifié qu'effectivement, ce sont les médecins physiciens ou des physiciens orientés vers la médecine qui ont été les *moteurs* de la recherche en sciences biologiques et médicales, depuis Hippocrate (Ve siècle av. J.-C.).

Ainsi se révèle la place centrale qu'occupent les sciences et les techniques de la physique dans les sciences biologiques et médicales.

En effet, ce sont les sciences physiques qui ont introduit les techniques de diagnostic et de thérapeutique en biologie et en médecine : comme exemple, toutes les techniques d'optique (loupe, microscopie simple, microscopie électronique, endoscopie, etc.), le radiodiagnostic (utilisant les bases physiques des rayons X), comme la radiographie).

Plus récemment l'ordinateur est utilisé en imagerie médicale : médecine nucléaire, scanner à rayons X, échographie (utilisant les bases physiques des ultrasons), etc., et les technologies de la cognition (Intelligence artificielle, Télémédecine, ...).

Nous avons aussi trouvé que la séparation qu'on veut faire entre ce qu'on appelle la biophysique et l'informatique, est dans le même sens que la séparation que faisaient les anciens entre le *corps* et l'*esprit*. En effet la biophysique (au sens étroit du terme) étudie le corps humain par des méthodes de la science physique galiléenne (bioénergétique, physico-chimie du milieu intérieur, etc.) alors que l'informatique a une relation avec l'esprit (Intelligence Artificielle, psychologie cognitive, cybernétique, etc.).

D'autre part l'informatique fait une différence entre les deux concepts : *information* et *connaissance* ou *cognition,* mais sans nous donner une idée claire sur cette différence. « Bien que le thème de la représentation des connaissances apparaisse de plus en plus souvent dans la littérature traitant de l'intelligence artificielle, il reste déroutant. Ceci vient de ce qu'il existe un malentendu entre *connaissance* et *information*. Un fichier, un livre, un article, contiennent des informations. Il n'est pourtant pas possible de dire qu'un livre *connaît* les informations qu'il renferme, parce que "connaître" est une *opération active* qui suppose effectivement des capacités de mémorisation, mais implique aussi l'existence de mécanismes de raisonnement applicables aux connaissances mémorisées ... » [63].

---

[63]- Voir : H. Gallaire : *La représentation des connaissances*, La Recherche N°170, Spécial : L'Intelligence artificielle, Octobre 1985, Volume 16, p. 1140-1148.

Sous-chapitre : 1.1.7

Nécessité d'une redéfinition du concept d'information

L'information est donc à distinguer de la connaissance qu'elle apporte qui nécessite un *mécanisme actif* de cognition.

Dans les définitions de l'information, dites "scientifiques", le cerveau humain n'était pas considéré comme une *référence* pour préserver l'objectivité ! Mais en *science du vivant*, et en particulier ses applications médicales, qui doivent considérer en premier lieu l'homme et non pas les instruments de mesure ou d'observation, ce qui est important, c'est l'information relative au cerveau humain, considéré comme une organisation cognitive, qui saisit cette information.

Toutefois, la cybernétique classique donne une définition de l'information qui relie les deux concepts d'information et de connaissance : « L'information apparaît comme un phénomène physique apportant à un observateur une certaine *quantité* de renseignement sur la cause de ce phénomène ». En d'autres termes, l'information est cause qui permet de faire passer l'individu à un certain degré de connaissance du monde qui l'entoure.

Pour compléter nos recherches sur le concept de *connaissance*, nous nous sommes adressés à des ouvrages traitant de la *théorie de la connaissance* des philosophes. En lisant, les théories de la connaissance des philosophes, anciens et modernes, nous avons détecté les lacunes et les insuffisances de ces théories.

D'autre part, après avoir une idée sur l'épistémologie, et les théories de la connaissance en sciences humaines et en revenant à nos recherches sur l'informatique médicale et du concept d'information des sciences physiques, cela nous permet d'ouvrir une fenêtre de la théorie physique de l'information sur les sciences humaines.

Ainsi nous avons saisi la profondeur des réflexions du professeur d'informatique médicale, François Grémy [64], concernant « l'apport hautement significatif de ce nouvel *outillage mental* que l'informatique représente ».

Nous comprenons qu'il deviendrait nécessaire un nouveau regard de la science sur elle-même, en vue d'édifier une nouvelle *science du vivant* (de la molécule biologique à l'organisation des sociétés), épistémologiquement comparable à ce que fit Galilée (1564➤1642) et Descartes (1596➤1650) pour la *science dite objective*, c'est-à-dire la « science galiléenne » !

---

[64]- F. Grémy et J.C Pages : *Médecine informatique : Bilan et perspectives*, Communication faite à la faculté de médecine de Sfax (Tunisie), le 22 Mai 1984.

De fait, Monsieur Grémy appelle à un changement de paradigme en médecine et à une révolution scientifique en *science du vivant*.

Cependant, en 1962, Kuhn [65] a induit sa théorie sur la *structure des révolutions scientifiques* à partir de l'histoire des sciences physiques de l'inerte. Il n'a pas réfléchi sur l'histoire ni des sciences médicales, ni des sciences biologiques ni des sciences humaines.

Ainsi, nous avons eu l'idée d'appliquer la méthode *historico-critique* et la théorie des révolutions scientifiques de Kuhn à l'histoire des sciences médicales en relation avec l'histoire des sciences physiques, biologiques et psycho-sociales.

Bref, une *révolution scientifique* est nécessaire, pour l'élaboration d'une *nouvelle science du vivant*, en intégrant les deux niveaux d'étude biologique et sociale. Mais, cette révolution ne peut se faire que par une *redéfinition* des concepts d'information et de cognition qui sont flous et définis de façon quantitative (définition donnée par la théorie de l'information de Shannon en 1949), devient qualitatif en premier lieu, en les reliant aux autres concepts de la physique, et en utilisant des mathématiques du qualitatif si nécessaire ...

Ainsi, alors que l'énergétique ou la thermodynamique suffisait à étudier les échanges au niveau des systèmes physiques inertes, nous trouvons qu'il est nécessaire de créer de nouveaux concepts pour l'étude des échanges entre les systèmes vivants.

Nous retenons les deux concepts *cogno-énergétique* et *cognodynamique*. Le concept *cogno-énergétique* tient compte de la dualité du concept d'information qui a un aspect cognitif et un aspect énergétique. Alors que le concept cognodynamique désigne le nouveau champ d'étude des échanges au niveau des organisations biologiques et sociales.

La *cognodynamique* est un néologisme et une théorie scientifique qui veut synthétiser sous une forme contemporaine, les théories modernes qui séparent le *corps* et *l'esprit*. Elle englobe, après de grandes rectifications épistémologiques, méthodologiques et éthiques, les théories physiques de la thermodynamique et les nouvelles théories des sciences cognitives, mais la cognodynamique les synthétise et les dépasse ...

---

[65]- T.S Kuhn : *La structure des révolutions scientifiques*, Editions Flammarion, Paris, 1983.

Chapitre : 1.2

LES CRITIQUES DE LA "SCIENCE GALILEENNE"

Comment naît une nouvelle science ? Comment elle se développe ? On n'a pas apporté de réponse à la fois générale et satisfaisante à cette question, bien que diverses hypothèses aient été formulées [66]. Par exemple, on a étudié d'un point de vue sociologique les origines de la psychologie et émis l'idée suivante : « Une nouvelle discipline se développe lorsque diverses personnes s'intéressent à une *idée nouvelle* non seulement en tant qu'elle a un contenu intellectuel, mais aussi en tant qu'elle est un moyen potentiel d'établir une nouvelle identité intellectuelle ... » [67].

Cette interprétation est discutable, mais elle a l'intérêt de prendre en considération simultanément l'aspect intellectuel et l'aspect social du phénomène étudié : « l'évolution, qui se déroule au niveau des théories, n'est pas séparée de son contexte sociologique ».

C'est dans une perspective épistémologique et méthodologique que le cas de la physique moderne va être critiqué. L'arrière-plan social n'est pas négligé ; ainsi nous essaierons de mettre particulièrement en lumière les divers aspects socioculturels du développement de la recherche en physique après Galilée ; et qui est imitée plus tard par les différentes sciences biologiques et psycho-sociales.

C'est cette science imitant la physique classique que nous appelons *science galiléenne*. C'est en critiquant cette *science galiléenne* que notre étude prétend expliquer le retard du développement du contenu théorique de la *science du vivant* par rapport à la physique de l'inerte. On peut reconnaître l'importance des divers aspects sociaux, qui ont abouti à cet état de fait, sans croire pour autant que la science dépend d'un strict déterminisme socio-historique.

La révolution galiléenne est d'abord et surtout une révolution théorique qui considère les mathématiques comme la « clé même de la compréhension de la Nature ». Cette décision de faire des mathématiques la science même de la Nature a eu des conséquences sur le rôle de l'expérience. Mais il importe bien davantage de comprendre que c'est d'abord une décision d'ordre philosophique, qui transforme le rapport de l'homme à son univers.

---

[66]- Voir par exemple : P. Thuillier : *Comment est née la biologie moléculaire ?*, La Recherche, Mai 1972 ; et dans La Recherche en biologie moléculaire, Société d'Editions scientifiques 1975.

[67]- J. Ben David et R. Collins : *Social factors in origins of a new science : The case of Psychology*, American sociological Revew, XXXI, août 1966, p. 452.

Sous-chapitre : 1.2.1

"Paradigmes" et "révolutions" scientifiques

Au point de départ d'une discipline, il y a des idées ou des embryons d'idées parfois très vagues, au point d'arrivée, dans les cas favorables, se produisent des phénomènes de *reconnaissance*, sans lesquels la discipline n'a pas véritablement, dans une société donnée, le statut de science.

Abstraitement, il est toujours possible de réduire l'histoire des sciences à l'histoire de pures idées, où inventions et découvertes s'engendrent logiquement. Mais c'est sans doute une fiction, lorsqu'on considère de haut les époques passées.

La vie réelle des sciences est bien moins linéaire : elle est plus riche en incertitudes et en paradoxes. L'exemple de *la science du vivant* est très caractéristique : elle n'est pas née des amours idéales spontanées de la physique, de la biologie et de la sociologie, mais d'un entrecroisement compliqué d'idées et de recherches extrêmement diverses, et parfois même contradictoires.

Selon T.S. Kuhn [68], la vie des sciences consiste en une succession de *paradigme*, c'est-à-dire de cadres généraux, à l'intérieur desquels se déroulent les activités de recherches à une époque donnée.

Tout d'abord le paradigme ne correspond qu'à une nouvelle idée, à une nouvelle orientation théorique du *regard* scientifique. C'est le moment de l'innovation théorique : de nouvelles *questions* sont posées, et de nouveaux types de *solutions* sont proposés. Ensuite vient une période de succès : le nouveau paradigme (par exemple le paradigme galiléen de la mécanique) manifeste sa valeur en apportant des réponses effectives à certains problèmes jusqu'ici non résolus.

C'est alors que s'installe la troisième phase : la collectivité scientifique intéressée *reconnaît* le paradigme, c'est-à-dire qu'elle admet que la solution des problèmes d'un certain genre doit être cherchée en se référant aux idées théoriques énoncées par le paradigme. Elle présuppose, en quelque sorte, que la solution existe et que le travail consiste à la trouver en cherchant dans une direction bien définie.

C'est ce que Kuhn appelle la science *normale*, par opposition aux *révolutions scientifiques* qui correspondent à la première phase. Voilà rappelée schématiquement la théorie de Kuhn.

Peut-on appliquer cette triple distinction au développement de la *biophysique* ? Autrement dit, peut-on se servir de l'analyse épistémologique de Kuhn pour mettre de l'ordre dans l'histoire de la *science du vivant*.

---

[68]- T.S. Kuhn : *La structure des révolutions scientifiques*, Flammarion 1983.

Vu que la définition de la biophysique, comme discipline scientifique enseignée dans les facultés de médecine, soulève diverses difficultés épistémologiques et méthodologiques, nous devons reconnaître que le schéma de Kuhn doit être manié dans ce cas avec précaution. Ce schéma est une sorte de développement idéal, valide sur le plan logique, mais qu'il faut appliquer à la réalité historique avec une certaine souplesse.

En effet, selon J. D. de Certaines [69] et D. Isabelle [70], la biophysique, n'a pas encore vraiment de paradigme, elle est en quête d'un statut. On doit donc se poser la question pertinente : pourquoi la biophysique classique n'a pas eu de paradigme stable ?

En fait, le paradigme de la *science vivant* est en cours de formation. Il serait crédule de croire que du jour au lendemain, toute une collectivité scientifique entre dans une *phase* complètement différente de la précédente, et constitue un nouveau paradigme.

Cela demande du temps, et peut durer longtemps, même des siècles, surtout s'il s'agit de faire confluer par des recherches interdisciplinaires, des paradigmes bien installés et admis, par des collectivités scientifiques différentes.

A moins qu'on ait une conception très étroite de l'histoire des sciences, on doit admettre qu'il existe dans l'histoire de la pensée scientifique au moins deux grandes traditions [71] : l'une *mécaniciste* [72], l'autre *transformationniste* évolutionniste [73]. Il est tentant de rattacher la biophysique à la première tradition et non à la deuxième.

En fait, la *science du vivant* ne peut se constituer que par la confluence de ces deux traditions, actuellement fort éloignées. Les transformationnistes, s'opposant aux mécanicistes, estimaient que les sciences du vivant devaient être fondées sur les principes particuliers de l'évolution. On se méfiait de la biologie réductionniste des sciences physiques, de tout ce que l'on considérait comme des excès de l'analyse purement bio-physique.

---

[69]- G. Lemaine, R. Mac Leod, M. Mulkay et P. Weingart (editors) : *Perspectives on the emergence of scientific disciplines*, Monton Aldine 1978.

[70]- D. Isabelle : *Une discipline en quête d'un statut : la biophysique*, La Recherche, N°71, Octobre 1976, Volume 7, p. 854.

[71]- Peut-être faut-il souligner que nous employons ici les qualificatifs mécaniciste et transformationniste dans une acception particulière, quelque peu différente, de l'usage plus courant de mécaniste et transformiste. En effet, mécaniciste est relatif à la mécanique (mouvement dans l'espace/temps, et transformationniste est relatif à la transformation dans l'espace géographique/temps historique.

[72]- La tradition *mécaniciste* est représentée par exemple par Ibn al-Haytham ou Alhazen (965≻1039), Galilée (1564≻1642), Descartes (1596≻1650), Newton (1642≻1727) et Einstein (1879≻1955).

[73]- La tradition *transformationniste* représentée en biologie par exemple par Goethe (1749≻1832), Lamarck (1744≻1829) et Darwin (1809≻1882) ; et en histoire et sociologie, par exemple par Ibn Khaldoun (1332≻1406), Marx (1818≻1883) et Durkheim (1858≻1917).

Aujourd'hui encore, il est possible de discerner les échos du conflit de ces deux traditions en *science du vivant*. Toutefois, la biophysique classique, telle qu'elle est enseignée aux facultés scientifiques et en particulier en médecine, est restée rattachée à la fameuse tradition mécaniciste de la « science galiléenne ».

Mais comme les tenants des thèses transformationnistes ont joué un rôle non négligeable dans la compréhension du vivant, en formulant de nouvelles questions et en luttant pour préserver la spécificité de la biologie ; la *science du vivant* doit en tenir compte dans son évolution.

Cet essai, sans approuver le vitalisme proprement dit, veut présenter une nouvelle approche de la *science du vivant*, s'appuyant sur une épistémologie transformationniste, sans être détachée de la tradition galiléenne. C'est une sorte de confluence des deux courants de pensée. Aujourd'hui, il est possible de discerner chez les biologistes modernes, l'embryon de cette nouvelle orientation ...

Sous-chapitre : 1.2.2

Les deux traditions occidentales de la dynamique : "mécanicisme" et "transformationnisme"

Galilée (1564≻1642) est surtout célèbre pour avoir introduit l'utilisation du télescope en astronomie, et d'avoir contribué au triomphe ultime de la théorie de Copernic. Mais du point de vue de l'histoire générale du développement et de l'évolution de la physique, c'est surtout son application des mathématiques (la géométrie) aux problèmes de l'étude du *mouvement* qui est importante.

Après Galilée et pendant deux siècles de recherches scientifiques, la matière et le *mouvement* dans l'espace/temps étaient les concepts fondamentaux à toutes tentatives de comprendre la Nature.

Ainsi la *science dynamique* de Galilée considère le monde comme constitué d'êtres matériels en perpétuel déplacements mécaniques : c'est la conception *mécaniciste* de la dynamique.

Il était impossible d'imaginer d'autres concepts, autre que le temps, l'espace, la masse et leurs dérivés. Dans cette conception mécaniciste du monde, la Nature est jugée comme un mécanisme où le *mouvement* est simplement un déplacement mécanique.

Les chercheurs jusqu'au début du XIXe siècle, ont essayé d'expliquer tous les phénomènes de la Nature du point de vue mécanique. Ils ont été obligés d'introduire des *substances fictives*, telles que la substance pensante de Descartes, la chaleur-substance ou calorique en thermodynamique, les fluides électriques et les fluides magnétiques en électricité, les corpuscules de lumière et l'éther en optique, etc.

En effet, comme, l'a remarqué Paul Feyerabend [74] : « La démarche de Galilée restreint d'une manière radicale le contenu de la dynamique. La dynamique aristotélicienne était une théorie générale du changement, comprenant la locomotion, le changement qualitatif ... La physique de Galilée et de ses successeurs ne traite que la locomotion de la matière. Les autres types de phénomène sont écartés, avec cette remarque en forme de promesse (empruntée à Démocrite au Ve siècle av. J.-C.) que la locomotion serait un jour capable d'expliquer tout mouvement ou changement ».

Ainsi une théorie globale du mouvement est remplacée par une théorie bien plus étroite, à laquelle s'ajoute une métaphysique du mouvement. Toutefois, le rôle spécial de la locomotion avait été affirmé par Aristote comme point de départ de la dynamique ...

---

[74]- P. Feyerabend : *Contre la méthode. Esquisse d'une théorie anarchiste de la connaissance*, Editions du Seuil, Paris 1979.

Précisons que, dans le langage courant, *la mécanique* est l'étude et la construction de machines qui peuvent produire du mouvement ; en langage plus théorique, c'est l'étude, au cours du temps, du mouvement en tant que déplacement dans l'espace, et que la dynamique et la statique sont deux parties de la mécanique.

Une question qui se pose d'elle-même : « Pourquoi la *mécanique* s'est-elle développée la première, parmi toutes les sciences physiques et encore plus parmi toutes les sciences en général ? ». La réponse est simple, si la mécanique fut la science qui s'est développée la première, c'est parce que le déplacement dans l'espace/temps est le phénomène physique le plus simple à observer, à mesurer et à théoriser ...

De fait, par exemple, la mécanique des fluides, qui étudie le déplacement dans l'espace des liquides ou des gaz, est apparue dans l'histoire de la science moderne plus tardivement ; car c'est un problème beaucoup plus complexe que l'étude du mouvement d'un corps solide.

En effet, la mécanique des corps solides envisag un système de particules liées rigidement entre elles, alors que la mécanique des fluides considère un milieu constitué d'une infinité de particules qui se déplacent les unes par rapport aux autres.

Galilée disait : « Il est plus facile d'étudier le mouvement d'astres infiniment éloignés de nous que celui d'un ruisseau qui coule à nos pieds ». Que dire des transformations qui passent imperceptibles sans un effort d'observation et d'expérimentation adéquate ? Et même si on les constate on n'a pas les concepts nécessaires pour les appréhender et les expliquer.

Prenons l'exemple simple, celui de la « pomme de Newton », qui est l'emblème des circonstances mettant Newton sur le chemin de la découverte des lois de l'attraction universelle. Newton a raconté qu'ayant observé la chute d'une pomme sous l'influence de son poids, il pensa que le mouvement de la lune pouvait s'expliquer par une force de même nature. Il étendit cette théorie aux planètes du système solaire.

Mais observer et généraliser le mouvement de déplacement d'une pomme est beaucoup plus facile qu'étudier les phénomènes de *transformation* qui se produit dans la pomme qui se développe et mûrit.

En effet, il existe deux façons d'étudier la dynamique d'une pomme : d'une part du point de vue *mécaniciste*, de l'autre d'un point de vue *transformationniste*.

En premier lieu, une description statique, qualitative ou quantitative donne, sa position dans l'espace, sa forme, sa couleur. On énumère ses propriétés, on parle de son goût, etc. Puis on pourra comparer la pomme à une orange, voir leurs ressemblances, leurs différences.

Si l'on veut étudier la pomme en se plaçant du point de vue dynamique, on peut se placer au point de vue *mécaniciste* en étudiant son déplacement dans l'espace/temps : c'est ce que Newton a constaté, puis théorisé.

Ou bien on peut se placer du point de vue *transformationniste,* en étudiant les phénomènes de transformation de la pomme. On constate alors que la pomme mûre n'a pas toujours été ce qu'elle est. Auparavant, elle était une pomme verte, avant d'être une fleur, elle était un bouton ; et ainsi nous remonterons jusqu'à l'état du pommier à l'époque du printemps.

La pomme n'a donc pas toujours été une pomme, elle a une **histoire** ; et aussi, ne restera-t-elle pas ce qu'elle est. Si elle tombe, elle pourrira, elle se décomposera, elle libérera ses pépins, qui donneront, si tout va bien, une pousse puis un arbre.

Tout cela forme une étude de la pomme du point de vue dynamique non pas dans son déplacement dans l'espace/temps, mais dans son évolution dans le temps, du passé vers l'avenir, et dans l'espace géographique : c'est l'histoire transformationnelle de la pomme, complètement différente de son mouvement spatial.

On peut situer à partir de Descartes (1596➤1650) la naissance en France d'un courant nettement mécaniciste. Descartes a été le premier à tenter de définir une mécanique du ciel aussi bien que de l'âme, de la Nature inorganique autant qu'organique : la physiologie et l'astronomie sont pour lui des sciences purement mécaniques.

Descartes soutenait que les lois de la vie animale sont simplement de la matière en mouvement mécanique. Il croyait d'ailleurs et il affirmait que les animaux ne sont pas autre chose que des machines de chair et d'os, comme les autres machines sont de fer et de bois. Pour Descartes l'homme lui-même est une machine, mais une machine différente de l'animal-machine, parce que l'homme a une *âme raisonnable.*

Descartes, expliquant la nature de l'homme, disait : « Je suppose que le corps n'est autre chose qu'une statue ou machine de terre ... Nous voyons des horloges, des fontaines artificielles des moulins, et autres semblables machines ... Et véritablement l'on peut fort bien comparer les nerfs de la machine que je vous décris aux tuyaux des machines de ces fontaines ; ses muscles et ses tendons, aux autres divers engins et ressorts qui servent à les mouvoir ... Enfin quand l'*âme raisonnable* sera en cette machine, elle y aura son siège principal dans le cerveau ».

La Mettrie (1709➤1751) reprenant cette thèse, pour lui, l'âme humaine elle-même est une mécanique où les idées seraient des mouvements d'une mécanique.

Autre problématique, comment expliquer que les planètes décrivent les orbites dont Kepler avait donné les lois mathématiques ? Au XVIIe siècle, la question fut vivement débattue.

Pour Descartes, l'explication devait être conforme aux exigences de la philosophie mécaniste : il n'existe dans la Nature que de la matière et du mouvement. Pour se rendre compte d'un phénomène il faut donc recourir seulement à des actions par contact. Aussi, Descartes imaginait-il que les corps célestes étaient entraînés par des *tourbillons* matériels omniprésents dans l'espace.

Newton (1642➤1727) a vigoureusement contesté les tourbillons de Descartes, il refusait d'admettre que la Nature soit seulement composée de matière et de mouvement dans l'espace.

La *force* dans la physique de Newton prend une place importante. Quelle est la signification du concept newtonien de *force* ? Newton réhabilite les forces, contre les cartésiens, pour lutter contre la thèse purement mécaniciste, qui d'après lui faisait de la matière une réalité morte et froide.

Cette opposition entre le cartésianisme et newtonianisme et d'ailleurs familière aux historiens des sciences. Jacques Roger, par exemple, souligne que la théorie de l'attraction « tendait à ruiner la conception cartésienne d'une matière purement passive, incapable de se donner à elle-même le mouvement dont est animée ».

Les nombreuses réflexions de Newton sur les forces qui agissent dans la Nature témoignent de l'immense intérêt qu'il portait à la théorie de la matière. Un grand thème qui se retrouve chez Newton concerne les rapports entre l'esprit et la matière : il admettait toute une série de *principes* dont le statut était impensable dans le cadre de la philosophie mécaniciste.

Cependant ces principes étaient métaphysiques. Descartes veut tout expliquer physiquement grâce au jeu de corps matériels en déplacement, alors que Newton veut introduire un principe organisateur : la *force*.

Cette explication exclusive par la mécanique de tous les phénomènes de la Nature, inerte ou vivante, constitue évidemment une étroitesse de l'esprit, mais inévitable, parce que à cette époque, de toutes les sciences, seule la mécanique existe, et encore plus seulement celle des corps solides terrestres ou célestes.

Bref, la mécanique de la pesanteur, était arrivée à un certain achèvement. La chimie n'existait encore que dans sa forme enfantine : le phlogistique. La biologie était encore dans les langes ; l'organisme humain n'était encore étudié que grossièrement sur le plan anatomique, la physiologie ne peut être que mécanique : c'est la découverte de la circulation sanguine par Harvey (1578➤1657) !

Les causes de cette erreur étaient qu'on ignorait l'histoire transformationnelle des choses, c'est-à-dire le point de vue du développement et de l'évolution historique : la philosophie mécaniciste considérait que le monde n'évolue pas, qu'il revient à intervalles réguliers à des états semblables, et ne concevait pas une évolution de l'homme, des animaux et des êtres vivants en général.

L'incapacité de l'esprit humain à considérer le monde en tant que processus, en tant que matière engagée dans une évolution historique, correspondait au niveau qu'avaient atteint à l'époque les sciences, et la façon métaphysique de philosopher qui en résultait. Ce qu'on savait à cette époque, c'est que la Nature était engagée dans un mouvement perpétuel, mais ce mouvement décrivait un cercle (ou ellipse) perpétuel et, par conséquent ne bougeait jamais de place en dehors d'une trajectoire fixe, il produisait toujours les mêmes résultats.

Ce sont les travaux des Encyclopédistes français, du XVIIIe siècle qui ont fixé la nouvelle orientation de la conception de la Nature.

Denis Diderot (1713➤1784) domine tout ce courant. Diderot renoue avec une très ancienne tradition philosophique grecque, celle d'Héraclite d'Ephèse (540➤480 av. J.-C.). Diderot anticipe sur le développement de la physique, de la biologie et de la sociologie du XIXe siècle, dont les conceptions sur les rapports de la matière et du mouvement renversent la théorie cartésienne. La *lettre sur les aveugles* annonce et contient en puissance les principes philosophiques du transformationnisme qui vont dominer au XIXe siècle [75].

Pour prendre un exemple simple sur la conception transformationniste du monde, voyons l'exemple de la planète Terre qui tourne au tour du soleil suivant la théorie de Copernic, c'est certes un mouvement mécanique (le point de vue mécaniciste), mais en plus tout en tournant, la Terre peut subir des phénomènes de transformations (le point de vue transformationniste), se réchauffer par exemple. Par conséquent, il n'y a pas seulement des mouvements spatiaux, il y a aussi des transformations temporelles.

Le transformationnisme est donc le point de vue dynamique évolutif, qui considère chaque chose comme provisoire, comme ayant une histoire dans le passé et devant avoir une histoire dans l'avenir, ayant un commencement et devant avoir une fin : il n'y a rien de définitif, d'absolu.

Ce que nous voyons partout, dans la Nature, y compris chez l'homme et la société humaine, c'est le changement, la transformation, l'évolution, le développement autrement dit le *mouvement dans le temps* constituant l'histoire transformationnelle des choses.

---

[75]- Voir : Diderot : *Le Rêve de d'Alembert et autres écrits philosophiques*, Editions le livre de Poche 1984.

Sous-chapitre : 1.2.3

L'épistémologie galiléenne : "séparation entre sciences de la Nature et sciences de l'esprit"

Comme nous l'avons vu, c'est avec Galilée (1564➤1642) que naît la physique moderne occidentale. De fait, cette science naissante porte un coup à l'aristotélisme et laisse à une réhabilitation à la mécanique d'Archimède (-287➤-212) et à l'optique d'Ibn al-Haytham (965➤1039) et de sa rationalité, associant *modèles* et *expériences*.

Ainsi la physique (la mécanique et l'optique) est née de la conjonction ; d'une part, de la théorie héliocentrique de Copernic ; et d'autre part, de la méthode scientifique empruntée à la « science arabe » utilisant des modèles, l'observation et l'expérimentation.

Galilée était convaincu que le seul moyen de comprendre la nature physique était de la *représenter* par des modèles, utilisant des rapports géométriques entre des variables dénotant des quantités.

Galilée exprima lui-même cette idée avec une grande lucidité : « La philosophie est écrite dans le grand livre du monde, qui est ouvert en permanence devant nos yeux. Mais on ne peut comprendre ce livre sans apprendre d'abord le langage et les caractères dans lesquels il est écrit. Le langage est celui des mathématiques, et les caractères sont des triangles, des cercles, et d'autres figures. Sans eux, pas un mot n'est compréhensible, et l'on ne peut qu'errer dans un sombre labyrinthe ».

Ainsi Galilée pensait que la Nature est *écrite en caractères mathématiques*. Pour lui, les mathématiques étaient essentiellement la géométrie (et accessoirement l'arithmétique) dans laquelle il s'appuie sur des concepts et des rapports géométriques pour représenter des phénomènes que la science contemporaine les exprime par des *équations* algébriques.

D'un point de vue historique, l'important n'est pas que Galilée ait utilisé la géométrie pour représenter des phénomènes physiques, mais la façon dont il l'a utilisée. Traditionnellement, la géométrie était en effet l'étude des figures et des relations dans l'espace ; mais la conception de la géométrie chez Galilée était plus abstraite.

Ainsi les lignes de ses graphiques ne représentaient pas toujours des droites de l'espace physique ni même des distances, mais aussi des durées, des vitesses ou toute autre variable physique intéressante ; alors que les surfaces représentent (entre autres) des distances parcourues.

La découverte et la validation de ce nouveau mode de représentation de la vitesse instantanée, de l'accélération uniforme, de la distance et ainsi de suite, demandèrent de nombreuses années d'efforts à Galilée.

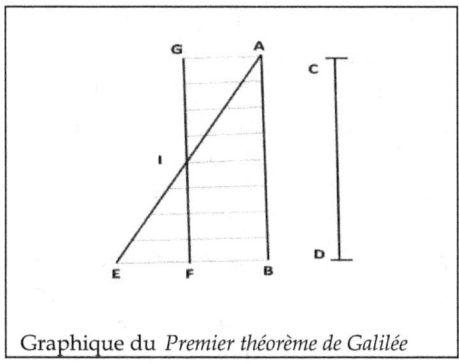

Graphique du *Premier théorème de Galilée*

Premier théorème de Galilée : Bien qu'il traite de corps parcourant une distance donnée, les droites de ce graphique ne représentent ni des trajectoires ni des distances. Comme pour mieux le souligner, Galilée trace CD sur le côté, puis n'y fait plus allusion. Les droites représentent des temps et des vitesses. Ainsi, le point A est le "point de départ", mais seulement dans le temps, et non dans l'espace ; les points situés sous A sur la droite AB représentent des instants ultérieurs, non des positions ultérieures. Les droites GF et AE, elles, ne représentent rien, mais elles donnent la vitesse en fonction du temps. Autrement dit, tous les segments de droite égaux allant d'AB à GF représentent des vitesses égales à chaque instant, tandis que les segments de plus en plus longs entre AB et AE représentent des vitesses croissantes (c'est-à-dire une accélération uniforme). Les distances parcourues sont alors représentées (entre autres) par les *surfaces* totales [76].

Aujourd'hui, cela peut paraître simple, mais c'est pourtant une des grandes réalisations de l'intelligence humaine. Son importance ne tient pas à un résultat particulier, mais au fait que l'ensemble des techniques connues de la géométrie pouvait désormais être employées pour établir toutes sortes de résultats. Il devenait possible de libérer le système déductif d'Euclide de formes spatiales de l'appliquer aux *mouvements* dans l'espace/temps.

Par exemple, à partir de l'hypothèse empirique selon laquelle des corps en chute libre subissent une accélération uniforme, Galilée put prouver sa fameuse loi de la chute libre des corps : la loi des *carrés du temps* ($d = \frac{1}{2} g t^2$). En outre, en posant que le *mouvement* d'un projectile est une combinaison d'un mouvement horizontal uniforme et d'un mouvement vertical de chute libre, il put démontrer en utilisant des figures géométriques que sa trajectoire était une parabole.

---

[76]- Les lecteurs connaissant un peu de mathématiques verront dans cette idée de « total » des segments une anticipation du calcul intégral, élaboré cinquante ans plus tard par Newton et Leibniz. La démonstration se réduit donc à celle du théorème, parfaitement trivial, selon lequel la surface du triangle AEB est égale à celle du parallélogramme AGFB. [Voir : J. Haugeland : *L'esprit dans la machine. Fondements de l'intelligence artificielle*, Editions Odile Jacob, 1989].

Galilée tira une conclusion célèbre et influente, sur la *cognition* humaine : « Je suis convaincu que pour que des corps externes excitent en nous des goûts, des odeurs et des sons, il n'est besoin de rien dans ces corps eux-mêmes, si ce n'est leur taille, leur forme et de nombreux mouvements lents ou rapides (d'innombrables particules). Je pense que si les oreilles, les langues et les nez n'existaient plus, les formes, les nombres et les mouvements demeureraient, mais ni les odeurs, ni les goûts, ni les sons ».

Galilée inclut également les couleurs et la chaleur dans la même catégorie, celle des qualités qui ne sont pas réellement présentes dans des objets externes mais dérivent de nos perceptions. Cette idée générale remonte à l'*atomiste* grec Démocrite (Ve siècle av. J.-C.), mais Galilée lui a donné une crédibilité nouvelle.

La plupart des scientifiques et des philosophes ont accepté après Galilée une forme ou une autre de cette distinction entre les propriétés intrinsèques de l'objet qui appartiennent à l'objet lui-même indépendamment de la *cognition* de l'observateur ; et celles qui ne sont là qu'en vertu de la nature de perception de l'homme.

L'exposé le plus célèbre de cette question est sans doute celui de John Locke (1632➤1704), qui utilise les termes *qualités primaires et qualités secondaires*. L'important, c'est que cette distinction des choses a établi une séparation encore plus nette entre la pensée (le monde intérieur) et l'Univers (le monde extérieur) séparation qui transforme fondamentalement toute compréhension du *corps* et de l'*esprit* humains.

En effet, les méthodes de représentation mathématique de Galilée devaient avoir un impact encore plus grand sur l'évolution de la conception des sciences, que ce soit des sciences physiques ou des sciences humaines. Il ne sera considéré que les *propriétés intrinsèques* des objets ; celles-ci sont mesurables et donc représentables mathématiquement de façon quantitative. Ainsi après Galilée, le concept d'objectivité va régner sur toutes les sciences, et cela dans tous les domaines de la connaissance, physique, biologique, sociale, etc.

Les progrès de la science moderne à l'époque de Galilée sont fondés sur deux démarches intellectuelles. L'une met l'accent sur le raisonnement inductif et l'expérimentation, l'autre sur le raisonnement déductif et les mathématiques (arithmétique, géométrie) [77]. Ces deux écoles de pensée ont un point commun d'une importance capitale : la certitude que le monde est régi par un ordre rationnel susceptible d'être découvert soit par le raisonnement déductif, soit par l'observation et l'expérimentation.

---

[77]- La première de ces méthodes est celle de Francis Bacon (1561➤1626) et John Locke (1632➤1704), la seconde est celle de René Descartes (1596➤1650) et Thomas Hobbs (1588➤1679).

Sous-chapitre : 1.2.4

Les types de critiques de la "science galiléenne"

Naguère encore, disons au XIXe siècle, ou même entre les deux Guerres mondiales, il était assez facile de définir *la science*. Un large consensus se serait fait sur un énoncé de ce genre : « la *science* est l'ensemble des activités qui, grâce à une méthodologie, assurent le progrès des connaissances objectives. Il était à peu près évident que ce progrès particulier, par ses effets culturels et ses diverses applications, contribuait puissamment au progrès général de l'humanité ».

Mais depuis les temps ont changé : l'image de la *science*, comme l'on dit, s'est modifiée et plutôt dégradée. Pourquoi en est-on arrivé là ? Que signifie cette évolution ? Dans quelle mesure les scientifiques en sont-ils responsables ? Comment convient-il de réagir ? L'ère des grands enthousiasmes semble close et la « société scientifique et technique » se heurte à des problèmes qui, à tort ou à raison, suscitent de l'inquiétude, de la méfiance et même de la peur.

Parler de la science, aujourd'hui, c'est affronter d'emblée des interrogations difficiles [78]. Trois grandes catégories de critiques sont prises en considération [79] :

1°- Tout d'abord, des critiques concernant la portée des connaissances scientifiques. Car certains reprochent à la *science* de ne pas expliquer vraiment ce qu'est la matière, ce qu'est la vie.

Pour reprendre une formule classique, la science ne dit rien sur le *pourquoi* ; elle donne simplement des explications et/ou des prédictions concernant le *comment*. Elle nous apprendrait donc beaucoup de choses, mais sans répondre aux questions fondamentales concernant l'origine de l'Univers ; et sans nous révéler non plus le sens *objectif* de notre *existence*.

Les choses, à vrai dire, sont un peu plus compliquées. Car il arrive que certains scientifiques, forts de leurs connaissances spécialisées, se risquent à des généralisations plus ou moins dogmatiques.

En cosmologie ou en biologie, par exemple, ils proposent de vastes synthèses qui, en fait, servent de substituts aux *mythes* classiques des religions et des philosophies. Culturellement, en tout cas, c'est ainsi que sont perçus divers propos tenus par les *savants* ou par leurs vulgarisateurs. Ce qui fait surgir de nouvelles questions dont l'importance n'est pas négligeable.

---

[78]- P. Thuillier : *Science, antiscience, aristoscience*, La Recherche N° 106, décembre 1979, volume 10, p. 1280-1234.

[79]- J. Passmore : *Science and its critics*, Rutgers, 1978.

2°- La seconde catégorie de critiques est celles qui concernent les relations de la science avec la technologie. Pour Bacon, à l'aurore de la *science galiléenne*, le bien-être et le bonheur des hommes devaient être proportionnels à leurs connaissances. Mais, selon divers critiques, c'est le contraire qui s'est produit. On pense que plus la science donne le moyen de contrôler la Nature plus le progrès technologique devient oppressif et menaçant.

Cependant la science ne doit pas être confondue avec l'innovation technologique. Si certaines découvertes engendrent des catastrophes, les théoriciens n'y sont en principe pour rien. Socialement, c'est le mode d'utilisation des inventions qui sont en cause. On répartit d'ailleurs les inventions en deux classes : les *inventions de praticiens* et les *inventions technologiques*. Seules les secondes dépendent de la science.

Ainsi l'horloge mécanique du Moyen Age est une invention de praticiens, d'artisans, tandis que l'horloge électronique du XXe siècle est une invention technologique, rendue possible par des découvertes théoriques en physique atomique. Mais, même dans ce dernier cas, les scientifiques ne sont pas responsables de l'exploitation technique et sociale de leurs idées.

Ce raisonnement, qui peut sembler transparent, est très courant. Ainsi J. Hamburger [80] parlait de « l'erreur coutumière qui consiste à confondre le progrès scientifique ou technique avec l'usage qu'on en fait ». Il affirme « non, ce n'est pas la science ce n'est même pas la technologie qui sont inhumaines, c'est la façon dont les hommes s'en servent ... Ce sont les sociétés, les gouvernements, les politiques qui jouent avec le feu, pas nous ».

3°- La troisième catégorie de critiques est celles qui concernent *l'esprit scientifique*. Aborder le problème de l'esprit scientifique, c'est se demander si la science n'encourage pas un style de pensée dont les conséquences sociales sont discutables et même dangereuses. Il s'agit donc de mettre au jour une philosophie pratique pour résoudre certaines problématiques.

Par exemple, est-ce que le culte de l'*objectivité* n'aboutit pas à une vision de l'homme très mécaniste, propice à toutes les manipulations ?

Parler de l'esprit scientifique, c'est aussi parler du *scientisme*. Cette attitude revêt en fait des formes variées. Mais on peut ainsi résumer ses présupposés fondamentaux : la science est la connaissance *objective* par excellence. La science galiléenne est en principe capable de résoudre tous les problèmes de l'Humanité. Il faut donc se fier, en toutes circonstances, aux experts qui se réclament de la science galiléenne.

Le problème de la *valeur de la science* a une portée sociale. Il ne concerne pas seulement le degré de vérité des théories, mais la manière dont elles sont perçues par le grand public.

---

[80]- J. Hamburger : *Demain les autres. L'aventure médicale en contrepoint de l'aventure humaine*, Flammarion 1979, p. 84.

En clair, il s'agit de savoir quelle confiance il faut ou ne faut pas leur accorder. D'où une mise au point assez ferme : il n'y a pas de méthode absolue qui permet aux scientifiques de parvenir à une objectivité également absolue. Même les recherches les plus sérieuses peuvent être entachées d'un certain arbitraire, dans le choix des présupposés fondamentaux, dans l'interprétation des faits, etc. De telles conclusions ont un intérêt socioculturel évident.

Que valent les méthodes quantitatives, par exemple, lorsqu'on les applique aux phénomènes proprement humains ? Culturellement et politiquement, peut-on considérer comme neutre toute problématique qui se présente comme scientifique ?

Beaucoup d'exemples concrets pourraient justifier une prudence, qu'on pense à la notion de *quotient intellectuel*, à l'étude comparative de *races*, aux conclusions éthologiques ou sociologiques de Lorenz ou de Wilson à l'utilisation des statistiques, etc. La science élabore, dans le cadre défini par certaines normes, des connaissances qui ont leur validité spécifique. Mais cela n'implique pas que la société puisse et doive s'y référer systématiquement pour déterminer ses options pratiques.

La physique a longtemps représenté le pôle le plus pur, le plus théorique et le plus prestigieux de la science : la vraie science pourrait-on dire !

Aujourd'hui encore, beaucoup de gens s'imaginent que plus une science ressemble à la physique (ou à la chimie), plus elle est *scientifique.*

A l'intérieur même d'une discipline comme la biologie, une espèce de hiérarchie tend à s'établir. En haut, il y a la biologie moléculaire, la biochimie tous les secteurs *sophistiqués* qui étudient *le vivant* au niveau microscopique et se rapprochent, par leurs méthodes, des sciences dites *dures* ; et en bas prennent place les disciplines dont les méthodes (description, classification, etc.) paraissent plus primitives.

Le grand physicien anglais Ernest Rutherford (1871➤1937) disait : « La science consiste à faire de la physique, ou bien à collectionner des timbres ». Ce qui revient à dire que seuls comptent Newton et Einstein, tandis que Harvey et Darwin (pour ne rien dire sur Marx et Freud) sont à ranger parmi les philatélistes.

Ces remarques ne feront peut-être pas plaisir à tout le monde. Certains témoignages provenant de scientifiques particulièrement ouverts vont en tout cas dans le même sens.

Ainsi le biologiste René Dubos a déploré que certains scientifiques « se laissent fasciner, intellectuellement et affectivement, par les constituants élémentaires du système étudié et par le processus analytique lui-même au point de ne plus éprouver d'intérêt pour l'organisme où le phénomène qu'ils s'étaient initialement proposé d'étudier ».

Précisant sa pensée, René Dubos [81] remarquait que le primat accordé à l'analyse tendait à faire oublier la synthèse, la nécessité d'une vision globale : « Quoique tout le monde reconnaisse que l'existence même des phénomènes naturels et des organismes vivants est la manifestation d'un jeu d'interactions entre leurs constituants sous l'influence des facteurs de l'environnement, on ne sait presque rien des mécanismes par lesquels les systèmes naturels fonctionnement de manière intégrée ».

Cette conception du *vivant*, toutefois demanderait à être discutée de près ; elle soulève de délicates questions concernant le réductionnisme [82], les relations entre *niveaux d'intégration*, etc.

Du point de vue socioculturel, en tout cas, le réductionnisme favorise le *spécialisme* qui est le refus de regarder ce qui se passe au-delà des frontières de sa discipline. Le *spécialisme* est le refus de prendre au sérieux les implications diverses de son travail, le refus d'élargir sa problématique. Seuls comptent alors les intérêts professionnels, étroitement définis, d'un petit groupe de spécialistes.

Tous les scientifiques, cela va de soi, ne sont pas touchés par le *spécialisme*. Mais une division du travail très poussée renforce la tentation qu'il représente. Et alors les hommes de science risquent d'être perçus « comme des sourds qui répondent à des questions que personne ne leur pose ».

---

[81]- René Dubos (1901≻1982) est un agronome, biologiste et écologue américain d'origine française.

[82]- Voir par exemple D.L. Hull : *Génétique et réductionnisme*, La Recherche N°87, mars 1978, volume 9, p. 220-227.

Sous-chapitre : 1.2.5

L'antiscience et "l'entrée en force de l'éthique"

Un certain nombre d'écrivains et de penseurs ont regretté que la *science galiléenne* occupe une si grande place dans la vie culturelle et sociale ; parfois même, ils ont formulé des critiques très dures à son égard et l'ont accusée d'avoir des effets pervers.

Afin de désigner ce courant contestataire, il est devenu assez courant de parler d'*antiscience*, contre la « science galiléenne ». Mais que recouvre exactement cette appellation d'antiscience ? Et faut-il considérer ce mouvement critique comme cohérent et unifié ?

La désignation d'*antiscience* [83] n'a vraisemblablement pas été forgée par des adversaires conscients et organisés de l'entreprise scientifique. Elle semble plutôt avoir été utilisée par des partisans de *la science* afin de stigmatiser tous ceux qui critiquaient cette institution [84]. Ce point n'est pas sans importance, car il en découlerait que l'antiscience n'est pas une doctrine bien datée, formulée une fois pour toute de façon cohérente et systématique.

Toutefois, on pouvait croire que la *science galiléenne* était l'objet d'un tabou de scientisme : interdiction d'en parler autrement qu'en termes de louange et d'admiration ...

Cette idée fournit d'ailleurs un bon point de départ pour une définition simple de l'antiscience : « C'est la philosophie qui, sur le plan social, s'oppose directement à cette autre philosophie qu'on appelle le *scientisme* et qui attribue toutes les qualités et toutes les vertus aux savoirs dits *scientifiques*, ceux de la *science galiléenne* ».

Les convictions scientistes peuvent s'exprimer sous forme de deux axiomes fondamentaux : un axiome de supériorité théorique, selon lequel les savoirs scientifiques galiléens sont les seuls savoirs authentiques (ou du moins les meilleurs de tous les savoirs ; et un axiome de supériorité pratique, selon lequel tous les problèmes humains (qu'ils soient techniques ou éthiques) peuvent en principe être résolus grâce aux sciences.

---

[83]- Stevin Shapin : *Etre ou ne pas être antiscientifique*, La Recherche N° 319, avril 1999, p. 72-79.
- Steven Weinberg : *Une vision corrosive du progrès scientifique*, La Recherche N° 318, mars 1999, p. 72-80.

[84]- P. Thuillier : *Les origines de l'antiscience*, La Recherche N°174, Février 1986, volume 17, p. 204-227.

L'antiscience consisterait essentiellement à refuser ce second axiome : loin d'être la panacée universelle, loin d'être la source de tous les progrès dans tous les domaines, la *science galiléenne* est une instance qui doit être contrôlée par d'autres instances culturelles : les instances philosophiques, juridiques, politiques, etc.

Non seulement les théories scientifiques actuelles ne peuvent pas résoudre toutes les questions que se posent les hommes (et en particulier les questions relatives à la morale) mais le culte de la *science galiléenne* peut être dangereux.

Cette façon de définir l'antiscience en l'opposant au scientisme semble conforme à ce qui s'est passé historiquement : si un mouvement susceptible d'être ainsi nommé est apparu, c'est parce que certains citoyens croyaient discerner une sorte d'hégémonie de la *science galiléenne* : c'est-à-dire une influence, sans cesse croissante des méthodes et des savoirs scientifiques dans tous les domaines de la vie sociale et culturelle, basée sur une épistémologie galiléenne. Le mot antiscience a été inventé précisément pour démonter cette hégémonie.

Mais le principal contresens possible tient à la structure du mot *antiscience*, qui semble indiquer que la *science galiléenne* elle-même est visée en tant que productrice de connaissances positives. Or cette manière de comprendre l'antiscience passe certainement à côté de l'essentiel.

De façon générale, la tradition dite antiscientifique ne s'en prend pas directement à la valeur des méthodes et des résultats de la science ; elle ne conteste pas davantage l'utilité de certaines découvertes ou inventions pour résoudre des problèmes particuliers. Ce qui lui importe au premier chef, c'est de lutter contre ce qu'elle estime être des *abus de pouvoir* dans le domaine de la culture et de l'éthique, de la politique et de l'économique.

Mieux vaudrait parler d'*anti-scientisme*, afin de bien mettre en évidence que le problème est à la fois socioculturel et épistémologique. L'objectif n'est pas de proscrire l'étude de la gravitation, des particules élémentaires, des galaxies ou des acides nucléiques, mais de s'interroger sur les limites des *utilisations* sociales de la *science galiléenne*.

A proprement parler, ce ne sont pas les hommes de science qui sont mis en cause. En tant que chercheurs spécialisés, ils font leur travail, tout simplement ; et si seul se posait le problème de la *recherche pure*, il n'y aurait rien à ajouter.

Les difficultés surgissent lorsque *la science* sort du laboratoire et entre en concurrence (ou en conflit) avec certaines valeurs correspondant à d'autres intérêts socioculturels que ceux de la *connaissance pure*.

L'antiscience ouvre donc un débat d'ordre historique, éthique et politique. Elle part du constat que la *science galiléenne* est devenue une institution puissante, qui joue un grand rôle aussi bien dans la vie pratique (industrie, armée, médecine, écologie, etc.) que dans les domaines apparemment plus *abstraits* (formation de la pensée, convictions philosophiques, etc.). Réfléchir à la *vision du monde* et aux schémas culturels que diffuse cette institution, voilà la tâche principale que s'assigne ce courant critique.

Si l'on définit la *science galiléenne* et l'on réserve cette étiquette aux méthodes et aux recherches développées par Galilée, Descartes, Newton et leurs descendants jusqu'à nos jours, en passant par Planck et Einstein, etc., l'antiscience est caractérisée par son projet central : s'il faut se méfier de la *science galiléenne*, c'est parce qu'elle introduit une séparation *cognitive* trop nette entre la *connaissance* et la *sensibilité*.

La notion d'objectivité est directement mise en cause, notion qui est presque toujours employée lorsqu'il faut définir l'idéal de la recherche scientifique ! L'objectivité signifie que les bonnes théories doivent nous révéler les *objets* étudiés tels qu'ils existent indépendamment de l'homme observateur/concepteur.

Dans la pratique, il n'est pas toujours facile d'y parvenir, c'est-à-dire d'être sûr que l'on a mis au jour les vraies structures et les lois de la *réalité*. Car les hommes de science sont bien forcés de se servir de leur imagination, de s'appuyer sur des présupposés philosophiques, éthiques, etc.

Mais idéalement, le but de la science objective est d'éliminer tout ce qui porte la marque de la subjectivité des chercheurs, de leur culture ; et de décrire fidèlement le fonctionnement de la Nature.

Suite aux critiques de l'antiscience, la question que nous soulevons est la suivante : « Est-ce que cette recherche permanente de l'objectivité scientifique n'entraîne pas un appauvrissement de la *science* elle-même ? ».

Les antiscientifiques estiment que dans la pratique, l'attitude scientifique fait obstacle au développement d'un certain nombre de facultés humaines. A force de cultiver les idéaux de rigueur, de méthodes et d'objectivité les individus, qui privilégient la conquête du savoir, dit objectif courent le risque de devenir *moins sensibles*, moins aptes à explorer les diverses ressources de leur subjectivité. Plus profondément encore, cette attitude finirait par entraîner une sorte de régression de la sensibilité morale.

On croit que *la science galiléenne* constitue l'unique forme de savoir véritable, véridique, objectif ; et par conséquent, c'est sur elle que l'action humaine doit se fonder et se guider.

De fait, le progrès foudroyant de la technique, qui prolonge le développement *scientifique* et s'appuie constamment sur lui, sont l'illustration spectaculaire d'une mutation théorique et pratique qui entend désormais confier à la *connaissance dite objective* de la Nature matérielle le destin de l'homme.

Or c'est justement dans son rapport à l'éthique que ce savoir exclusif laisse paraître d'étranges faiblesses. Ce que l'on demande à l'éthique, ce sont au moins deux choses :

a)- Sur le plan individuel, un noyau de certitudes permettant à chacun de conduire sa vie.

b)- Sur le plan collectif, une unité offrant à l'humanité et d'abord à chaque groupe social, à chaque Etat-nation, la possibilité de former une communauté de comportements, un ethos qui s'élève sur le sol de convictions et de pensées communes.

Que voyons-nous au contraire à l'âge de la science galiléenne et la technologie omnipuissantes ? Non pas des êtres confiants en eux-mêmes et dans leur destinée, se mouvant avec bonheur et aisance au sein d'un monde devenu intelligible à leur esprit, assurés de ce qu'ils ont à y faire. Mais plutôt des individus esseulés, étrangers à toute communauté concrète ; parce que, faute d'un *lien spirituel*, aucune communauté de ce genre n'est plus possible.

Pour ces êtres humains livrés à eux-mêmes mais ne trouvant plus en eux-mêmes un sens à leur vie, il n'existe au fond qu'une issue, s'adresser à quelque médecin (psychothérapeute, psychanalyste, psychiatre, ou autres guérisseurs) chargé non pas de leur proposer des valeurs positives en lesquelles ces docteurs ne peuvent pas posséder non plus, mais de les aider à *vivre*, à se supporter eux-mêmes, en même temps que la société insupportable en laquelle il leur faut malgré tout *s'insérer.*

Que vient faire ici la *science galiléenne* ? Autrement dit la *science galiléenne* n'a-t-elle jamais dit un mot au médecin de ce qu'il doit faire dans ce cas ? La plupart du temps ces hommes et ses femmes sont considérés comme des inadaptés psychiques ou sociaux ! On les traite par des moyens technologiques basés sur la science galiléenne ...

Sous-chapitre : 1.2.6

Ce que la "science galiléenne" ne sait pas

Il s'agit donc de se demander en toute rigueur : le savoir scientifique basé sur le principe de l'*objectivité galiléenne* définit-il véritablement le seul savoir en notre possession ? Est-il celui sur lequel doit se fonder notre action ?

Or il se trouve que l'humanité dans notre époque, ne possédant aucun savoir reconnu authentique autre que celui de la science galiléenne, soit dans un désarroi complet, ne sachant ce qu'elle doit faire et ne pouvant le savoir. Cette situation paradoxale qui est la nôtre : être maître d'un savoir considérable et s'accroissant sans cesse selon des progrès évidents et impressionnants et, dans le même temps, faire l'aveu d'une ignorance complète quant aux fins de notre action et aux valeurs qui doivent les définir.

Finalement, la science au sens de Galilée, définit-elle toute connaissance véridique à la quelle l'homme puisse prétendre ? Pour répondre il convient de se reporter à l'origine de cette science, au début du XVIIe siècle lorsque Galilée et après lui Descartes vont poser les fondements explicites.

Dans cet acte inaugural et que l'on peut appeler l'acte proto-fondateur de la science moderne occidentale, des *décisions* ont été prises qui vont commander tout le développement ultérieur de la connaissance devenue *scientifique*, et plus que cela : nos façons de penser, de nous rapporter au monde qui nous entoure et d'en comprendre la Nature.

Ce monde se donne à nous sous la forme d'apparitions *sensibles* variables d'un individu à l'autre et ainsi contingentes, suivant l'*organisation cognitive* des individus. Mais pour la science galiléenne, cette couche sensible du monde, ces *qualités sensibles* insaisissables et changeantes ne constituent qu'une apparence dont il faut faire abstraction si l'on veut connaître l'être vrai de l'Univers !

Ainsi la science galiléenne met de côté les *qualités sensibles du monde* [85] dans la cognition humaine. Pour Galilée, le monde est constitué de corps matériels étendus, ayant chacun une forme et ainsi une figure. Mais alors que ces corps peuvent très bien exister sans qu'on leur imagine des qualités sensibles ; celles-ci ne sauraient au contraire exister sans les corps matériels qui les supportent : les qualités sensibles de la cognition humaine sont l'*accident*, les corps matériels l'*essentiel*.

---

[85]- M. Henry : *Ce que la science ne sait pas*, La Recherche N° 208, Mars 1989, Volume 20, p. 422-426.

Or tandis que ces qualités sensibles inessentielles se dissolvent dans la subjectivité des divers individus où il est impossible de les saisir avec quelque précision de façon à former à partir d'elles des propositions scientifiques, rigoureuses et universelles. Nous disposons au contraire, en ce qui concerne l'essentiel des choses, d'un mode de connaissance exact et idéal propre à livrer des vérités rationnelles, susceptibles de s'imposer à tout esprit. Cette connaissance idéale des figures des corps, c'est la *géométrie*.

Descartes, reprendra en des termes semblables ce clivage sensible/géométrie, réduisant comme Galilée à des déterminations idéales la réalité des choses. Qu'il se soit montré capable, outre cela, de produire une formulation mathématique de ces propriétés géométriques et la science moderne, l'approche physico-mathématique de la Nature était née.

Par conséquent, la science au sens que nous donnons aujourd'hui à ce mot, la *science galiléenne* est constituée par une réduction massive qui ne laisse pas seulement de côté certains aspects des phénomènes pour centrer son attention sur d'autres. Ce qu'elle écarte, c'est globalement le caractère *sensible* de ce monde où nous vivons, caractère qui fait de lui un monde humain, le monde de la *vie* et du *vivant*.

Il faut comprendre la portée de cette réduction galiléenne qui va ouvrir la modernité en Occident [86]. En mettant de côté les qualités sensibles de l'Univers le bleu du ciel, le vert des arbres, le caractère serein ou menaçant d'un paysage, la suavité des odeurs, la beauté des formes, elle n'élimine pas l'aspect extérieur des objets qui nous entourent mais notre propre vie.

Car il est bien vrai, selon l'intuition géniale de Descartes, que les sensations qui font que le monde se donne à nous sous l'apparence d'un monde sensible, ne sont pas dans les choses mais seulement en nous, dans notre esprit. En mettant de côté les qualités sensibles du monde, c'est en réalité, cette *vie cognitive* que la *science galiléenne* écarte de sa recherche. On doit reconnaître que la *vie cognitive* d'un côté, la réalité physique de l'autre, ne sont pas comme deux domaines différents mais égaux en dignité.

S'il est question, par exemple des couleurs ou des sons, on doit considérer que ce sont des impressions, des vécus, ceux-ci constituent une *réalité subjective*, d'une autre *réalité objective* constituée de mouvements matériels dont la physique des sons ou celle des couleurs proposent une théorie.

Voilà donc ce que la *science galiléenne* ne sait pas : notre *vie cognitive* qui a son importance pour que chacun puisse mener une vie sereine, individuelle et collective. Cette *vie cognitive* qui définit notre être le plus profond, motive tout ce que nous pouvons entreprendre ; elle est la source de tout sens possible de *la vie* ; alors que la science galiléenne objective l'univers matériel, en éliminant l'observateur/concepteur.

---

[86]- Voir par exemple, *Controverse à propos d'une philosophie de la vie*, La Recherche N°212, juillet /août 1989, volume 20, p. 930-933.

Chapitre : 1.3

LES COURANTS DE PENSEE DE LA "MORPHOLOGIE DU VIVANT"

Dans le cadre du courant de pensée de la *morphologie du vivant*, toute discussion de la position de la biologie par rapport aux sciences physiques conduit au problème de la situation des systèmes vivants par rapport aux grandes lois physiques de l'Univers.

La *morphologie du vivant* est tout spécialement l'étude de la relation entre l'origine et le maintien de l'ordre biologique qui depuis Goethe [87] (1749➤1832) reste un sujet constant de discussions. En effet, de Goethe jusqu'à Ilya Prigogine [88] (prix Nobel de chimie 1977), nombre d'auteurs ont abordé ce problème : soit pour affirmer l'originalité foncière de la *science du vivant*, comme pour Goethe ou Bergson ; soit comme pour Prigogine ou von Foerster, d'affirmer qu'il n'y avait là qu'un pseudo-problème et que l'unité des lois de la Nature ne faisait guère de doute.

Aujourd'hui, c'est la thermodynamique qui veut expliquer l'ordre biologique et préciser davantage sa dépendance vis-à-vis des lois de la physique. La notion d'ordre, de structure, telle qu'elle nous apparaît aujourd'hui et qui est une des caractéristiques essentielles des systèmes biologiques, est loin d'être aussi simple et monolithique qu'on ne le pensait.

Ainsi, avant de discuter le lien entre biologie et physique dans le cadre du paradigme de la *science du vivant*, il est bon de présenter un aperçu des grands courants de réflexions sur la *morphologie du vivant*, tels qu'ils nous apparaissent aujourd'hui. Parmi ces réflexions, nous trouvons tout spécialement, l'épistémologie goethéenne qui a joué un rôle d'initiateur.

---

[87]- Johann Wolfgang **Goethe** (1749-1832) est connu comme un romancier, dramaturge, poète, théoricien de l'art et homme d'État allemand et grand administrateur. Mais aussi, il est moins connu comme chercheur dans le domaine des sciences, notamment en botanique, en optique et en géologie.

Il est l'auteur d'une œuvre abondante aux allures encyclopédiques qui le rattache à des mouvements littéraires. Il est notamment l'auteur de *Faust I et II*. En physique, il proposa une *théorie de la lumière* ; en botanique, il proposa une *théorie des plantes* ; et en anatomie, il fit la découverte d'un os de la mâchoire.

[88]- Ilya Prigogine : *La thermodynamique de la vie*, La Recherche, Juin 1972 ; et dans *La Recherche en biologie moléculaire*, Editions du Seuil/La Recherche, 1975.

Sous-chapitre : 1.3.1

Critiques de Goethe de la "science galiléenne"

Goethe (1749➤1832) est victime de sa réputation d'humaniste, comme seulement écrivain poète [89]. Cela a dissimulé un autre Goethe plein de vigueur [90] par certains aspects ; les idées goethéennes pourraient bien être plus actuelles que jamais.

Car Goethe à sa façon, a été un notable précurseur de l'antiscience galiléenne. Non pas qu'il ait refusé a priori toute recherche méthodique du savoir ; il s'est attaché, au contraire, à faire avancer un certain type de connaissances. Mais, il refusait pour des raisons à la fois méthodologiques et épistémologiques, les sciences trop exclusivement analytiques et mécanicistes, les sciences obsédées par les mathématiques du nombre.

Au sens étroit, la science peut être définie comme une certaine recherche méthodique du savoir. Et donc comme une activité qui doit être jugée uniquement selon des normes de l'épistémologie classique. Mais pour Goethe, cette façon de voir est insuffisante, elle néglige les aspects socio-historiques de la *science*.

L'entreprise scientifique ne concerne pas seulement le domaine des connaissances. Elle est un phénomène de civilisation, elle reflète et implique toute une conception de l'homme et de ses rapports avec ce qui l'entoure. Goethe voulait comprendre la Nature, entretien avec elle une sorte de dialogue qui soit satisfaisant à la fois pour les sens et l'esprit. De ce point de vue, le *paradigme* galiléen lui paraissait très décevant. D'où ce cri de guerre : non à la science galiléenne.

La *science moderne*, par ses analyses, ses dissections et ses manipulations expérimentales, dénature les êtres vivants qu'elle étudie ! On peut donc, comprendre pourquoi Goethe, dans les manuels classiques d'histoire des sciences occupe une position assez marginale.

Il est vraisemblable que, pour beaucoup de scientifiques son œuvre fait partie d'une espèce de folklore parascientifique, voire ascientifique, dont il n'y a pas grande chose à tirer.

Ainsi Johann Wolfgang von Goethe se définit avant tout, conformément au Petit Larousse illustré, comme un écrivain poète allemand. Mais en science ? Tout se passe comme si les productions scientifiques de Goethe ne constituaient qu'une parenthèse négligeable dans sa carrière d'homme de lettres.

---

[89]- Voir : K. Mommsen : *Goethe et le monde arabe*, Edition Allemande 1988, traduction arabe, par A. Abbes Ali, série le Monde de la connaissance N°194, Koweït Février 1995.
[90]- M. Borille : *La postérité scientifique de Goethe*, La Recherche N° 68, Juin 1976, p. 590.

Nous allons évoquer un Goethe scientifique et épistémologue. Ce Goethe-là a effectivement existé. Il est l'auteur de plusieurs textes relatifs aux buts et aux méthodes de la *science*. C'est lui, en particulier que cite le médecin Claude Bernard, dans l'*Introduction à l'étude de la médecine expérimentale* [91].

De plus, la philosophie éthique de Goethe fait corps avec son épistémologie. En associant éthique de la connaissance et épistémologie, Goethe attaque certains problèmes socio-politico-culturels. Toutefois, pour un esprit mécanistique et analytique, celui des galiléens, Goethe sombre dans le mysticisme et l'illusion [92].

Et Goethe, inversement, reproche aux interprétations *numériques* de la Nature de ne rien expliquer. Tout au plus peuvent-elles permettre la manipulation pratique des phénomènes. Goethe a largement esquissé la critique du *projet scientifique* des temps modernes. Son refus d'une science qui construit un arrière-monde désincarné, son refus d'une science dont les sujets doivent se nier en tant que sujets historiques.

Par conséquent, le trait le plus marquant de la *science* chez Goethe, se pourrait bien être le refus de la « science galiléenne ». Il déclarait : « Ne prêtez pas la moindre attention aux Newtoniens ». En deux mots, Goethe refusait la science officielle. Il n'admettait pas que la physique mathématique fut le fin du fin en matière de connaissance.

Comment prendre au sérieux la pensée scientifique de cet artiste ? Une chose est sûre, la science n'a pas été pour Goethe un passe-temps, un divertissement accessoire. Il voulait profondément connaître la Nature. Goethe a explicitement refusé qu'on le considérât comme un dilettante du savoir. Il a beaucoup lu, beaucoup observé, beaucoup réfléchi ; et il serait donc injuste qu'on ne vit en lui que le poète : « J'ai poursuivi dans le silence, avec constance et avec passion, des considérations entreprises avec sérieux ».

Les travaux scientifiques de Goethe remplissent de nombreux volumes. Les plus connus sont certainement la *Métamorphose des plantes* (1790) et le *Traité des couleurs* (1810≻1823). Il a aussi écrit par exemple, un mémoire sur le *Mauvais usage des Mathématiques*.

De la minéralogie à l'histoire des sciences, Goethe s'est intéressé à une foule de sujets. Il était capable de faire mûrir certaines idées sur le *vivant* pendant des années. Ses préoccupations scientifiques, en outre, se manifestent très souvent dans ses textes littéraires et dans ses poèmes. Pour lui, *lettres* et *sciences* sont sans frontières ni conflits ; mais au contraire elles sont en coopération fructueuse.

---

[91]- Voir : C. Bernard : *Introduction à l'étude de la médecine expérimentale*, Champs/Flammarion, 1984, p. 64.

[92]- P. Thuillier : *Goethe l'hérésiarque*, La Recherche N° 64, Février 1976, vol. 7, p. 145-155.

Goethe a condamné avec vigueur la théorie de la lumière de Newton : « N'ai-je pas le droit d'être fier, quand depuis vingt ans je dois m'avouer que le grand Newton et tous les mathématiciens et éminents calculateurs se trouvaient ainsi que lui, quant à la théorie des couleurs, dans une erreur manifeste, et que j'ai été le seul entre des millions d'hommes à savoir le vrai dans ce grand et important domaine de la Nature ? ».

Il faut avouer que, si l'on s'en tient aux idéaux et aux normes de la physique galiléenne, la théorie goethéenne de la lumière est indéfendable. Cependant Goethe n'est pas un physicien tombé dans l'erreur ; mais un chercheur qui se fait de *la science* une autre conception que Galilée et Newton.

Goethe, loin de vouloir obéir aux règles du jeu scientifique communément admises, ne croit pas que la science de style galiléen soit la seule science possible. Encore, elle ne fournit même pas selon lui, une connaissance véritable.

L'optique de Newton est fondamentalement perverse. Elle découpe artificiellement la réalité que nous percevons ; elle manipule de façon également artificielle les éléments aussi obtenus ; elle plaque sur les faits toute une série de symboles qui n'expliquent rien.

Goethe nie donc la légitimité de la démarche analytique et numérique qui aujourd'hui encore caractérise la *science physique*. Toutes les autres sciences sont d'ailleurs mises en cause, dans l'exacte mesure où elles considèrent la physique mathématique comme l'archétype de la *scientificité* et cherchent à l'imiter dans leurs domaines propres.

Selon l'épistémologie goethéenne, il est désormais clair que l'*erreur newtonienne* n'est pas une erreur banale au sens où l'entendent les scientifiques galiléens. Newton, à proprement parler, n'a pas mal résolu le problème de la lumière : il l'a mal posé.

Pour Goethe, Newton s'est trompé de question parce qu'il a trop cru à l'*objectivité* et a donc négligé ce qu'on pourrait appeler les dimensions humaines des phénomènes lumineux.

Goethe ne corrige pas la physique newtonienne : il lui substitue globalement une autre théorie qui est à la fois physique, physiologique et psychologique. Car la couleur en soi n'intéresse pas Goethe, du moins si celle-ci se réduit à des petits corpuscules ou à des longueurs d'onde. Son *Traité des couleurs* est destiné à satisfaire le véritable homme de la pratique.

En ce sens, la descendance de Goethe doit être cherchée du côté de Helmholtz et de son optique physiologique, et non pas chez les physiciens au sens de Galilée. Ne soyons donc pas étonnés si le *Traité des couleurs* de Goethe a été repoussé par les représentants de la science galiléenne. Son discours théorique ne pouvant pas être accepté ; à proprement parler, il ne pouvait même pas être compris.

Sous-chapitre : 1.3.2

L'épistémologie goethéenne : Goethe, le Galilée de la "science du vivant"

Goethe souffrit profondément de cette situation : « On a cherché par tous les moyens à me combattre, moi et mes doctrines, à tourner mes idées en ridicule ». De son côté, Goethe a condamné « l'étroitesse d'esprit avec laquelle tels et tels savants se disputent la priorité, de leur intention. Ils ont souci que de prouver leur opinion. Ils dissimulent donc toutes ces expériences qui mettraient la vérité en lumière et découvriraient la position intenable de leur théorie ».

Est-ce l'occasion de se débarrasser des préjugés qui courent encore sur un Goethe obstinément *romantique* et éternellement bonasse [93]. Comme le dit Goethe, à juste titre, la grande erreur de la science officielle réside dans cette conviction métaphysique que le vrai savoir doit être nécessairement *quantitatif*.

Goethe reconnaît que les mathématiques constituent une science, et même une science *sublime*. A l'occasion, il reconnaît l'utilité du maniement *algébrique* de certains concepts. Mais il proteste énergiquement contre le primat quasi absolu trop souvent octroyé à la mathématisation numérique de la Nature. Contre la quantité, Goethe a, une fois pour toute, décidé de défendre les *qualités*.

Les aspects quantitatifs sont finalement secondaires : ce n'est pas grâce à eux qu'on parvient aux connaissances *essentielles*. Comme le constate Goethe, au point de départ, le physicien galiléen est obligé de procéder à des abstractions de mesure. Mais tout n'est pas mesurable : l'abstraction de mesure exige qu'on fasse des choix.

D'après Goethe, ces choix sont arbitraires et dénaturent, au sens strict, la réalité étudiée. Au mieux, l'objet du savoir analytique est une sorte d'artefact n'ayant qu'une très faible ressemblance avec les objets réels du monde sensible, du monde de l'action humaine, du monde riche et mouvant de *la Nature*. Une fois en possession de ses concepts abstraits, de ses symboles et de ses mesures, le scientifique galiléen entreprend une manipulation imaginaire de *la réalité*. Les équations engendrent des équations, les chiffres d'autres chiffres.

Mais on ne sait même plus (à tout le moins, on ne sait pas toujours) ce que représente telle ou telle suite de nombres et de signes mécaniquement traités selon les règles d'une syntaxe artificielle.

---

[93]- P. Thuillier : *Goethe l'hérésiarque*, La Recherche N° 64, Février 1976, Vol. 7, p. 145-155.

A la fin de ses calculs, le physicien obtient des résultats *théoriques* susceptibles d'être mis en rapport avec les phénomènes naturels. D'où les succès de la *science galiléenne*. Mais c'est le règne de l'illusion : ces prétendues réussites n'expliquent rien. La physique mathématique est au mieux une sorte de *code*, mais ce *code* ne rend pas intelligible, au sens fort du mot, le dynamisme de la matière, de la Nature.

La physique c'est proprement la connaissance de la Nature. Et la Nature, Goethe la voit comme une réalité dynamique vivante, comme un ensemble de forces : « Débarrassez mentalement la théorie de Newton de tout son habillage mathématique ; et puis dites-moi ce qu'est la gravitation, communiquez-moi votre connaissance profonde de ce phénomène ».

Telle est l'interrogation qui est au bout des idées de Goethe : une équation est une excellente chose, mais Goethe veut davantage ... Comme on le sait, la science explique le *comment* et non pas le *pourquoi*. Le pourquoi relève de la métaphysique : la science dit comment la Nature *fonctionne*, et donc comment nous pouvons la faire *fonctionner* selon nos désirs.

Pour Goethe l'explication du comment doit être une explication satisfaisante. D'où ses attaques inlassables contre le réductionnisme et l'artificialisme numérique : « Les phénomènes sont vidés de leurs entrailles et embaumés à l'aide de nombres et de signes ; sur le cercueil préparé par la science sont peintes de bizarres figures ».

La perception *numérique*, pour lui, est une perception irrémédiablement pauvre. La mesure laisse échapper l'essentiel. Cela est vrai dans tous les domaines. Pour apprécier les sentiments d'une femme, par exemple, va-t-on mesurer sa dot ? Qu'il s'agisse des hommes, ou de la Nature en général, le mathématisme galiléen est dénué de *valeur cognitive profonde*.

Notons soigneusement que Goethe ne dénonce pas le caractère approché de toute mesure. Son épistémologie porte sur le principe de « la connaissance qualitative contre une certaine manière de connaissance numérique de la réalité ». Les structures mathématiques du nombre, au total, ne peuvent pas exprimer authentiquement les changements qui ont lieu dans la Nature. Pour Goethe, *les démonstrations* des mathématiques sont des expositions ou des récapitulations plutôt que des raisonnements démonstratifs. Tout cela est discutable, et a été parfois passionnément discuté.

Déjà Buffon, en 1749 (l'année de naissance de Goethe) avait dénoncé « les inconvénients où l'on tombe lorsqu'on veut appliquer la géométrie et le calcul ... à des objets dont nous ne connaissons pas assez les propriétés pour pouvoir les mesurer ; on est obligé dans tous ces cas de faire des suppositions toujours contraires à la Nature, de dépouiller le sujet de la plupart de ses qualités d'en faire un être abstrait qui ne ressemble plus à l'être réel ».

Buffon ajoute : « Et lorsqu'on a beaucoup raisonné et calculé sur les rapports et les propriétés de cet être abstrait, et qu'on est arrivé à une conclusion tout aussi abstraite, on croit avoir trouvé quelque chose de réel. Ce qui produit, une infinité de fausses conséquences et d'erreurs ».

Dans le sillon de Buffon, Goethe aime voir, sentir, toucher ... Or les sciences de style galiléen, strictement physico-mathématique, sous prétexte d'aller à l'essentiel, ne lui proposent que des abstractions, des entités dépouillées de toute qualité sensible, que des cadavres, des schémas figés obtenus par analyse et dissection.

Une objectivité qui exclut le sujet n'intéresse pas Goethe. Car en contemplant une Nature sans cesse en train de créer, nous avons la possibilité de participer en esprit à ses productions. Or les sciences de type galiléen lui imposent un monde froid et sans âme ; où un tel projet perd pratiquement toute signification.

Goethe ne comprend pas comment des hommes peuvent pratiquer une science inhumaine. Une science qui élimine le moi ne peut qu'être une science ennemie. Il veut connaître choses et êtres dans leur environnement ; et sans les arracher, autant que faire se peut, à leur environnement.

Cette attitude va de pair avec son refus de l'abstraction. Le monde de la théorie doit être aussi celui de la pratique, et non pas un monde artificiel construit par l'*homo scientificus*, à côté, au-dessus ou au-delà du monde où nous nous mouvons.

Aussi, se méfie-t-il, bien qu'il en connaisse les avantages, des instruments scientifiques. Leur emploi exclusif conduit à l'édification d'un univers théorico-expérimental prétendument plus *vrai* que le monde de notre expérience. « C'est là précisément le plus grand malheur de la physique moderne d'avoir en quelque sorte séparé les expériences de l'homme, de ne vouloir reconnaître la Nature que dans ce que montrent les instruments artificiels, et, par là, de prétendre limiter et démontrer ce que la Nature est capable de produire » !

Cependant Goethe a plusieurs fois reconnu qu'il était extrêmement difficile, sinon impossible, de tenir un discours qui dévoile les secrets de *la réalité* et qui soit en même temps fidèle aux apparences sensibles, à la richesse qualitative du monde vécu.

Einstein, plus tard, se heurtera au même obstacle, il a écrit : « Je souffre de cette espèce de séparation entre la réalité de l'expérience et la réalité de l'Etre ». Mais cet exemple montre précisément que le problème n'est pas résolu par la science galiléenne, et plus particulièrement par la physique einsteinienne contemporaine.

Bien sûr, pour ceux qui estiment que les grands *accélérateurs de particules* conduisent à des connaissances vraiment fondamentales, en tous les sens du mot, des déclarations de ce genre risquent de paraître tout à fait irrecevable. De fait, beaucoup de physiciens d'aujourd'hui se garderaient d'affirmer qu'ils accèdent à la Réalité ou même qu'ils s'en rapprochent, en trouvant le boson de Higgs [94]. Mais, en fait, ils croient que leurs concepts et leurs formalismes correspondent d'une certaine façon, à ce qui existe.

Le respect que Goethe porte aux objets qu'il étudie concerne tout particulièrement les unités organiques que sont les êtres vivants. Il n'admet pas que l'accent soit mis, encore, sur l'analyse. Que cette dernière ait un rôle positif à jouer. Il le sait parfaitement il souhaite même que se constitue une *physiologie physico-chimique*.

Mais il ne faut pas que les méthodes analytiques empêchent de considérer les corps organiques comme un *tout*, comme des ensembles ayant une vie. Analyse et synthèse correspondent à deux points de vue différents, et même à deux points de vue opposés. Entre les deux, doit s'établir un mouvement d'échange.

Au fond de son être, Goethe est poussé à la synthèse. Ce qu'il craint, c'est la tyrannie de la pensée analytique. Car l'analyse est destructive. Elle dégrade l'être vivant sur lequel elle s'exerce. « Ce qui vit peut être séparé en ses éléments, mais on ne peut plus alors le recomposer et l'animer ».

De point de vue de la connaissance le sens est clair : disséquer un animal, c'est le faire disparaître en tant qu'être vivant et s'interdire par là même d'étudier la vie. Goethe était passionné par les formes. Il créa le mot *morphologie* et rêvait d'une morphologie générale qui aurait révélé par quels processus se constituent les formes.

Cette discipline devait permettre d'étudier les formes des êtres vivants et la façon dont elles se développent. La notion de *morphologie* lancée par Goethe a été reprise par divers naturalistes. Ainsi, Haeckel a abondamment et systématiquement cité Goethe dans sa *Morphologie générale des organismes* (1866). On peut aussi citer René Thom et sa théorie des catastrophes [95].

---

[94]- Voir : Peter Higgs* : « *Imaginer que ma théorie était fausse semblait difficile* », La Recherche N° 484, février 2014, p. 38-41.

* Peter Higgs : dans les années 1960, des physiciens théoriciens prévoyaient l'existence de nombreuses particules sans masse, mais on ne parvenait pas à les détecter. Peter Higgs a alors proposé un mécanisme théorique qui donnait une masse à toutes ces particules. Ce mécanisme a permis de développer le modèle théorique général ; et il a été confirmé expérimentalement en 2012 par la découverte du "boson de Higgs". Devenu Prix Nobel de physique 2013, il revient dans cet article sur 50 ans d'histoire de la physique des particules : de ses travaux théoriques à la découverte du boson de Higgs en passant par la construction du "modèle standard".

[95]- Voir : René Thom : *Stabilité structurelle et morphogenèse*, 1972.

Sous-chapitre : 1.3.3

Critiques des sciences physiques et biologiques contemporaines par les "morphologistes"

On n'en finirait pas d'énumérer les questions posées par Goethe. En un mot, les sciences analytiques nous dit-il « transforment ce qui est vivant en quelque chose de mort »...

N'est-ce pas alors le devoir des savants eux-mêmes d'élaborer une nouvelle *philosophie de la Nature* ? Ne peuvent-ils pas dévoiler les fondements d'une nouvelle épistémologie des sciences de la vie qui guiderait leur pratique scientifique, dans le domaine du *vivant* ?

A part quelques rares exceptions, cela n'a pas eu lieu. Le fait que la recherche s'articule par spécialisations nettement séparées ; elles entrent parfois même en compétition pour obtenir le financement public. Ainsi se constitue une *caste* proprement dite de chercheurs scientifiques où trop souvent les intérêts corporatifs dominent les ambitions intellectuelles. Tout cela a fait obstacle à toute tentative de *pensée globaliste* généralisante.

Les savants, dans leur grande majorité se sont contentés d'une philosophie sommaire, parfois de type néopositiviste ou poppérien ... Par ailleurs, la *Naturphilosophie* était déjà morte : elle n'avait pas survécu à Goethe, vu les grands succès pragmatiques de la physique et de la biologie modernes.

En 1983, un livre de René Thom, constitué d'entretiens concernant *les mathématiques, les sciences et la philosophie*, a été publié sous le titre de « Paraboles et catastrophes » [96]. S'il est important, c'est parce que Thom, mathématicien brillant ayant obtenu la médaille Fields, y formule toute une conception de l'activité scientifique.

En examinant de façon critique les activités de ses confrères physiciens et biologistes, il exprime de façon inhabituelle des jugements extrêmement pertinents. Chemin faisant, il est amené à dire également à ceux qui nous gouvernent : « Les grandes orientations de recherche, en fait, sont presque toujours décidés par des fonctionnaires politiques pour la plupart incompétents en la matière » [97].

Selon René Thom, les scientifiques d'aujourd'hui pèchent par excès de *matérialisme*. Il est temps qu'ils se *recyclent* auprès de Platon et d'Aristote. Ses ambitions sont assez claires : il réclame une nouvelle philosophie capable d'orienter la recherche scientifique sur des voies plus fécondes que les voies actuelles.

---

[96]- René Thom : *Paraboles et catastrophes*, Flammarion 1983.
[97]- P. Thuillier : *La science d'aujourd'hui est-elle dans une impasse* ?, La Recherche N°153, mars 1984, Volume 15, p. 380-394.

René Thom élabore une vigoureuse critique des disciplines réputées les plus solides. Il est vrai qu'il accepte quelques-unes des grandes idées qui définissent l'esprit de la science d'aujourd'hui. En un sens, tout le monde est d'accord là-dessus : pour rendre compte de phénomènes multiformes, il importe de découvrir quelques relations aussi simples que possibles. Et ces relations doivent, en principe être expérimentalement testables.

Mais René Thom ne veut pas seulement que *ça marche*. Certes, il est excellent de disposer de modèles mathématiques et de théories opératoires ; et des formules telles que celle de Newton ($F = m.\gamma$) ou celle d'Einstein ($E = m.c^2$) ne sont pas dénuées d'intérêt ... Il convient toutefois d'accorder plus d'attention à l'idéal d'intelligibilité : être possédé par le désir de contempler les secrets les plus intimes de la réalité. Sous cet angle, les savoirs actuels sont assez décevants.

La grande majorité des physiciens croyait que tout était expliqué (ou largement expliqué) lorsqu'une théorie réussissait à décrire les phénomènes en termes de molécules, d'atomes, de particules : électrons, protons et neutrons ou d'autres particules élémentaires comme le boson de Higgs [98]. A juste titre, selon Thom, « c'est radicalement insuffisant, même si on ajoute à la liste des quarks d'autres particules. Il manque une saisie directe d'une *Organisation première* ».

Au niveau des molécules, par exemple, on nous décrit des organisations d'atomes, mais sans que nous parvenons à une réelle intelligibilité. Trop souvent, selon Thom, le mélange de description/explication qui nous est offre n'est qu'approximatif ; et de plus, il est abusivement simplificateur.

De nombreux physiciens « prétendent tirer un résultat numérique rigoureux à partir de théories qui, conceptuellement, n'ont ni queue ni tête ! ». On peut aisément allonger la liste de ce type de théorie : par exemple, la théorie quantique des champs utilise une mathématique quelque peu *baroque*, dépourvue de vraie rationalité. Quant à la théorie des quarks, elle est *relativement grossière*. Tout compte fait, la physique d'aujourd'hui n'a rien d'extraordinaire ...

Or dans le système occidental de recherche, se déploie une *inflation expérimentale* que Thom dénonce violemment. Les scientifiques disposent d'*instruments* nombreux et les utilisent massivement pour obtenir des données trop souvent stériles !

La science expérimentale moderne contemporaine, au point où elle en est, est un torrent d'insignifiance. Thom prévoit certaines réactions : « ce que je dis ne manquera pas de déplaire à la caste des savants qui fondent leur carrière sur cette expérimentation routinière ».

---

[98]- Voir : Jean-Jacques Samueli : *Le modèle standard de la physique des particules, de l'électron au boson de Higgs*, Editions ellipses, 2013.

Socialement, il serait peut-être bon d'y réfléchir : « A force de procéder à des expériences faiblement motivées, la recherche scientifique finit par perdre de la valeur et il est probable que, sous peu, la communauté n'acceptera plus de subventionner des recherches qui ne seraient motivées ni pratiquement ni théoriquement ».

Thom s'interroge, par exemple, sur les grandes et coûteuses expérimentations menées dans le domaine des *accélérateurs de particules* et des hautes énergies. Sa réponse n'est guère optimiste.

Le culte des accélérateurs géants de particules est fondé sur un postulat épistémologique qui peut se formuler ainsi : en créant des conditions physiques *extrêmement marginales* (concentration de hautes énergies, etc.), il est possible de mieux comprendre les états *normaux* de la matière. Mais cette idée, d'après Thom, est tout à fait discutable, mieux vaudrait arrêter ou ralentir ces sortes de recherches.

Thom, s'en prend aussi à la biologie ; et plus spécialement à la biologie moléculaire et génétique. Toujours la même idée : ce n'est pas en restant au niveau des phénomènes physico-chimiques élémentaires, en manipulant seulement des instruments, comme des centrifugeuses et des microscopes électroniques, qu'on progressera dans la connaissance de la vie et des organisations vivantes.

Ce qui conduit Thom à un argument de portée très générale : les biologistes ont tort de ne pas étudier avec plus d'acharnement *les processus généraux de la régulation*. Autrement dit, ils sont trop analytiques et sous-estiment les problèmes spécifiques posés par la *complexité biologique* : « La pensée biologique contemporaine est, je crois, trop fascinée par la molécule et n'a pas suffisamment conscience des contraintes globales ».

Les biologistes et les médecins contemporains estiment qu'ils n'ont absolument pas besoin de *théories*. Dans la mesure où ils peuvent pouvoir travailler en toute liberté sur le matériel biologique, ils n'en éprouvent pas le besoin. Du reste si on peut vraiment travailler sans théorie, pourquoi en chercher ?

Les biologistes qui pensent uniquement en termes d'expérience et de métaphores, soutiennent que la *biologie théorique* ne présente aucun intérêt. Ce qui veut dire qu'en biologie, dans les conditions actuelles, le travail empirique est tout.

Des recherches stimulées par des raisons pratiques, comme la clinique médicale ou le contrôle des épidémies, exigent une sérieuse approche expérimentale. Ce qui est curieux, c'est que la pensée biologique a transféré sur le plan général une exigence d'action qui provenait de la médecine et de nécessités cliniques. C'est pourquoi les biologistes n'éprouvent pas le besoin de théories.

Thom, lui, estime qu'on a besoin de théories de la *morphogenèse* du vivant [99]. Il serait donc urgent de créer plusieurs chaires de *biologie théorique*. Ce que propose Thom, c'est un renouvellement, ou du moins un enrichissement, de notre bagage abstrait et formel de la morphologie ; c'est aussi la validité du raisonnement par analogies (ou similarités). Mais, les biologistes moléculaires considèrent ces idées comme des *fables*, impossibles à tester.

Deux grandes interprétations du message révolutionnaire de Thom sont en effet possibles :

Tout d'abord une interprétation radicale, elle consiste à disqualifier les méthodes de la *science galiléenne* en revenant à une conception extrêmement *métaphysique* du savoir. Cette idée n'est pas soutenable.

Une deuxième interprétation selon laquelle il faut seulement corriger et rééquilibrer le fonctionnement épistémologique des sciences physiques et biologiques contemporaines : la science de fondement galiléen. Cette dernière est tombée dans une sorte de routine expérimentale, elle manque d'audace théorique. Il serait donc urgent d'y remédier. Un débat est donc ouvert dont l'importance est évidente.

« Les critiques de Thom ne sont pas dénuées de fondements. Car il est très vraisemblable que les scientifiques actuels, plus d'une fois, se montrent platement empiristes et cèdent à la tentation du dogmatisme simplificateur ; peut-être, effectivement, devraient-ils explorer des voies théoriques tout à fait nouvelles. Cela, toutefois, ne serait justifier une conversion générale au platonisme » [100] !

Mais la question demeure : comment faire pour construire un savoir vraiment solide sur les êtres vivants ? La réponse, qui consiste à dénoncer les limites des procédures analytiques, est insuffisante !

C'est l'occasion de réaffirmer que Thom dans son livre *Paraboles et catastrophes*, ne s'occupe pas seulement de méthodologie, mais énonce (au sens le plus philosophique de l'expression) les éléments d'une épistémologie générale, comme celle de Goethe, le Galilée de la science du vivant. Plus précisément il se rattache à toute une tradition culturelle de l'Occident à toute une lignée de penseurs et de poètes qui ont critiqué la science de type newtonien ou galiléen.

Cette science-là n'étudie la réalité qu'en la découpant en petites unités jugées plus *fondamentales* ; elle réduit les choses et les êtres à des agglomérats de molécules étudiés essentiellement à travers la physique et la chimie ; et naturellement, elle est dépourvue d'âme et de sens du mystère.

---

[99]- Voir : René Thom : *Stabilité structurelle et morphogenèse*, 1972.
[100]- P. Thuillier : *La science d'aujourd'hui est-elle dans une impasse* ?, La Recherche N°153, Mars 1984, volume 15, p. 380-384.

Dire que Thom est romantique, c'est souligner qu'il aime découvrir dans l'Univers, à l'instar de Goethe, les traces d'une *vie profonde*, la Nature est une organisation complexe dont les secrets doivent être cherchés du côté de l'activité de type vital ou de type spirituel.

Tout normalement, Thom examine la science d'un point de vue social. Selon lui, l'institution scientifique est aujourd'hui beaucoup trop proche du pouvoir politique (au sens péjoratif du terme) et technico-économique. Mieux vaudrait qu'elle retrouve contact avec des problèmes philosophiques qu'elle néglige à l'excès. Que les chercheurs le veuillent ou non, le style même de la recherche est affecté par les contraintes de l'environnement socio-économique.

En effet, la technique, actuelle ou au cours de l'histoire, a un but et une motivation pratiques. La technique s'est rarement préoccupée, pour ne pas dire jamais, de vérifier les conséquences d'idées générales. Les idées générales, la pensée logique, les déductions d'ensembles de concepts étaient le genre d'activité réservée aux érudits et aux philosophes.

Sous-chapitre : 1.3.4

La thermodynamique de la vie d'Ilya Prigogine et organisation du vivant

Au XIXe siècle, la physique de l'organisation du vivant est basée sur l'étude de la physico-chimie et la thermodynamique statistique.

Le XXe siècle a vu l'apparition d'une nouvelle thermodynamique : la thermodynamique de non-équilibre qui veut expliquer non seulement la *morphologie du vivant*, mais aussi la nature de la vie elle-même ! Cette *thermodynamique de la vie* a posé la problématique de l'organisation de l'être vivant, de la façon suivante :

« Etant donné que l'être vivant est caractérisé par une forme géométrique complexe [101], de l'ordre dit-on. Comment l'évolution du monde des êtres vivants peut-elle donc se faire vers des états de plus en plus ordonnés dans l'espace/temps ? Alors que, depuis le XIXe siècle, on admet que l'évolution d'ensemble du monde physique, l'entraîne inévitablement vers un état de désordre de plus en plus grand : croissance d'entropie ».

Ces descriptions sont suivies de *réflexions philosophiques* qui conduisent à affirmer que les propriétés intrinsèques de la vie proviennent d'une constante lutte contre l'augmentation d'entropie. Ce qui oblige à invoquer des processus complexes, loin de l'équilibre et consommant de l'énergie, pour justifier l'origine et le développement de la vie et du vivant.

Pour I. Prigogine [102], ce sont des *structures dissipatives*, qui assurent l'apparition et l'entretien, des êtres vivants. Ces structures apparaissent dans des systèmes ouverts qui se forment et se maintiennent grâce à des dissipations d'énergie. Cependant, « l'apparition de structures vivantes ordonnées dans l'espace peut résulter d'une simple évolution vers un état d'équilibre » [103].

---

[101]- Voir par exemple, P. Stevens : *Les formes dans la Nature*, Editions du Seuil 1978.

[102]- I. Prigogine* : *La Thermodynamique de la vie*, La Recherche N° 24, juin 1972, p. 547.

* **Ilya Prigogine** (1917➤2003) est un physicien et chimiste belge d'origine russe. Il a reçu le prix Nobel de chimie en 1977, après avoir reçu la Médaille Rumford en 1976. Il est connu surtout pour sa présentation sur les structures dissipatives et l'auto-organisation des systèmes, qui ont changé les approches par rapport aux théories classiques basées sur l'entropie. Ce en quoi il révèle une théorie parallèle à la théorie du chaos.

Dans *La Nouvelle Alliance* et dans *La Métamorphose de la science*, Prigogine développe la thèse suivante : « la science classique considérait les phénomènes comme déterminés et réversibles, ce qui est en contradiction avec l'expérience courante. L'irréversibilité des phénomènes temporels caractéristique de la thermodynamique (non linéaire) réconcilie la physique avec le sens commun, tout en faisant date dans l'histoire de la thermodynamique ».

[103]- J. Tonnelat : *Qu'est-ce qu'un être vivant ?*, La Recherche N° 101, juin 1979, vol. 10, p. 614.

Les structures vivantes n'ont pas besoin d'un mécanisme de structures dissipatives, comme le dit Prigogine. En effet, l'expérience vient de façon très courante, mettre en doute les affirmations de Prigogine, aussi mal fondées [104].

Les biologistes moléculaires savent bien que, par exemple, sans aucun apport d'énergie, il suffit de mélanger des proportions convenables d'ARN et de protéines de capside pour obtenir un virus, ou encore d'ARN et de protéines ribosomales pour obtenir des ribosomes, et qu'on obtient donc, par l'évolution spontanée vers l'état d'équilibre des formes macroscopiques organisées, à partir d'un apparent désordre initial. Beaucoup d'autres exemples du même genre pourraient être donnés [105].

Or il n'y a bien sûr pas de contradiction avec le deuxième principe de la thermodynamique, qui dit que l'entropie d'un système isolé ne peut que croître. Ainsi ces exemples montrent clairement qu'il n'y a pas d'identité entre augmentation d'entropie et désordre spatial dans un système fermé. Parce la notion d'ordre/désordre est relative à l'organisation cognitive (le cerveau) qui l'observe. Elle n'est donc pas absolue, dépend de la cognition humaine et non pas purement énergétique, comme le prétend Prigogine.

En fait, dans les exemples invoqués, il y a bien augmentation de l'entropie au moment du passage entre l'état où les macromolécules sont dispersées dans l'espace et l'état où ces mêmes molécules sont rassemblées pour constituer un édifice organisé, virus ou ribosome. Car les différentes molécules biologiques, ADN, ARN, protéines, ont une certaine "reconnaissance", les uns les autres, pour s'assembler et former une unité.

L'augmentation d'entropie est surtout le fait d'interactions avec les molécules d'eau de la solution, dans lesquelles baignent toutes les molécules d'organisme vivant. Cet aspect connu depuis longtemps, mais relativement peu invoqué, est développé en 1978 [106]. L'idée que la « croissance de l'entropie était incompatible avec l'organisation » a conduit de nombreux auteurs à imaginer qu'il était nécessaire de trouver des systèmes thermodynamiques capables de renverser tout ou partie le flux d'entropie pour expliquer la vie.

Il semble bien inutile d'avoir recours à des structures dissipatives, peu économes en énergie, pour créer les formes vivantes. Après de longues discussions sur la relation entre l'entropie et l'ordre/désordre, on conclut à la fausseté de la conception de la *thermodynamique de la vie* élaborée par Prigogine.

---

[104]- A. Dauchin : *Entropie et ordre biologique*, La Recherche N° 92, septembre 1978, Volume 9, p. 788-791.

[105]- A. Dauchin : *Ordre et dynamique du vivant*, Edition du seuil 1978.

[106]- C. Tanford : *The hydrophobic effect and the organization of living matter*, Science, 200, 2 VI 1978, p.1012.

Sous-chapitre : 1.3.5

La thermodynamique de la vie de Stéphane Leduc et organisation du vivant

En effet, est-ce la forme ou l'organisation spatiale discutée par la thermodynamique de la vie de Prigogine est la propriété la plus fondamentale des êtres vivants ?

Pour répondre à cette question, voyons la problématique inverse : si l'on obtient des formes, des organisations spatiales qui ressemblent aux organisations vivantes, cela veut-il dire qu'on a obtenu des êtres vivants ? L'apparition spontanée de formes régulières de la matière inerte ne doit pas nous surprendre. Il est bien connu depuis le XIXe siècle que l'évolution de systèmes thermodynamiques peut conduire à l'apparition de formes régulières dans l'espace/temps.

Stéphane Leduc, professeur à l'école de médecine de Nantes, à l'aurore du XXe siècle, a entrepris de longues recherches à la fabrication des formes et des organisations semblables à celles des êtres vivants. Stéphane Leduc a-t-il créé la vie ?! Toutefois, telle était son ambition : imiter la vie en recourant aux substances les plus banales et aux seules *forces physico-chimiques* [107]. En 1910, après une décennie de recherches, Leduc publia un ouvrage qui fit un certain bruit : *Théorie physico-chimique de la vie et générations spontanées*.

D'autres pouvaient rire, car les expériences de Pasteur à la fin du XIXe siècle ont déjà prouvé l'impossibilité des *générations spontanées*. Mais pour Stéphane Leduc, c'est très sérieux : il veut créer la vie.

Aujourd'hui, Leduc peut bien apparaître comme un naïf fabricant des fleurs osmotiques [108]. Mais vers 1910, il s'est vu comme le chef potentiel d'une nouvelle et importante discipline : *La reproduction artificielle des phénomènes de la vie* [109]. Toutefois il existe des précurseurs aux travaux de Leduc [110].

---

[107]- P. Thuillier : *Stéphane Leduc a-t-il créé la vie ?*, La Recherche N°85, janvier 1978, Volume 9, p. 51-6.

[108]- Osmotique : EN BIOPHYSIQUE, l'Osmose est un phénomène de diffusion sélectif qui se produit quand le solvant d'une solution passe vers une solution plus concentrée, à travers une membrane semi-perméable ; par exemple, *le traitement de l'eau par osmose* ; *osmose inverse*.

[109]- S. Leduc : *Théorie physico-chimie de la vie et générations spontanées*, Editions A. Poinat, Paris 1910.

[110]- L'un des principaux précurseurs que se reconnaît Leduc est Moritz Traube qui vers 1866 découvrit les propriétés osmotiques de certains précipités chimiques et fit créer la première *cellule artificielle*. Le Hollandais Harting, en 1871, publia un travail de *morphologie synthétique*. En 1882, D. Monner et Carl Vogt publièrent une note où ils déclarèrent que des formes imitant les formes vivantes peuvent être obtenues par le concours de deux sels.

Ainsi, « par le concours de deux sels, il est possible de produire artificiellement, dans un liquide approprié, des éléments inorganiques présentant tous les caractères de forme appartenant aux éléments organiques, telles que cellules simples et à canaux poriques, des tubes à parois, à cloisons, à contenu hétérogène granulé, etc. ».

Leduc a trouvé d'autres recettes permettant d'obtenir des croissances vermiformes ou filiformes, des formes grimpantes, des organes terminaux ressemblant à des productions coralliformes, des champignons ...

Certaines productions osmotiques sont fixes comme les végétaux, d'autres acquièrent une mobilité très grande et se déplacent : elles nagent, souvent pourvues de prolongements en forme de cils et parfois en forme de nageoires qui s'agitent lorsqu'elles se déplacent.

Leduc a élaboré tout un cadre théorique pour légitimer sa pratique expérimentale. « Les êtres vivants, écrit-il, sont constitués essentiellement par des substances cristallisables, des cristalloïdes, et des substances non cristallisables, analogues à la colle, ou colloïdes. A la constitution de la plupart des êtres vivants s'ajoutent des *membranes osmotiques* et des parties solides servant de support aux liquides essentiels et constituant de squelette ».

Il s'agit tout particulièrement de faire admettre ce point essentiel : la véritable substance vitale est un liquide. Et avec une imperturbable logique, Leduc conclut que « le phénomène élémentaire de la vie point de départ de tous les autres, est donc le contact entre les liquides alimentaires et ceux de l'être vivant ».

Surgit alors cette affirmation : « La biologie est une partie de la physico-chimie des liquides », qui veut dire les biologistes doivent entreprendre « l'étude des solutions non électrolytiques et électrolytiques, des solutions colloïdales, des forces moléculaires en jeu dans ces solutions ».

Pour Stéphane Leduc une conviction irrésistible : « le monde vivant représenterait la matière ainsi organisée par *osmose* » [111]. Cela ne veut pas dire pour lui l'*osmose* contribue à la constitution des formes vivantes : sous cette forme modérée, sa thèse aurait été difficile à rejeter.

Mais Leduc affirme beaucoup plus : les croissances osmotiques, selon lui, sont douées d'une *sensibilité exquise* ; elles se nourrissent, c'est-à-dire absorbent des substances appartenant à leur milieu et leur font subir une métamorphose chimique avant de les assimiler, elles sont capables de cicatriser leurs blessures, etc. Bref, elles croissent, elles se développent, et pour tout dire elles ont *la faculté d'organisation* comme les êtres vivants.

---

[111]- Benoît Cayre : *L'osmose bouscule la vision du vivant*, La Recherche N° 479, septembre 2013, p. 92-94.

Le langage de Leduc, pour son temps, est largement *objectif* : c'est-à-dire très technique, utilisant la notion d'*osmose* et d'*énergétique*. Les notions d'osmose et colloïde sont *scientifiques*, cela va de soi.

Vient alors l'annonce d'une nouvelle *révolution newtonienne* : la force osmotique « est pour les masses infiniment petites de la matière ce qu'est pour les grosses la gravitation, et dans son activité, elle se joue de cette force puissante ; en dépit de la pesanteur, elle déplace dans les liquides la matière aussi bien en haut qu'en bas ou dans une direction quelconque ».

L'osmose n'est donc pas seulement comparable à la gravitation, elle lui est supérieure. Une conclusion s'impose à Stéphane Leduc : « de même que Newton a expliqué l'ordre du macrocosme, l'Univers, par la gravitation, l'osmose, servira à expliquer le microcosme, l'être vivant ».

Leduc a consacré dans son livre *Théorie physico-chimique de la vie*, tout un chapitre à l'*énergétique*. Puisque le colloïde possède de l'énergie par le phénomène d'osmose, on peut le regarder comme la source première probable de la force qui se manifeste dans les phénomènes vitaux : « les êtres vivants sont des transformateurs d'énergie ».

Ce point est spécialement important. Car Leduc accorde une grande importance à tout ce qui concerne les échanges et les transformations d'énergie : « ce qui prouve que les croissances osmotiques miment vraiment la vie, c'est qu'elles fournissent du travail, dégagent de la chaleur et transforment de l'énergie chimique en énergie mécanique ».

Sous-chapitre : 1.3.6

Réfutation de la "thermodynamique de la vie" comme théorie de l'organisation du vivant

Déjà critiquées au début du XXe siècle, les analogies entre phénomènes osmotiques et phénomènes vitaux apparaissent maintenant comme grossière, presque *impensables*. A l'heure actuelle, il serait impossible de s'intéresser à un *modèle* biologique global s'il négligeait les phénomènes relevant de l'*information* biologique en particulier l'*information génétique*.

Le critère morphologique de Leduc fait penser au concept de morphologie de Goethe, mais dans sa conception la plus élémentaire. Quant au critère énergétique il est utilisé de façon simpliste : la morphologie osmotique a le gros défaut d'expliquer trop facilement les choses. En fait la biophysique de Leduc n'a mimé que le côté énergétique des formes vivantes : c'est une *bioénergétique cadavérique* sans organisation cognitive ni échange de l'information.

Avec la biologie moléculaire contemporaine, cette façon de négliger les *organisations cognitives* paraît trop cavalière : notre imagination biologique est devenue plus exigeante et s'est habituée à une conception épistémologique et éthique plus réaliste de l'expérimentation sur le vivant.

Henri Bergson fait valoir une objection sérieuse à Stéphane Leduc [112] : « il ne sert à rien de réussir l'imitation artificielle de l'aspect extérieur du protoplasme, tant qu'on ne connaît pas, la configuration physique de cette substance ».

Ainsi la pure morphologie est insuffisante tant qu'on ne connaît pas la structure chimique de l'objet imité, et tant qu'on n'est pas capable de reconstituer avec exactitude son fonctionnement physiologique. On remarquera que l'année même (1907), où paraissait la critique de Bergson, l'académie des sciences décidait de refuser les recherches de Leduc.

En fait, « on n'a pas imité la vie, même de loin : on a seulement reproduit certains phénomènes dans des conditions semblables à celles qu'ils rencontrent au sein des cellules vivantes ... Je m'arrêterai moins encore aux fameuses *plantes chimiques* de Monsieur Stéphane Leduc, dont on a parfois si étrangement abusé, jusqu'à parler à leur sujet de *biogenèse*. Qu'il me suffise de dire ce sont des effets d'osmose n'ayant guère plus de signification dans le problème qui nous occupe, que les fleurs ou ramures de glace dessinées sur les carreaux d'une fenêtre, en hiver » [113].

---

[112]- Henri Bergson : *L'évolution créatrice*, PUF 1989 (première édition 1907).

[113]- Le Roy : *L'exigence idéaliste et fait de l'évolution*, Editions Borvin 1927 (Il s'agit de leçons professées au Collège de France en 1925 et 1926).

Actuellement, les idées de Stéphane Leduc ne sont plus prises au sérieux ; mais sa *philosophie biologique*, malgré les apparences, n'est sans doute pas morte. D'une part, l'enseignement de la biophysique et de la physico-chimie biologique dans les facultés de médecine repose encore sur le modèle physico-chimie de Leduc. D'autre part, il est très tentant de rattacher I. Prigogine à la même tradition [114].

En effet, il y a un nom très significatif auquel se réfèrent aussi bien Stéphane Leduc qu'Ilya Prigogine celui de Bénard qui présenta en 1901 une thèse sur les *tourbillons cellulaires dans une nappe liquide*. Il y expliquait que la chaleur peut former par convection, dans une masse de fluide, des organisations nettes et régulières (des *cellules*). On reconnaît là le schéma central que Prigogine a développé et enrichi. Bénard lui-même avait d'ailleurs pensé que la biologie en tirerait profit. Ne serait-ce pas un moyen de ramener les phénomènes si complexes de la vie à une bioénergétique ?!

Dans le phénomène de Bénard [115], il y a apparition d'une *structure* dans l'espace en raison de l'établissement d'un régime stationnaire sous l'effet d'un flux d'énergie.

L'apparition des tourbillons de Bénard est expliquée, par Prigogine par le mécanisme qu'il appelle *structures dissipatives* ; et d'après lui, ce genre de phénomène joue un rôle essentiel dans l'apparition et le développement des êtres vivants.

Mais, comme nous l'avons vu, le *modèle de "la thermodynamique de la vie"* néglige l'aspect *cognitif* et informationnel de toute organisation vivante. Toutefois rien n'est plus difficile que de trouver une définition à cette réalité mystérieuse qu'est la vie et le vivant. Qu'est-ce qui caractérise une organisation vivante ?

Il est facile de dire qu'un animal est vivant qu'une pierre est inanimée non vivante. La même distinction peut se faire entre une bactérie et un coacervat (les coacervats sont des amas de protéines, ou de substances qui leur sont apparentées et qui forment de petites gouttelettes entourées d'un film de lipide ressemblant à une membrane cellulaire).

Mais le biologiste qui tente d'établir une frontière rigoureuse entre vivants et non vivants rencontre bien des difficultés. Que cela nous plaise ou non, telle est la situation où se trouve le biologiste : *il n'y a pas de règle générale pour définir la vie* ! Par contre, on a tenté de caractériser les êtres vivants par différentes propriétés : la capacité de reproduction, l'aptitude à la division, l'aptitude à la motilité, être le siège de transformations physico-chimiques compliquées de substances empruntées au milieu extérieur, avoir une forme complexe par accroissement de l'ordre spatial, etc.

---

[114]- P. Thuillier : *Stéphane Leduc a-t-il créé la vie?*, La Recherche N° 85, janvier 1978, volume 9, p. 51-56.

[115]- Bénard : *Les tourbillons cellulaires dans une nappe liquide*, Goethier-Villars 1901.

Sous-chapitre : 1.3.7

Le seuil vie/non-vie dans les organisations morphologiques : les *molécules cognitives*

Actuellement, nous ne pouvons pas déterminer à quel degré de complexité correspond la vie : la différence entre l'organisme vivant le plus simple et la matière inanimée la plus complexe n'est pas trouvée. Cependant il serait logique, semble-t-il de *postuler* qu'il y a une ligne de démarcation très nette entre la matière vivante et la matière inanimée.

Cherchant des processus physiques assurant la transition entre l'inorganique et l'organique, Stéphane Leduc [116], on l'a vu, a porté son choix principalement sur la diffusion et l'osmose. La substance vitale pour lui, était d'abord un liquide ; et de préférence un liquide proche de l'état gélatineux, une espèce de mucus. Cette idée, l'a puisé chez Lamarck, qui (selon Leduc) « a pénétré dans la compréhension de l'énergétique biologique plus loin que la physiologie moderne ».

De fait, il y a dans la deuxième partie de la *Philosophie zoologique* de Lamarck, des thèmes dont Leduc a pu s'inspirer : tout corps qui reçoit les premiers traits de l'organisation, dit Lamarck, est, « nécessairement dans un état gélatineux ou mucilagineux ». Cette manière de raisonnement n'était pas exceptionnelle. Au XIXe siècle, lorsqu'il s'agissait de souligner la continuité entre la matière inerte et la matière dite "vivante" on se référait souvent à un autre *modèle*, celui du cristal.

Haeckel [117], par exemple, parle « des analogies si nombreuses qui existent entre le mode de formation des inorganismes les plus parfaits des cristaux, et celui des organismes les plus simples des monères et des êtres qui s'en rapprochent ». Büchner, de son côté, déclare que « le cristal, la forme inorganique primitive, a beaucoup plus de rapports et d'analogie qu'on ne le supposait avec la cellule ou la forme organique primitive ».

Stéphane Leduc, sait qu'il a une certaine concurrence entre le paradigme du cristal et celui du colloïde : « les biologistes ont toujours jusqu'ici, comparé les êtres vivants aux cristaux. Mais les croissances osmotiques présentent avec les êtres vivants des analogies bien plus nombreuses et bien plus étroites ... Pour trouver le parallèle de la vie et des êtres vivants parmi les phénomènes et les productions physiques, ce n'est plus la cristallisation et les cristaux qu'il faut choisir, mais l'osmose et les productions osmotiques ».

---

[116]- P. Thuillier : *Stéphane Leduc a-t-il créé la vie?*, La Recherche N°85, janvier 1978, Volume 9, p.51-56.

[117]- Haeckel : *Histoire de la création*, Edition Schleider.

De même que Leduc opposait le cristal et le colloïde, Prigogine soulignent expressément que le cristal est *un modèle* biologique qui fait contraste avec celui des *structures dissipatives*. Ces organisations dynamiques sont aussi apparues comme du compromis entre deux extrêmes : un ordre répétitif parfaitement symétrique dont les cristaux sont les modèles physiques les plus classiques, et une variété infiniment imprévisible dans ses détails, comme celle des productions osmotiques.

Pour Henri Atlan, dans son *Essai sur l'organisation du vivant*, les organisations vivantes sont fluides et mouvantes. Tout essai de les figer, au laboratoire ou dans notre représentation, le fait tomber dans l'une ou l'autre de deux formes de mort : le cristal ou la fumée [118].

Oscillant *entre le fantôme et le cadavre*, c'est ainsi que l'organisation d'une cellule vivante apparaissait à un biologiste qui décrivait ses efforts de nombreuses années « pour isoler une structure cellulaire jouant un rôle particulièrement important dans les mécanismes de la reproduction. Par sa structure labile la cellule lui échappait en se décomposant, et quand il réussit à la fixer, elle était tuée ».

Toute organisation cellulaire est pour Atlan ainsi faite de structures fluides et dynamiques. Le tourbillon liquide, détrônant l'ordonnancement du cristal, en est devenu, ou redevenu, le modèle, ainsi que la flamme de bougie, quelque part entre la rigidité du minéral et la décomposition de la fumée. Mais, dans les spéculations qui ont engendré ce qu'on appelle la *biologie moléculaire*, la place d'honneur revient au paradigme du cristal. Le physicien Schrödinger, dans son livre *Qu'est-ce que la vie*, déclare que la substance héréditaire n'est pas un liquide homogène, mais un cristal apériodique.

Le succès de la biologie moléculaire ne signifie évidemment pas que l'osmose et les membranes n'ont plus aucun intérêt biologique : mais on doit les intégrer dans une vue plus générale des phénomènes de la vie. Ainsi, le vrai *secret de la vie* réside dans l'*information* de la double hélice de l'ADN et dans les *molécules cognitives*, les enzymes qui la reconnaissent.

Il faut voir les phénomènes qui se déroulent dans les êtres vivants bien que tout à fait conformes aux lois établies par l'observation de phénomènes du monde inanimé sur le plan énergétique, il existe quelque chose de plus : l'*information/cognition*.

---

[118]- H. Atlan : *Entre le cristal et la fumée. Essai sur l'organisation du vivant*, Editions du Seuil 1979.

D'où le concept de *cognodynamique*, qui rassemble en plus des propriétés du monde inerte, des propriétés spécifiques au vivant. En effet, étant donné que la thermodynamique nous apprend que tout ensemble qui évolue tend à se compliquer. La plupart des singularités qui apparaissent dans une organisation se complexifie encore par l'apparition d'autres singularités résultant de remaniements des interactions entre les constituants. Ainsi toute singularité tend pour sa part à engendrer une autre plus accentuée. Il y a donc émergence dans certaines organisations complexes une nouvelle propriété, ce que nous avons appelée *cognition*.

Cette éventualité a pu survenir avec les premières *molécules cognitives* que les biochimistes appellent *enzymes* [119]. En effet parmi les molécules qui doivent être présentes pour que les réactions biologiques puissent se dérouler, il faut mentionner spécialement les *enzymes* qui ont une propriété cognitive de reconnaître spécifiquement d'autres molécules. La présence d'une enzyme spécifique, donc capable d'effectuer un *travail* précis, suffit à orienter des réactions qui se dérouleraient autrement en leur absence.

C'est parce que certaines organisations moléculaires ont une configuration spatiale donnée qu'elles ont acquis *des propriétés cognitives* ; et que la thermodynamique cède la place à la cognodynamique. Il existe donc une propriété essentielle apparue avec les molécules biologiques complexes : le phénomène de *reconnaissance* d'une molécule par une autre c'est la première propriété fondamentale de la vie : le seuil vie/non-vie.

Au XIXe siècle, les *vitalistes* pensaient que les êtres vivants étaient radicalement distincts du monde inanimé. Aujourd'hui, plus personne ne croit à une force vitale qui caractériserait en propre les êtres vivants. Mais une opinion extrêmement répandue veut encore qu'ils forment un monde à part. En ce sens, la cognodynamique n'est pas du vitalisme du XIXe siècle, mais considère les êtres vivants comme possédant des propriétés en plus par rapport à la matière inerte : les *propriétés cognitives*.

Donc à l'échelle moléculaire de l'organisation de la matière, il existe un seuil entre vie et non vie, mais non pas sur le plan purement énergétique de l'organisation spatiale, mais plutôt dans le sens d'un véritable saut qualitatif : l'apparition des *molécules cognitives*.

Si la Nature opère efficacement des réactions spécifiques, c'est parce que ces réactions s'effectuent au sein d'une structure hautement organisée et non librement en solution ou à l'interface d'une matière inerte.

La présence dans certains compartiments de molécules particulières résulte soit de leur admission sélective à partir du milieu extérieur soit de leur synthèse in situ.

---

[119]- Enzyme est un mot forgé du grec : il veut dire *ce qui se trouve dans la levure*.

Cette admission et cette synthèse sont conditionnées par la nature des réactions qui peuvent se dérouler, dans le milieu intérieur. Par exemple, dans une bactérie tous les processus de transformation de molécules simples, en milliers de molécules différentes et de macromolécules possédant parfois des centaines de milliers voire des milliards d'atomes se font sans erreurs (ou erreurs minimes) et avec une remarquable efficacité. Les substances qui assurent ce *travail* fantastique d'efficacité et de précision sont les *enzymes*.

Les enzymes, véritables *molécules-outils de reconnaissance* dans la cellule, possèdent un grand nombre de propriétés remarquables. Ce sont d'abord des catalyseurs retrouvés inchangés en fin de réaction et prêts à recommencer la même réaction sur une nouvelle molécule. Mais ce sont surtout des catalyseurs spécifiques ; il ne fait plus de doute que c'est à leur conformation dans l'espace que les enzymes doivent leurs propriétés remarquables. Les enzymes provoquent ainsi des accélérations considérables des vitesses de réaction chimique.

Cette propriété de catalyse efficace se double surtout d'une propriété *cognitive* que ne possèdent pas les catalyseurs inertes. Les enzymes sont des molécules vivantes qui *savent reconnaître* la molécule qui va être modifiée. En effet, une enzyme réalisera l'opération de catalyse sur une molécule bien précise *reconnue* de manière spécifique. Une enzyme est incapable de catalyser la réaction d'autres molécules, elle peut toutefois le faire avec d'autres molécules *reconnues* semblables. En revanche un catalyseur inerte, par exemple à base de platine, réalisera la réaction d'une grande variété de composés chimiques.

Ainsi, seule une petite partie de la molécule de l'enzyme est impliquée, tant dans la reconnaissance de la molécule sur laquelle elle va travailler, que dans la réaction qu'elle catalyse. Cette partie de la molécule est appelée *site actif*. Celui-ci est caractérisé à la fois par la nature des groupements chimiques impliqués mais également par leur disposition géométrique dans l'espace : le secret est donc dans l'organisation du *site actif*.

Nous comprenons donc que la Nature a mis au point des substances catalytiques hautement élaborées. D'où ce rêve des biochimistes qui devient réalité de fabriquer des enzymes artificielles douées de la même efficacité et de la même spécificité que les produits biologiques [120], mais plus simples.

---

[120]- R. M. Kellogg : *Les enzymes artificielles*, La Recherche N° 156, juin 1994, volume 15, p. 820-829.

Chapitre : 1.4

VERS UNE NOUVELLE "SCIENCE DU VIVANT" :
De la thermodynamique vers la cognodynamique

Un paradigme vit longtemps et survit beaucoup à son efficacité, surtout pour des raisons sociologiques. L'inertie d'un paradigme est due à la "myopie" des chercheurs qui travaillent à l'intérieur de celui-ci. Révolutions *politiques* et révolutions *scientifiques*, dans les deux cas, comme Kuhn l'a affirmé, une situation de *crise* règne dans la communauté politique ou dans la communauté scientifique ; elle semble être l'élément de base. Cependant, dans bien des situations, les crises ont un caractère bénéfique : la science *progresse* à travers ses propres *crises*.

Une situation de crise à répétition régnait dans la théorie thermodynamique appliquée au vivant. Parmi les solutions proposées à cette crise est celle du Prix Nobel 1977, Ilya Prigogine. Nous avons déjà discuté longuement sur sa méthodologie, celle de la thermodynamique de non équilibre et des *structures dissipatives*, et que nous avons réfutée.

Aussi, de son côté, René Thom estime que la théorie de Prigogine nous trompe, dans la mesure où elle se présente comme thermodynamique dans des situations où la thermodynamique n'a plus de rôle à jouer.

Nous proposons dans cet essai, une nouvelle théorie, la théorie cognodynamique, qui prétend résoudre la crise, et ouvre une nouvelle voie à l'étude de la *science du vivant*, sur plusieurs niveaux d'organisation : des molécules de la matière vivante à l'organisation de l'humanité tout entière.

Souvent au début, les nouvelles idées paraissent avoir un caractère un peu utopique, presque millénariste : elles soulèvent les esprits, même si elles n'ont pas une portée effective. Cependant, il suffit que ces idées se cristallisent dans un début d'organisation pour devenir rapidement une grande force d'attraction autour de laquelle s'organise l'opposition qui amènera ensuite à la révolte.

Révolutions *politiques* et révolutions *scientifiques*, dans les deux cas, à un certain moment, les défenseurs d'un vieux paradigme sont vaincus par le doute, alors la voie est ouverte pour un nouveau paradigme. Mais une révolution peut se réaliser lorsque les dirigeants eux-mêmes cessent d'être convaincus de la validité de l'ancien paradigme.

Sous-chapitre : 1.4.1

L'étude de la dynamique du vivant : insuffisance de la thermodynamique

La thermodynamique [121] (ou l'énergétique) est la branche de la physique qui traite de la matière/énergie et de leurs transformations. L'énergie [122] est le terme utilisé pour désigner toutes les aptitudes à fournir du *travail*. L'entropie est une *dégradation* de l'énergie et qui sera ainsi considérée comme une diminution de l'aptitude à fournir un *travail*.

L'accident historique qui voulut que l'énergétique naquît de simples expériences sur la chaleur qui fut considérée au départ seulement comme le mouvement mécanique d'une substance hypothétique le *calorique*. Cet accident a donc entraîné une fausse appellation et une fausse interprétation.

En effet, la thermodynamique est un terme qui peut être prêté à confusion, et celui d'*énergétique* serait plus correct pour désigner ce domaine qui ne traite pas seulement de la chaleur, mais toutes les formes de l'énergie.

Le terme thermodynamique doit être réservé à la partie de l'énergétique qui traite des phénomènes thermiques. La proposition fondamentale de l'énergétique, c'est que l'éventuel déroulement de tout événement physique dans un système est finalement déterminé par la nature du contenu matériel et énergétique du système matériel et par l'échange de matière/énergie entre ce système et le milieu environnant.

---

[121]- La thermodynamique classique est l'étude des systèmes énergétiques en équilibre. Elle a commencé au début du XIXe siècle, avec l'étude des deux premiers principes de la thermodynamique ; et la physique statistique pour l'étude des gaz (théorie cinétique des gaz).

Au XXe siècle, la *physique statistique* avait pour but d'expliquer le comportement et l'évolution de systèmes physiques comportant un grand nombre de particules (on parle de systèmes macroscopiques), à partir des caractéristiques de leurs constituants microscopiques (les particules). Ces constituants peuvent être des atomes, des molécules, des ions, des électrons, des photons, des neutrinos, ou des particules élémentaires.

On distingue la physique statistique d'équilibre (au sens d'équilibre thermodynamique) consacré, de la physique statistique hors d'équilibre.

La *thermodynamique non équilibre* (ou hors équilibre) est le domaine de recherche étudiant les phénomènes au voisinage de l'équilibre thermodynamique. Il s'agit là de phénomènes dissipatifs donc irréversibles, liés à une augmentation de l'entropie.

La *physique statistique hors d'équilibre* étudie les phénomènes au voisinage de l'équilibre thermodynamique. Il s'agit là de phénomènes dissipatifs donc irréversibles, liés à une augmentation de l'entropie. Ces phénomènes sont également décrits par la théorie cinétique qui, au-delà de la physique statistique décrivant un milieu à l'équilibre, permet d'accéder aux lois de la physique statistique. Ces méthodes sont les méthodes statistiques de la physique statistique hors d'équilibre.

[122]- L'énergie : du grec *energeia* = force en action.

Alors que, la matière est regardée comme une substance qui peut avoir une étendue et un poids, elle a une forme et occupe une région de l'espace, et surtout elle peut être mise en mouvement. L'énergie est considérée comme une chose qui n'a ni étendu ni poids ; mais elle peut être en mouvement et/ou mettre en mouvement un corps.

De plus, le principe de conservation de l'énergie est énoncé, analogue au principe de conservation de la matière. Donc, l'énergie se conserve, comme l'est la matière : *rien ne se perd, rien ne se crée tout se transforme.*

On s'est souvent demandé au cours du XIXe siècle si les êtres vivants obéissaient, eux aussi, aux lois physiques de la thermodynamique. En fait, c'est un problème fondamental que se posent depuis longtemps philosophes et savants, et dont la science contemporaine cherche encore la solution. Pourtant le principe physique de conservation de l'énergie fut d'abord constaté par Robert Mayer (1814➤1878), en 1842, dans les organismes vivants, principe qui, cinq ans plus tard, fut étendu et généralisé par Helmholtz (1821➤1894) à l'ensemble de la matière.

Il est intéressant de noter, ici, que les phénomènes biologiques ont servi de modèle pour le fonctionnement des machines, et la matière inerte, et non pas l'inverse. Ainsi à partir du XIXe siècle, deux *concepts fondamentaux* distincts existent dans les sciences physiques, pour décrire les phénomènes : la *matière* et l'*énergie*, et deux lois de conservation.

Ce qui est essentiellement nouveau dans le concept d'énergie c'est que pour la première fois dans l'histoire on considère le *mouvement* de quelque chose qui n'est pas matière. En effet l'énergie accompagne la matière, mais peut être extraite de la matière : elle peut être échangée d'un corps à un autre tout en étant conservée. Il existe donc quelque chose qui se propage à travers ou à partir de la matière : *l'énergie.*

Nous voyons qu'il est donc impossible de pouvoir concevoir que toute explication de la Nature puisse être bâtie sur le seul concept de la matière et de phénomènes *mécaniques* : conception matérialiste *mécaniciste* en vogue depuis l'époque de René Descartes (1596➤1650).

Pour le moment nous retenons deux concepts fondamentaux : la matière et l'énergie. La matière et l'énergie obéissent chacune de son côté au principe de la conservation lors d'une transformation ou d'un échange.

Mais une telle vue reste insuffisante quand on considère les connaissances ultérieures acquises par la théorie de la relativité. Einstein (1875➤1955) a démontré l'équivalence de la matière et de l'énergie ($E = m.c^2$), que la matière représente des réservoirs d'énergie et que l'énergie représente de la matière. Mais cela sort du cadre strict de la théorie thermodynamique pour rentrer dans le domaine de la théorie de la relativité.

Tandis que le premier principe de la thermodynamique considère l'énergie comme une entité indestructible, dotée d'un pouvoir polymorphe de transformation. En effet, il existe plusieurs formes d'énergie : énergie mécanique, énergie électrique, énergie thermique, énergie chimique, énergie nucléaire, etc. Alors que le second principe introduit l'idée de dégradation de l'énergie.

Ainsi, alors que toutes les autres formes d'énergie peuvent se transformer intégralement de l'une à l'autre forme d'énergie ; la forme d'*énergie thermique* ne peut se reconvertir entièrement en travail et perd donc une partie de son aptitude à effectuer un travail. Or toute transformation, tout travail dégagent de la chaleur donc contribuent à cette dégradation. Cette diminution irréversible de l'aptitude à se transformer et à effectuer un travail, propre à la chaleur a été désignée par Clausius du nom *d'entropie*.

L'étonnement est que ce principe de dégradation de l'énergie esquissé par Carnot, formulé par Clausius (1850), se soit transformé en principe de dégradation de l'ordre vers le désordre, au cours de la seconde moitié du XIXe siècle, avec Boltzmann, Gibbs et Planck.

Boltzmann (1877) élucide l'originalité énergétique de la chaleur en situant son analyse à un niveau jusqu'alors ignoré, celui des molécules constituant le système étudié : c'est la *thermodynamique statistique*.

La thermodynamique statistique (ou physique statistique) développée par Maxwell (1831➤1879) et Boltzmann (1844➤1906) s'attache à prévoir les propriétés macroscopiques d'un gaz à partir d'un modèle moléculaire, appelé théorie cinétique des gaz. Elle explique les propriétés des gaz à partir des mouvements des molécules constituant un système donné.

La chaleur est l'énergie propre aux mouvements *désordonnés* des molécules au sein de ce système, et tout accroissement de chaleur correspond à un accroissement de l'agitation, à une accélération de ces mouvements.

Donc c'est parce que la forme thermique de l'énergie comporte du *désordre* dans ses mouvements qu'il y a une dégradation inévitable de l'aptitude au travail. Mais on oublie que la notion de désordre est relative à l'appréciation d'une organisation cognitive (le cerveau humain).

Ainsi tout accroissement d'entropie est donc considéré comme un accroissement de désordre interne, et l'entropie maximale correspond à un désordre moléculaire total au sein d'un système, ce qui se manifeste au niveau global par homogénéisation et l'équilibre.

Le second principe ne se pose plus seulement en termes de travail. Il se pose aussi en termes d'ordre et désordre. Il se pose au coup en termes d'organisation qui agence en un tout des éléments hétérogènes.

Donc l'entropie d'après Boltzmann est une notion qui signifie à la fois : dégradation de l'énergie, dégradation de l'ordre, dégradation de l'organisation. Elle signifie en même temps que cette triple dégradation obéisse à un processus irréversible au sein des systèmes physiques clos.

Ici encore, Boltzmann développe une approche toute nouvelle : celle de la *probabilité statistique*. Le nombre des molécules et les configurations qu'elles peuvent prendre au sein d'un système sont immenses, et ne peuvent relever que d'une appréhension probabiliste. De cette perspective, les configurations désordonnées sont les plus probables et les configurations ordonnées les moins probables. Dès lors, l'accroissement d'entropie devient le passage des configurations les moins probables aux plus probables.

Clausius n'avait pas hésité à généraliser la portée du second principe à l'ensemble de l'Univers qui, conçu comme un tout disposant d'une énergie finie, pouvait être considéré comme un méga-système clos. Donc, selon sa formule, *l'entropie de l'Univers tend vers un maximum*, c'est-à-dire vers une *mort thermique* inéluctable, ce qui signifierait, selon la perspective ouverte par Boltzmann, vers la désorganisation et le désordre.

Mais la prophétie de Clausius avait été contestée : comment la progression irréversible du désordre pouvait-elle être compatible avec le développement organisateur de l'univers matériel, puis de la vie, qui conduit à l'*homo sapiens* et son organisation dans des sociétés ?

Enfin, Maxwell décrit l'expérience de pensée du *démon de Maxwell* [123] qui montre que la prédiction d'homogénéisation et d'équilibre peut être démentie au sein même d'un système clos, c'est-à-dire sans apport extérieur d'énergie et/ou de matière.

Ainsi, le second principe est détourné sans que le système acquière ou dépense de l'énergie, sans que sa nature physique soit modifiée. Evidemment, on ne peut échapper à la probabilité du second principe qu'avec un être mystérieux très improbable : un démon !

Edgar Morin a écrit [124] : « L'entropie apparaît ainsi non comme une régression de l'ordre, mais comme un progrès de la science. La corruption du désordre, loin tout envahir, fut minée logiquement (par le démon de Maxwell) contrôlée scientifiquement par une théorie (la théorie de Boltzmann) utilisée pratiquement par les machines thermiques ».

---

[123]- Maxwell introduit un petit démon, doué de sens très subtils, dans un récipient de gaz séparé en deux parties, A et B, pouvant communiquer par l'ouverture d'un clapet, et où il y a équilibre thermique, c'est-à-dire entropie maximale. Le démon surveille le mouvement des molécules s'agitant au hasard. Dès qu'une molécule rapide de A se dirige vers B, le démon ouvre le clapet et la molécule passe en B. Dès qu'une molécule lente en B se dirige vers A, le démon ouvre à nouveau le clapet. Ainsi, à la longue, la partie B, remplie des molécules les plus rapides, est devenue chaude, la partie A est devenue froide. Il y a donc déséquilibre et hétérogénéité.

[124]- Edgar Morin : *La méthode, 1. La nature de la Nature*, Editions du Seuil 1977.

Le concept d'entropie se résolve donc dans un point d'interrogation : « Y a-t-il, comme le suggéra alors Bergson [125], qui eut le mérite d'affronter le problème, une *matière vivante* autre que la matière inerte qui échappe aux atteintes de la dégradation, une vertu propre à l'organisation vivante ?

Il fallut attendre longtemps pour que ce type de questions soit tiré de sa léthargie. En fait, il persiste deux grandes interrogations :

1°- Les êtres vivants ne fonctionnent pas comme des *machines thermiques*. Ils sont incapables de transformer la chaleur en travail. Pour eux, la chaleur est un déchet énergétique. Donc le *vivant*, est-il proprement dit une organisation thermodynamique ?

2°- Le modèle thermodynamique de la théorie de l'information néglige l'aspect *cognitif* de toute organisation vivante. Donc ce modèle est-il adéquat pour être appliqué au *vivant* ?

En effet, le fait historique que le XIXe siècle a associé la thermodynamique aux machines énergétiques, a favorisé que la *théorie de l'information* soit issue de la thermodynamique au XXe siècle, et qu'elle étudie en premier lieu les machines informationnelles, et accessoirement les êtres vivants.

La théorie de l'information est née au cours de la Seconde Guerre mondiale des efforts de Shannon et Weaver pour décrire les processus de télécommunication des signaux dans le cadre général de la cybernétique.

La théorie constate que lors de la transmission d'un signal par un canal quelconque, le message véhiculé est en général dégradé par le bruit et arrive sous forme imparfaite. Il y a là une analogie avec l'entropie, en thermodynamique. Effectivement, l'*information* subit, dans ses transformations (codage, transmission, décodage, etc.) dans un système de télécommunication, l'effet irréversible et croissant de la dégradation.

La thermodynamique a donné naissance à la théorie de l'information de Shannon [126], par son approche statistique des phénomènes physiques.

Hutten a écrit [127] : « La théorie de l'information est issue de la thermodynamique et dans certain sens, en est une version alternative ... La théorie de l'information est la version moderne de la théorie philosophique de la connaissance, ou plutôt l'information est le concept plus précis qui remplace celui, vague, de la connaissance. De la sorte, la thermodynamique fournit un modèle pour le processus de la communication. » ...

---

[125]- Henri Bergson : *Evolution créatrice*, Editions Quadrige/PUF, 4e édition 1989.

[126]- Shannon définit l'entropie de l'information par : $H = - k \log P$. Ainsi, l'équation par laquelle il définit l'entropie de l'information coïncide, mais de signe inverse, avec l'équation de Boltzmann définissant l'entropie en thermodynamique : $S = k \log P$.

[127]- E.H. Hutten : *Les concepts de la physique*, Dunod, Paris 1969.

En définitive, les principes fondamentaux de la thermodynamique sont relativement simples et leur compréhension ne nécessite pas une connaissance particulière. Ces principes s'appliquent à tous les processus physiques ou chimiques. Ces lois ont résisté à l'épreuve de deux siècles d'expériences de chimie et de physique, il n'y a guère de raisons de douter qu'elles ne soient définitivement établies.

On a maintenant acquis la certitude que les lois de thermodynamique sont encore valables dans le monde biologique, il n'y a pas de vitalisme ni de magie qui permettent aux organismes vivants d'échapper à la nature inexorable des principes de la thermodynamique.

Mais ce qui n'est pas actuellement admis et ne fait pas le consensus c'est que, pour les êtres vivants, les phénomènes thermiques sont marginaux, alors que les phénomènes *cognitifs* sont essentiels.

En réalité, la théorie de l'information, discutée dans le cadre de la thermodynamique, ne tient compte que de l'aspect *énergétique* ; alors que l'information est considérée comme une mesure de l'ordre thermodynamique. L'aspect cognitif est ignoré.

Faut-il renoncer à approfondir la nature *cognitive* du vivant ? Faut-il s'en tenir à la représentation thermodynamique, représentation nécessairement artificielle et insuffisante, alors qu'elle rétrécit l'activité informative à la forme d'un certain ordre spatial, temporel ou spatio-temporel ? Il le faudrait si la vie avait employé tout ce qu'elle renferme de virtualités *cognitives* à faire de purs entendements humains.

Mais la ligne d'évolution, qui aboutit à l'homme et à la société humaine, nous dévoile d'autres formes d'information/cognition, moléculaires, cellulaires, animales, sociétés d'animaux, qui n'ont pas su se reconquérir sur elles-mêmes, comme l'a fait la *cognition humaine*. En effet, à l'encontre des animaux, l'homme sait *qu'il connaît* quelque chose ; et il est conscient qu'il est *mortel* un jour.

En rapprochant les concepts de la physique les unes des autres et avec les concepts d'information/cognition, en les faisant ensuite fusionner, en une théorie cognodynamique, n'obtiendrait-on pas cette fois une explication intégrale à la fois de la vie et de la cognition ?

Sous-chapitre : 1.4.2

Naissance de la "biologie moléculaire" avec Max Delbrück et concept d'information

La formation du paradigme de la *biologie moléculaire* correspond à la période de 1935-1945. La figure centrale de cette période est celle de Max Delbrück [128], un physicien qui estimait que la biologie offrait aux chercheurs des problèmes nouveaux particulièrement intéressants. Aussi, on peut rattacher Delbrück à l'école de pensée goethéenne [129].

C'est dans les années qui ont immédiatement précédé la Seconde Guerre mondiale, que quelque chose de tout à fait nouveau se produisit : l'introduction d'*idées* (et non de techniques) provenant de la physique dans le domaine de la génétique.

Quoique la première application des idées de la physique à des problèmes biologiques particuliers n'ait pas très bien réussi, toutes les conceptions de la génétique théorique ont depuis lors été imprégnées d'un arôme de physique.

C'est grâce à Max Delbrück, un allemand émigré aux Etats-Unis en 1937, que naît le *groupe du phage* [130] ; ainsi nommé parce que son objectif initial était de comprendre comment le bactériophage se reproduit dans la cellule haute de la bactérie [131]. A cette époque, tous les membres du groupe n'ont pas la même orientation méthodologique ; et ils n'ont pas non plus la même conception des rapports existant entre la physique et la chimie d'une part, et la biologie d'autre part.

Pourquoi nous considérons Delbrück et le groupe qu'il a animé étaient à l'origine de la *biologie moléculaire* et delà à l'origine de la nouvelle science du vivant. Le groupe du phage n'était ni le premier ni le seul dans ce domaine de recherche. Il n'empêche que le cas de Delbrück est spécialement significatif, car il a posé les problèmes en termes nouveaux.

---

[128]- **Max Delbrück** (1906▸1981) est un biophysicien germano-américain, co-lauréat avec Alfred Hershey et Salvador Luria du prix Nobel de physiologie ou médecine en 1969. Il est considéré comme un des fondateurs de la biologie moléculaire.

[129]- P. Thuillier : *Comment est née la biologie moléculaire*, La Recherche, Mai 1972, ou encore dans *La Recherche en biologie moléculaire*, Société d'Editions Scientifique 1975.

[130]- J. Cairns, G.S. Stent, J.D Waston (editors) : *Phage* and the origins of Molecular Biology*, Cold Spring Harlor, 1966.

* Un phage ou bactériophage est un virus n'infectant que des bactéries. En grec, *phageton* signifie nourriture/consommation. On les appelle également *virus bactériens*. Ce sont des outils fondamentaux de recherche et d'étude en *génétique moléculaire*. Les bactériophages servent entre autres de vecteurs de clonage et de transfert de *gènes*.

[131]- Citons quelques noms de ce groupe, outre celui de Delbrück : Luria, Anderson, Hershey, Adams, Lwoff, Monod, etc. Jacques Monod a passé un stage de formation avec ce groupe.

Delbrück était un physicien, et plus précisément un ancien étudiant de Bohr, célèbre physicien lui aussi avec son modèle de l'atome : l'atome de Bohr. Les idées de ce dernier sur la biologie l'avaient beaucoup frappé.

Dans une conférence de 1932, Bohr avait déclaré [132] : « Constater l'importance des propriétés des atomes dans les fonctions des êtres vivants ne suffit pas à expliquer les phénomènes biologiques. Le problème est donc de savoir s'il nous manque encore quelque donnée fondamentale avant de comprendre la vie sur la base de l'expérience de la physique ...

Notre thèse de l'impossibilité d'une explication physico-chimique des fonctions vitales proprement dites pourrait être en ce sens l'analogue de celle de l'insuffisance de l'analyse mécanique pour comprendre la stabilité des atomes ».

L'importance épistémologique de cette idée est évidente. On comprend que sous cette influence Delbrück ait estimé, dans un article de 1935, que « la génétique est autonome et ne doit pas être mêlée de conceptions physico-chimiques (classiques) ».

De façon générale, Delbrück refusait de considérer comme évidente une réduction de la biologie à la physico-chimie. Il admettait toutefois que l'on recoure à la physique, à d'*autres lois de la physique.*

On retrouve la même idée dans un livre de Schrödinger (encore un physicien de la physique atomique) qui eut un grand retentissement à la fin de la Second Guerre mondiale : *Qu'est-ce que la vie?* [133].

Schrödinger a écrit : « De la présentation générale que Delbrück donne de la substance héréditaire, il ressort que la matière vivante, bien qu'elle n'échappe pas aux lois de la physique telles que nous les connaissons, est susceptible de mettre en jeu d'autres lois de la physique ; et celles-ci, une fois qu'elles seront connues, feront partie de cette science au même titre que les précédentes ».

A vrai dire, Delbrück avait une position plus radicale encore, sa méfiance à l'égard de la physico-chimie était très grande ; et il emprunte à Bohr l'idée d'une *complémentarité* entre la physique et la biologie. Cette complémentarité signifie aussi bien un élargissement de la physique qu'une irréductibilité fondamentale à la physico-chimie.

Alors que Bohr souhaitait expressément éviter à la fois les excès *mécanicistes* et vitalistes [134], Delbrück donne l'impression d'accepter un point de vue proche du vitalisme. Il s'en défendait expressément, et sans doute à juste titre ; mais pratiquement il avait une attitude négative envers la biochimie, qu'il jugeait inutile ou fort peu utile.

---

[132]- Voir par exemple : F. Jacob : *La logique du vivant*, Gallimard, Paris 1970.
[133]- E. Schrödinger : *Qu'est-ce que la vie ?*, Club Français du livre Paris 1949.
[134]- N. Bohr : *Physique atomique et connaissance humaine*, traduction française, Gonthier 1961.

Une cellule, disait-il, est un événement plus historique que physique. Si la vie s'expliquait par la physique, on pourrait reproduire à tout moment des phénomènes de *génération spontanée* à partir de la matière inerte. Avec le recul du temps, il peut sembler que la position de Delbrück n'était pas raisonnable. Mais la réalité est moins simple ; et il serait sans doute injuste de ne pas souligner l'aspect positif de ses idées. Cela a été utile contre l'extrémisme des réductionnistes et a ouvert des voies nouvelles.

Malgré tout, s'il y a eu une *révolution* à l'origine de la *biologie moléculaire*, c'est vraisemblablement du côté de Delbrück qu'il faut la chercher. C'est à travers des spéculations de Delbrück ou des spéculations analogues, que l'idée d'*information* en biologie s'est frayé un chemin.

Non pas seulement analyser les structures, au sens physico-chimique du terme ; mais comprendre comment *l'expérience de la matière vivante se perpétue*, c'est-à-dire comment se transmet *l'information génétique*.

Delbrück souhaitait *une nouvelle approche de la biologie*, et de fait, même s'il a eu tort de négliger la biochimie, il a compris qu'il fallait chercher autre chose que ce qu'on cherchait jusque-là.

Cette idée d'*information* en biologie, avant le milieu du XXe siècle, était encore neuve, elle frappait beaucoup les physiciens. Elle marquait une révolution : c'est la naissance d'une nouvelle *science du vivant* à l'échelle microscopique, bien que les physiciens et les biologistes ne sont pas encore mis d'accord sur la signification du concept d'*information* !

C'est grâce au concept d'*information*, qu'il s'est créé une sorte de langage très général et susceptible, en principe, d'être compris à la fois par les physiciens et par les biologistes.

Cependant, il arrive, note A. Lwoff [135], que « le terme *information* a pour le biologiste, un sens autre que pour le physicien ... ».

A ce concept d'*information* s'est ajouté diverses notions empruntées à la cybernétique et à la théorie de l'information de Shannon, qui se sont constituées en disciplines spécifiques depuis la parution du livre de Schrödinger. C'est ainsi que naissent les *sciences cognitives* à l'échelle microbiologique, l'échelle de la molécule et de la cellule biologiques.

---

[135]- A. Lwoff* : *L'ordre biologique*, Editions Laffont 1969.

* **André Lwoff** (1902➤1994) est un chercheur en biologie français. Après avoir étudié les ciliés au laboratoire colonial de l'Institut Pasteur, de 1921 à 1938, il s'y voit confier la direction du Service de physiologie microbienne. Il reçoit le prix Nobel de physiologie ou médecine en 1965, avec François Jacob et Jacques Monod, pour leur découverte du mécanisme utilisé par certains virus (plus exactement des provirus) pour infecter des bactéries. En 1962, Lwoff introduit une taxinomie des virus (ou classification des virus). Il a travaillé aussi sur le rôle de la fièvre dans la guérison des infections virales.

Sous-chapitre : 1.4.3

Les deux écoles de la biologie moléculaire : les *structuralistes* et les *informationnistes*

Historiquement, il est indéniable que tous ces courants d'idées ont eu pour effet de modifier l'image de la biologie et d'attirer l'attention des chercheurs sur de nouveaux problèmes. Il est d'ailleurs normal que la biologie moléculaire, née d'un rapprochement entre la physique et la biologie, se soit interrogée sur le statut des êtres vivants par rapport au deuxième principe de la thermodynamique [136].

Il semble toutefois que la situation, à l'heure actuelle, ne soit absolument claire, bien qu'il existe des essais de conciliation de la thermodynamique avec la vie. Les réflexions précédentes débouchent sur un problème essentiel : existe-t-il des écoles de pensée en biologie moléculaire ? En fait, les chercheurs dans ce domaine ne sont aucunement unanimes sur la nature de leur sujet.

En fait, « il existe deux écoles de biologistes moléculaires : *les structuralistes et les informationnistes*. Entre les deux catégories de chercheurs, bien qu'ils s'écoutent poliment, la communication n'est pas aussi parfaite qu'on pourrait croire » [137].

Pour les structuralistes, la biologie moléculaire est avant tout la structure tridimensionnelle des molécules, l'idée d'*information* n'est pas importante. Pour les informationnistes, la biologie moléculaire n'est vraiment née qu'avec le groupe du phage et que son thème central est l'*information biologique*. La tendance structuraliste peut être considérée comme une branche de la biologie classique, alors que la tendance informationnaliste est à l'origine d'une *révolution scientifique*, celle d'une nouvelle *science du vivant*.

En effet, du point de vue épistémologique, l'influence de la biologie moléculaire structurale n'a pas eu d'effets révolutionnaires. On ne peut mettre aucunement en question la valeur des résultats obtenus, cela va de soi. Mais l'attitude philosophique des chercheurs structuralistes était très simpliste. C'était des chercheurs qui avaient une vue conservatrice des relations entre la physique et la biologie. Les structuralistes ne remettaient pas en cause l'idée que les phénomènes biologiques les plus complexes étaient soumis aux lois classiques de la physique.

---

[136]- I. Prigogine : *La thermodynamique de vie*, La Recherche N°24, juin 1972, p. 547, ou dans : *La Recherche en biologie moléculaire*, Société d'Editions Scientifique 1975.

[137]- J.C. Kendrew : *Some remarks on the history of molecular biology*, in T.W. Goodurn (edition), Brithish bio-chemistry past and present, Academic Press, New York, 1970.

Les structuralistes s'intéressaient très peu à la *génétique*, à la théorie cellulaire et à la théorie de l'évolution biologique. Leur effort visait à déterminer les configurations spatiales des molécules biologiques, et plus particulièrement des protéines [138] ; mais ils ne pouvaient guère arriver à expliquer leurs fonctions biologiques, comme ils le prétendaient.

La tendance informationniste, au contraire, a étudié l'ADN et l'*information génétique* en s'appuyant sur des conceptions beaucoup moins conventionnelles, en particulier en admettant l'idée que la biologie pouvait enrichir la physique. Les chercheurs structuralistes quoique intéressés par la double hélice de l'ADN, se soucient plutôt de l'aspect topologique que de l'aspect géométrique, de sa structure. Ce qui leur importe, c'est la nature unidimensionnelle que tridimensionnelle du stockage de l'*information génétique*.

Cependant il convient de ne pas durcir l'opposition entre ces deux tendances : l'existence de ces deux *courants philosophiques* n'implique pas qu'il y ait une barrière rigide infranchissable entre les deux conceptions. Ainsi F. Crick et K. Watson, les découvreurs de la double hélice de l'ADN en 1953, étaient au carrefour de ces deux tendances.

Crick déclarait [139] : « J'étais forcé de me présenter comme étant biologiste moléculaire parce que j'étais fatigué d'expliquer que j'étais à la fois un cristallographe, un biophysicien, un biochimiste et un généticien ». Mais, il est assez éclairant de tenir compte de cet arrière-plan philosophique pour pouvoir tracer les origines de la nouvelle *science du vivant* ».

Nous avons donc suivi, le contexte historique des discussions théoriques, sur la révolution qu'a apportée la biologie moléculaire dans notre façon de représenter la vie. Mais il est très important de saisir que cette révolution comporte deux aspects selon Henri Atlan [140].

D'un côté, il s'agit là sans aucun doute de découvertes qui semblent donner raison à une tendance mécaniste en biologie, suivant laquelle tous les phénomènes de la vie doivent pouvoir s'expliquer en termes de réactions physico-chimiques. En effet, les mécanismes jusque-là mystérieux de l'hérédité s'expliquent maintenant en termes d'interactions moléculaires.

Mais d'un autre côté, ces explications sont forcées d'intégrer à la physique et à la chimie des notions des *sciences de la cognition* (information, système cognitif, etc.), de telle sorte qu'il s'agit là d'une physico-chimie non classique, celle d'une nouvelle *science du vivant*.

---

[138]- C. Debru : *L'esprit des protéines. Histoire et philosophie biochimiques*, Hermann, éditeurs des sciences et des arts, 1983.

[139]- G.S. Stent : *That was the molecular biology that was*, Science, 160, 390, 1968.

[140]- H. Atlan : *Entre le cristal et la fumée. Essai sur l'organisation du vivant*, Editions du Seuil, 1979.

Aussi n'est-il pas étonnant que suivant ses inclinations philosophiques, chaque biologiste soit sensibilisé à l'un plutôt qu'à l'autre de ces aspects :

÷ Dans le premier cas, il ne retiendra que le fait que des phénomènes spécifiques du vivant puissent s'expliquer d'une façon telle qu'on les réduit à des phénomènes physico-chimiques de structures et interactions moléculaires.

÷ Dans le deuxième cas, il ne retiendra que le fait que ces explications elles-mêmes ne pouvant pas éviter de faire appel à des notions de physico-chimie non classique, celle des *sciences de la cognition*, que certains n'hésitent pas à qualifier, à tort, de psychologiques !

En fait ce débat nous semble vain parce que dépassé par le contenu même de ces découvertes. S'il est vrai que la recherche des mécanismes moléculaires de l'hérédité, en *biologie moléculaire*, visait à résoudre le vieux problème : *Peut-on oui ou non expliquer la vie à l'aide des seuls phénomènes physico-chimiques ?* Leur élucidation découvre tout un ensemble de nouveaux problèmes concernant non pas la vie elle-même, mais la physico-chimie de la vie.

Du coup le vieux problème est relégué, englobé dans les nouveaux tels que : *Que veulent dire ces notions d'information, de cognition, appliquées non pas à l'échelle macroscopique des êtres vivants, l'homme en particulier, mais à des systèmes microscopiques moléculaires et cellulaires constituant ces êtres vivants?*

Le fait de les qualifier de psychologiques est une *erreur* grave ; car si la psychologie les utilise, elles ne sont pas que psychologiques.

Sous-chapitre : 1.4.4

Naissance des "sciences cognitives", les nouvelles "sciences de l'esprit"

Ce sont en fait des notions des *sciences cognitives* ou *sciences de la cognition*, qui se situent à la charnière de l'esprit et de la matière, et qui font réfléchir à nouveau sur la question de la réalité matérielle ou cognitive des notions de *science du vivant*, même les plus habituelles.

Autrement dit, ces notions de *sciences cognitives* appliquées à la biologie, aussi bien à l'échelle microscopique que macroscopique, conduisent inévitablement à poser de nouvelles questions sur la vie et le vivant. Ces nouvelles questions se posent dans un langage nouveau, et que les réponses qu'elles appellent impliquent inévitablement, non pas une réduction du vivant à la physico-chimie biologique classique, mais un élargissement de celle-ci à une *science du vivant*.

Les réflexions précédentes débouchent sur un autre problème essentiel : Qu'est-ce que donc, finalement, les *sciences cognitives ou sciences de la cognition* ? C'est ainsi que l'on désigne l'analyse scientifique moderne de l'âme et de l'esprit [141], de la connaissance sous toutes ses dimensions.

C'est un domaine pluridisciplinaire encore mal défini ; mais il est juste de dire qu'il eut de tout temps des précurseurs de ce que, aujourd'hui nous appelons les *sciences cognitives*, dans la mesure où l'esprit humain est la source principale et l'exemple le plus accessible de la cognition et de l'information.

Cependant, comme le dit Edgar Morin [142], à juste titre : « Le dualisme cartésien avait écartelé la pensée occidentale, entre d'une part le scientisme physique, où tout était à de soi-disant propriétés matérielles, tout était réduit à la *mécanique* et à l'*énergie* ; et d'autre part l'idéalisme ou spiritualisme métaphysique qui prenait en charge tout ce qui correspondait à l'esprit et à la *cognition* mais de façon surnaturelle, tout ce qui correspondait à l'organisation et l'information mais de façon simpliste ».

Mais l'émergence actuellement des *sciences cognitives* représente une remarquable modification dans l'histoire des sciences. Pour la première fois, la science reconnaît pleinement sa légitimité à l'exploration à tous les niveaux de l'âme et de l'esprit humain par des méthodes propres, et cela au-delà des limites traditionnelles de la psychologie et de la philosophie.

---

[141]- Pour nous, nous utilisons les deux termes *âme* et *esprit* dans de nouvelles acceptations.
[142]- Edgar Morin : *La méthode 1, La nature de la Nature*, Editions du Seuil 1977.

Les *sciences de la cognition* puisent dans les sciences humaines et sociales, pour l'étude des manifestations des activités mentales, dans les sciences biologiques pour l'étude du substrat organique des fonctions cognitives aussi bien à l'échelle macroscopique que microscopique, et dans les sciences formelles pour définir les modèles abstraits qui leur donnent un statut théorique et qui permettent aussi d'effectuer des simulations informatiques et biomimétiques aux différents niveaux de la description.

Cette révolution qui ne date que de l'après Seconde Guerre mondiale, fut introduite avec l'apparition des *technologies de l'information*.

En effet, pour la première fois dans l'histoire des sciences, la cognition et l'information sont devenues liées à des technologies : celle de l'informatique, de la cybernétique, de l'Intelligence Artificielle, de la biomimétique, etc. [143].

Wiener, en proposant d'étudier les mécanismes capables de reconstruire les comportements des hommes, non seulement construire des mécanismes, rend compte du comportement du vivant, ou bien de reconnaître la spécificité des systèmes biologiques et de comportements communicationnels, mais en faire une théorie qui permet de les reconstruire artificiellement. L'étude de la cognition sera alors sur des systèmes artificiels nettement distincts des systèmes vivants.

De son côté, Mc Culloch se propose de montrer qu'un réseau de neurones formels peut calculer des fonctions logiques.

Les intentions avouées des *sciences cognitives* se résumaient à créer une science de l'esprit. Il semblait aux meneurs de ce mouvement que l'étude de l'esprit était trop longtemps demeurée l'apanage des philosophes et des psychologues, qu'il était maintenant temps de recourir, pour en décrire les processus sous-jacents, à des mécanismes explicites et des formalismes mathématiques.

Pratiquement tous les thèmes débattus aujourd'hui en *sciences cognitives* furent introduits au cours des années 1943➤1956 par la cybernétique, preuve que ces questions sont importantes et d'approche difficile à résoudre. Les *pères fondateurs* savaient très bien que leurs préoccupations menaient à une nouvelle science, qu'ils baptisèrent de noms reflétant explicitement son orientation épistémologique.

---

[143]- Historiquement, le coup d'envoi des *sciences cognitives* se situe en 1943 avec l'article de Wiener, Rosenblueth et Bigelow*, suivi de peu par celui de Mc Culloch et Pitt**. Ces deux articles annoncent sans ambiguïté possible, la voie d'un solide *physicalisme* concernant l'étude de l'esprit.
* Weiner, Rosenblueth et Bigelow: *Behaviour, purpose and teleology*, in philosophy of sciences T.X, N°1, janvier 1943.
** Mc Culloch et Pitt: *A logical calculus of the ideas immanent in nervous activity*, in Bulletin Mathematical Biophysics, vol. 5, 1943.

Nées dans les années 1950 aux États-Unis dans le cadre des progrès sur l'intelligence artificielle financée par la recherche militaire, les *sciences cognitives* recoupent les enjeux liés à la cognition artificielle et naturelle.

Cependant, le terme « sciences cognitives » pratiquement inexistant jusqu'au milieu des années 1970 ; ce qui existait avant était le terme « cybernétique » qui désignait la première période des sciences cognitives. Depuis les années 1970, on assiste à une convergence d'idées entre des psychologues, des informaticiens en « intelligence artificielle », des linguistes d'inspiration chomskyenne, et quelques philosophes. Mais on ne pouvait pas encore parler d'une véritable discipline, avec un paradigme unifié et une base institutionnelle solide.

A partir de 1975, les choses changent aux États-Unis, les « sciences cognitives » commencent à faire parler d'elles et s'organisent d'un triple point de vue : théorique, institutionnel et médiatique :

÷ Théorique, avec un « paradigme cognitif » qui s'impose autour du modèle symbolique, celui du traitement de l'information symbolique.

÷ Institutionnel, en 1975 une fondation privée va financer des recherches en « sciences cognitives » dans tous les États-Unis. Elle finance aussi la revue *Cognitive Science*, dont le premier numéro paraît en 1977, et la création d'une société savante en 1979.

÷ Médiatique, au début des années 1980 se multiplient les manuels, ouvrages d'introduction et livres de vulgarisation. En 1985, le psychologue Howard Gardner publie la première Histoire de la révolution cognitive, sous-titrée « Une nouvelle science de l'esprit ».

Comme toute révolution scientifique digne de ce nom, la « révolution cognitive » a renversé un ordre ancien, s'est emparée du pouvoir de façon exclusive, et a forgé une nouvelle orthodoxie. Mais son succès a aussi provoqué des réactions hostiles et des critiques. En effet, il y avait différentes orientations des « sciences cognitive » : le cognitivisme [144], le connexionnisme et les systèmes dynamiques incarnés [145]. Et dans la recherche contemporaine, les trois approches coexistent, à la fois séparément et sous diverses formes hybrides.

---

[144]- Ne pas confondre l'adjectif « cognitif » comme dans « sciences cognitives », dans le sens d'un ensemble de disciplines avec un programme commun ; avec l'adjectif « cognitiviste » ou le nom « cognitivisme » dans le sens d'un paradigme, c'est-à-dire d'une école de pensée particulière au sein des sciences cognitives.

[145]- Le cognitivisme domine les sciences cognitives du milieu des années 1950 aux années 1980. Il s'intéresse à l'esprit qu'il compare à un ordinateur.

÷ Le connexionnisme, commence à remettre en question l'orthodoxie du cognitivisme au début des années 1980. Il prend en compte le cerveau et essaie de comprendre la cognition avec des réseaux de neurones.

÷ Les systèmes dynamiques incarnés vont critiquer les deux premiers paradigmes à partir du début des années 1990. Ils vont prendre en compte non seulement le cerveau, mais le corps particulier d'un organisme et l'environnement dans lequel il évolue en temps réel.

Sous-chapitre : 1.4.5

La notion de *cognition* à l'échelle de la biologie cellulaire et moléculaire de la cognodynamique

Depuis plusieurs décennies, les biologistes pensent que les protéines sont *codées* par les nucléotides d'ADN qui constituent une *information génétique*. Il est cependant clair que les codons d'ADN ne sont capables de sélectionner adéquatement un acide aminé dans une protéine que si et seulement si ils baignent dans le métabolisme de la cellule, au milieu de milliers de régulations enzymatiques dans un réseau chimique complexe. Les *enzymes* jouent le rôle d'entités cognitives de *reconnaissance moléculaire* pour exécuter un *travail* spécifique.

Par conséquent, ce n'est que grâce aux régularités émergentes d'un tel réseau qu'il est possible de parler d'une *activité cognitive microscopique cellulaire*. Ainsi les codons sont considérés comme des informations à l'échelle moléculaire de la cellule.

En d'autres termes, la description de la cognition est possible à un autre niveau que celui du cerveau de l'organisme, le niveau de la biologie cellulaire et moléculaire. Il est tout à fait possible de traiter de telles régularités, comme *cognitif* en toute légitimité ; mais leur statut et leur interprétation sont bien différents à chaque niveau quand on en considère leur *signification*. Cette signification dépend en fait du substrat d'où elle émerge.

L'exemple de l'*information génétique* (codée par des molécules) peut être transposé directement aux réseaux cognitifs que les chercheurs en *sciences cognitives* utilisent pour étudier *l'information neuronale* (codée par des cellules nerveuses). Ainsi à un niveau d'organisation plus bas que l'organisme vivant tout entier, au niveau cellulaire et moléculaire s'accomplissent des milliers de réactions chimiques grâce à quoi sont élaborés les constituants essentiels de l'organisme.

L'orientation précise et le rendement élevé de cette énorme et microscopique activité chimique sont assurés par une certaine classe de molécules chimiques, les *enzymes* ou d'autres molécules cognitives, jouant le rôle d'*agents de reconnaissance* pour faire un *travail* spécifique.

De toute évidence, la cohérence fonctionnelle d'une organisation aussi complexe exige l'intervention d'un système cybernétique gouvernant et contrôlant l'activité chimique en de nombreux points. Jacques Monod est le premier, qui a élargi la notion de cognition en biologie à l'échelle moléculaire. Il parle de *cybernétique microscopique*. On est loin encore, surtout chez les organismes supérieurs, d'avoir élucidé l'organisation entière de ces systèmes.

On en connaît cependant aujourd'hui de très nombreux éléments et dans tous les cas il s'avère que les agents essentiels en sont des protéines dites *régulatrices* qui jouent en somme le rôle de détecteurs de *signaux chimiques*. Toutes les performances des molécules biologiques reposent en dernière analyse sur leurs propriétés dites *stéréospécifiques*. C'est la capacité de *reconnaître* d'autres molécules par leur forme, qui est déterminée par leur structure moléculaire. Il s'agit, littéralement d'une propriété *cognitive* microscopique, à l'échelle moléculaire.

Jacques Monod (1910➤1976), un des fondateurs de la biologie moléculaire, prix Nobel de médecine en 1965, a écrit : « Ces phénomènes, prodigieux par leur complexité et leur efficacité dans l'accomplissement d'un programme fixé à l'avance, imposent évidemment l'hypothèse qu'ils sont guidés par l'exercice de fonctions en quelque sorte *cognitives*.

C'est une telle fonction que Maxwell attribuait à son démon microscopique. On se souvient que ce démon, posté à l'orifice de communication entre deux enceintes remplies d'un gaz quelconque, était supposé manœuvrer sans consommation d'énergie une trappe idéale lui permettant d'interdire le passage de certaines molécules d'une enceinte à l'autre ...

Pour imaginaire que fût cette expérience, elle ne laissa pas d'embarrasser les physiciens : il semblait en effet que, par l'exercice de sa fonction cognitive, le démon eût le pouvoir de violer le second principe. Et comme cette fonction cognitive ne paraissait ni mesurable, ni même définissable de point de vue physique, le *paradoxe* de Maxwell semblait devoir échapper à toute analyse en termes opérationnels » [146].

La clé du paradoxe fut donnée par Léon Brillouin, s'inspirant d'un travail antérieur de Szilard : il démontre que l'exercice de ses fonctions cognitives par le démon devait nécessairement consommer une certaine quantité d'énergie qui, dans le bilan de l'opération compensait précisément la diminution d'entropie du système ...

Ainsi cette notion de cognition microscopique, si vague qu'elle soit encore, nous laisse déjà entrevoir comment la cognition s'est constituée et évoluée par un progrès ininterrompu, le long d'une ligne qui monte, depuis les origines de la vie, à l'échelle moléculaire, jusqu'à l'homme, à l'échelle sociale. Elle nous montre la cognition gouvernant l'action. De là devrait résulter cette conséquence, que la cognition, au sens large du terme, est destinée à assurer l'insertion parfaite du *vivant* dans son milieu, en intégrant les rapports des choses entre elles.

Ainsi la forme de la cognition de l'être vivant s'est modelée peu à peu sur les interactions réciproques de certains organismes et de leur entourage matière/énergie et information /cognition.

---

[146]- J. Monod : *Le hasard et la nécessité. Essai sur la philosophie naturelle de la biologie moderne*, Editions du Seuil 1970.

C'est dire que la *théorie de la cognition* et la *théorie de la vie* nous paraissent avec Bergson [147] inséparables l'une de l'autre. Une théorie de la vie qui ne s'accompagne pas de l'étude du concept de cognition est obligée d'accepter, tels quels, les concepts que l'entendement humain met à sa disposition. Elle ne peut qu'enfermer les faits, de gré ou de force, dans des cadres préexistants qu'elle considère comme définitifs.

D'autre part, une théorie de la cognition, qui ne replace pas la cognition dans l'évolution générale de la vie, ne nous apprendra ni comment les cadres de la cognition se sont constitués ni comment nous pouvons les élargir ou les dépasser.

Il faut que ces deux types de recherche, théorie de la cognition et théorie de la vie, se rejoignent, et par un processus circulaire, se poussent l'une l'autre indéfiniment. D'où l'idée de construire une nouvelle théorie de la dynamique compatible avec notre nouvelle conception de la cognition, où l'information est considérée sous ses deux aspects cognitif et énergétique ou cogno-énergétique : c'est la cognodynamique.

La théorie cognodynamique que nous proposons dans cet essai, est donc l'association et le renouvellement des théories suivantes :
- Les théories énergétiques (ou thermodynamiques) ;
- Les théories de l'information de Shannon (et ses développements) de la télécommunication ;
- Les théories de la connaissance (philosophiques) et linguistiques ;
- La théorie de l'information génétique (et ses développements biologiques et bioinformatiques) ;
- Les nouvelles sciences et technologies de l'information ;
- Les sciences de la cognition et les neurosciences.

Une remarque s'impose sur le plan étymologique, nous avons choisi le mot *cognodynamique*, par similarité avec le terme *thermodynamique* [148]. En effet du point de vue historique, la science moderne a commencé par la dynamique avec Galilée (1564➤1642), comme on l'a vu, qui est l'étude des phénomènes purement mécanique.

Puis il y a eu passage de la dynamique à la thermodynamique, en analysant les phénomènes thermiques qui ont donné le concept d'énergie (la thermodynamique est devenue énergétique). De la même façon, il y aurait passage de la thermodynamique, qui est l'étude de phénomènes associés à la matière/énergie, à la *cognodynamique*, en analysant les phénomènes cognitif et énergétique, ou cogno-énergétique des organisations vivantes.

---

[147]- Henri Bergson : *L'évolution créatrice*, Quadrige/PUF, 4ᵉ édition, 1989.

[148]- Le mot "thermodynamique" apparaît pour la première fois dans un texte de William Thomson (1824➤1907) publié en 1849. Le mot "cognodynamique" est un néologisme qui n'existe ni dans les dictionnaires ni sur Internet sauf dans mes publications.

La cognodynamique associe dans le domaine du vivant, matière/ énergie et information/cognition dissociées depuis le début des sciences modernes au XVIIe siècle.

Puisque les propriétés cognitives sont relatives aux êtres vivants, la cognodynamique n'est valable que pour les organisations biologiques et sociales. Toutefois un système physique, simulant une organisation cognodynamique vivante, peut lui-même être considéré comme un système cognitif et lui appliquer la théorie cognodynamique.

Par conséquent, un robot (ou une modélisation sur ordinateur de fonctions cognitives et énergétiques) méritera, l'appellation d'organisation cognodynamique. Il consomme de l'énergie électrique et fait circuler une information traitée en fonction de l'organisation interne du robot. Il est vraiment un système cognodynamique.

Finalement, parmi les organisations physiques naturelles, il n'existe que les organisations biologiques et sociales (molécules biologiques, cellules organismes, sociétés) qui sont des organisations cognodynamiques. Les systèmes artificiels (machines fabriquées par l'homme) tendent à devenir cognodynamiques, avec les techniques et concepts de l'informatique et des sciences cognitives.

La proposition fondamentale de la cognodynamique est que l'éventuel déroulement de tout événement biologique ou social, est finalement déterminé par l'échange de la matière/énergie et/ou de l'information qui exige une organisation cognitive pour la reconnaître et la traiter.

La cognodynamique postule que les êtres vivants et les sociétés d'êtres vivants, des molécules biologiques à l'humanité tout entière, ne sont pas des systèmes thermodynamiques, échangeant seulement de la matière et de l'énergie, mais des organisations *cogno-énergétiques*, échangeant de la matière, de l'énergie et de l'information.

Cependant il reste à définir qu'est-ce que l'*information* et quelle est sa relation avec la *cognition* du point de vue cognodynamique ?

La cognodynamique que nous proposons ici, est le résultat de longues et astreignantes recherches conceptuelles sur l'état actuel des sciences physiques, sciences biologiques et sciences de l'homme.

Le fil conducteur de ces recherches, c'est l'élaboration d'une théorie générale des organisations biologiques et sociales des êtres vivants, de la molécule biologique à l'humanité. Il est donc approprié d'avoir une théorie physique qui englobe les échanges de la matière/énergie et de l'information ...

DEUXIEME PARTIE

LES SCIENCES COGNITIVES ET LA REVOLUTION EN "SCIENCE DU VIVANT"

Chapitre 2.1 :
Les « concepts irréductibles » de l'espace/temps de la cognodynamique

Chapitre 2.2 :
Les « sciences cognitives » entre le cerveau et l'ordinateur

Chapitre 2.3 :
La « cognition biologique », nouveau concept en communication cellulaire

« Nous demandons légitimement à la pensée qu'elle dissipe les brouillards et les obscurités, qu'elle mette de l'ordre et de la clarté dans le réel. Le mot de la *complexité*, lui, ne peut qu'exprimer notre embarras, notre confusion, notre incapacité de définir de façon simple, de nommer de façon claire, de mettre de l'ordre dans nos idées.

Sa définition première ne peut fournir aucune élucidation : est *complexe* ce qui ne peut se résumer en un maître mot, ce qui ne peut se ramener à une loi, ce qui ne peut se réduire à une idée simple. La *complexité* est un mot problème et non un mot solution ».

Edgar Morin [149]

---

[149]- E. Morin : *Introduction à la pensée complexe*. Collection communication et complexité, dirigée par Jacques-Antoine Malarewicz, ESF éditeur, Paris 1990, 5ᵉ tirage 1994, p. 37-38.

Chapitre : 2.1

LES « CONCEPTS IRREDUCTIBLES » DE L'ESPACE/TEMPS DE LA COGNODYNAMIQUE

Pour les sciences physiques tout commence par la mesure de grandeurs simples (distances, temps, températures, etc.). Les chercheurs ont créé des instruments permettant des mesures reproductibles et dont la réponse est indépendante de l'expérimentateur. Il est alors possible de remplacer une description qualitative des phénomènes par une description quantitative.

Il a fallu aussi introduire la notion d'unité associée à chaque grandeur physique devenue une grandeur mesurable. Une grandeur est dite mesurable quand il est possible de la comparer à une grandeur de même espèce prise pour unité. Le résultat de la mesure est un nombre : une information numérique.

On croyait que la notion de mesure doit dominer l'évolution de toute science ; et il n'y a progression scientifique possible pour les sciences biologiques et psycho-sociales que là où il y a mesure possible. En effet, on croyait que le passage de la connaissance banale des phénomènes à leur connaissance scientifique ne peut être que par le passage de la notion de qualité à celle de quantité.

Descartes au XVIIe siècle annonçait déjà le but ultime de la science : « l'assujettissement de toutes les vérités à la rigueur du calcul ».

Les sciences biologiques et psycho-sociales doivent échapper à la domination de la notion de mesure et du nombre. Cela ne veut pas dire qu'on abandonne totalement le nombre et le calcul, mais simplement limiter leur hégémonie. La réduction du scientifique à la mesure et au nombre prend le risque d'être comme une restriction abusive.

Par conséquent, la méthode scientifique n'a pas pour instrument de représentation uniquement le calcul numérique ; elle se donne également à des *idées* et *concepts* proprement scientifiques assurant la compréhension de la Nature. Ainsi la pensée scientifique ne peut se développer que sur la base de *concepts irréductibles* qui ressortissent à la réflexion épistémologique, et que nous allons étudier maintenant.

Nous discutons donc les concepts d'espace/temps en relation avec les quatre autres concepts de la cognodynamique, la matière/énergie et l'information/cognition, associés en dual.

Sous-chapitre : 2.1.1

Notion de "concepts irréductibles" cognodynamiques en *science du vivant*

Il existe, en toute science, un ensemble de *concepts irréductibles*, inexplicables par l'état actuel de la science. Aussi, il semble bien que plus la science considérée est avancée plus le nombre de concepts irréductibles est réduit, mais sans se limiter à l'hégémonie d'un concept, comme par exemple le concept de l'*évolution* ou de la *lutte des classes*, ou à plusieurs concepts sans liens.

L'irréductibilité est due à une itération conceptuelle, une répétition autoréférentielle [150]. En effet un concept irréductible est un concept *autoréférentiel*, dont le contenu sémantique est exclusivement en relation avec lui-même. Ce fait est évident pour toute personne ayant recherché des mots désignant des concepts irréductibles dans un dictionnaire. Ainsi le mot *temps* est défini à l'aide de termes tels que *moment, période*. Mais que signifient ces mots ? Le dictionnaire nous renvoie finalement au mot *temps* !

Un des buts de la démarche scientifique est précisément de réduire le plus possible le nombre de concepts sur lesquels est fondée la connaissance. Le concept d'énergie par exemple, est bien la notion par laquelle on explique les divers phénomènes mécaniques, électriques, calorifiques, etc., et de plus la masse d'un corps (la formule d'Einstein : $E = m.c^2$).

Avant qu'on ait mis en évidence l'équivalence de l'énergie mécanique et de la chaleur (expérience de Joule en 1843), il existait deux concepts irréductibles : le mouvement mécanique et la chaleur. C'est bien l'hypothèse que l'une était réductible à l'autre qui a conduit à l'expérience de Joule et à la réduction à un seul donné : l'énergie. Il en est de même pour l'énergie et la masse (Einstein en 1905).

On montre en physique que pour construire la science mécanique (cinématique et dynamique), il suffit de deux "concepts irréductibles" pour la *cinématique* (l'espace et le temps) ou trois pour la *dynamique* (l'espace, le temps et la matière) :

En effet pour définir les notions de la **cinématique**, il suffit de deux concepts seulement : celui de l'*espace*, représenté par la mesure des longueurs, et celui du *temps*, représenté par la mesure des durées.

---

[150]- Voir par exemple, J. Briggs et F.D. Peat : *Un miroir turbulent*, traduit de l'américain par D. Stoquart, InterEditions 1991, cité dans Science et Vie Micro, dossier : *Magie itérative. Une introduction à la théorie du chaos*, SVM mai 1991, p. 52-57.

Les autres notions de la cinématique dérivent de ces deux "concepts irréductibles", par exemple la vitesse (longueur par unité de temps), accélération (vitesse par unité de temps), etc.

Alors que pour définir les notions de la *dynamique* en physique, on doit introduire en plus un troisième concept irréductible, qui tient compte des propriétés de la *matière* mis en mouvement ou se trouvant dans un champ de gravitation : on a choisi la mesure de la *masse*.

Les autres notions de la dynamique dérivent de ces trois "concepts irréductibles", par exemple la force (masse fois accélération : $F = m.\gamma$), etc.

Ainsi, à partir seulement des *trois concepts irréductibles*, l'espace, le temps et la matière, représentés par les mesures de longueur, de durée et de masse nous pouvons bâtir toute la *mécanique* (cinématique et dynamique). Tous les autres concepts et les mesures correspondantes en dérivent, en utilisant des relations mathématiques entre ces grandeurs mesurables.

Cependant, l'électricité, la thermodynamique, l'optique, sont des disciplines physiques à *quatre concepts irréductibles* : outre les trois concepts irréductibles de la dynamique, on doit choisir un quatrième concept fondamental : l'énergie par exemple. Par conséquent, pour construire la *thermodynamique*, il faut effectivement, quatre concepts irréductibles : l'espace, le temps, la matière et l'énergie.

Cherchons ces notions de *concepts irréductibles* pour l'étude des organisations *bio-physiques*. Les phénomènes biologiques, jusqu'à nos jours, se présentent à nous comme des phénomènes très complexes du temps (le temps historique) et de l'espace (l'espace géographique), et d'un grand nombre d'autres variables, de sorte que l'analyse intégrale de ces phénomènes apparaît, a priori, comme prodigieusement difficile.

Nous pensons qu'il faut élaborer un modèle de *science du vivant,* englobant les sciences physico-biologiques, utilisant des concepts irréductibles. En plus du temps et de l'espace, ce modèle doit tenir compte non seulement de l'échange matière/énergie, mais aussi de l'échange de l'*information*, considérée sous son aspect dual, cognitif et énergétique.

En effet, la théorie physique de la thermodynamique se limite à deux réalités physiques échangeables : la matière et l'énergie. L'*information* est considérée, sous son aspect purement matériel et/ou énergétique.

En fait, l'information, tout en accompagnant la matière et/ou l'énergie est une réalité indépendante, car elle nécessite une *organisation cognitive* pour la concevoir et l'observer.

Nous devons donc compléter notre modèle du *monde vivant* en considérant l'*information* comme une réalité duale cogno-énergétique.

La cogno-énergétique est un concept de la *cognodynamique*, alors que la *cognodynamique* est une nouvelle théorie, d'*une nouvelle science du vivant*, d'une importance capitale. Dans tous les cas, ce n'est pas une doctrine : c'est une théorie scientifique. L'ambition de la *cognodynamique* est d'étendre le champ de la cybernétique, en la hissant à un niveau théorique plus élevé et plus adéquat ...

Le fil conducteur de la théorie *cognodynamique* est l'idée suivante : pourquoi penser, a priori, qu'il aurait d'une part un ou des modèles pour l'échange de l'information formulés par des théories, de la communication de la biologie cellulaire, des communications psycho-sociales, etc. ; et d'autre part, un ou des modèles pour l'échange de la matière/énergie, formulés par des théories énergétiques ou thermodynamiques. Il est donc approprié d'avoir une théorie *du vivant*, qui englobe les échanges de l'information et de la matière/énergie.

Le but de la cognodynamique, théorie de la *science du vivant* se basant sur les concepts de cognition et d'énergétique, est de montrer que les organisations biologiques, comme la cellule vivante, l'organisme humain, etc., ne sont pas des systèmes thermodynamiques mais des systèmes cognodynamiques s'organisant sur plusieurs niveaux de façon auto-similaire.

La cognodynamique, en tant que théorie de l'organisation en *science du vivant*, en plus des quatre concepts irréductibles de la thermodynamique, à savoir, l'espace, le temps, la matière et l'énergie, fait usage d'un concept irréductible propre à la vie, la *cognition*, lui-même associé au concept d'information.

Sous-chapitre : 2.1.2

Les confusions entre le temps et ses propriétés

Le temps passe, avance, s'écoule ... Le temps, selon le dictionnaire Robert, est un « milieu indéfini où paraissent se dérouler irréversiblement les événements et les phénomènes dans leur succession ».

En fait, il n'existe pas de définition précise de la notion de *temps*. Et cela pose problème puisque, dans toutes les disciplines scientifiques, où la rigueur est de mise, on ne cesse de travailler avec. Pour les scientifiques, comme pour tout un chacun, le temps reste donc une confuse énigme.

La principale source des confusions vient de nos discours qui ne font pas bien la part des choses : nous attribuons trop souvent au temps les *propriétés de l'espace ou celles des phénomènes* qui s'y déroulent, les propriétés de tous les processus dont il permet le déploiement.

Où trouve-t-on la trace de telles confusions ? Par exemple, dans la philosophie grecque, le temps est associé au seul *devenir* : "au début", pense-t-on, il existait un monde originel qui perdurait sans être soumis au temps, celui-ci n'entrant en scène que pour amorcer une genèse, enclencher un processus, provoquer une évolution. Mais seule une confusion entre temps et devenir permet d'imaginer qu'un monde stagnant a pu précéder le temps écoulant.

Aujourd'hui encore, le temps est souvent associé au *mouvement* dans l'espace, comme celui des aiguilles d'une montre ou horloge. Mais un objet immobile est aussi temporel qu'un objet en mouvement !

Le temps fabrique de la durée mais pas nécessairement du *changement ou déplacement*. Quant à la fameuse métaphore du fleuve qui s'écoule, elle aussi est problématique : si le temps s'écoule comme un fleuve, quelles sont ses berges ? Dans quoi s'écoule-t-il ? Parler en ces termes, c'est river le temps à une sorte d'écoulement concrète.

Quelles sont alors les origines de ces confusions sur le temps ? Au XVIIIe siècle, l'auteur de l'article de l'Encyclopédie de Diderot et d'Alembert consacré au temps a écrit : « Le temps est un *être abstrait*, qui n'est point par conséquent susceptible des propriétés que l'imagination lui attribue ». Donc cet *être abstrait* n'est pas matériel, et dont la compréhension est difficile par manque d'éléments concrets.

Un grand travail conceptuel reste donc à faire : le mot temps permet de dire tout à la fois le changement, l'évolution, la répétition, le devenir, l'usure, le vieillissement, etc. La question est finalement : quelles sont les propriétés essentielles du temps, celles qu'il a en propre, qu'on ne pourrait pas lui retirer sans le nier ?

Que reste-t-il du temps, une fois débarrassé de tout ce qui ne lui appartient pas ? *Le temps est avant tout ce qui produit de la succession et de la durée.* Sa propriété fondamentale est d'avoir un cours, c'est-à-dire de *renouveler constamment le présent* : en passant, il ne crée pas nécessairement de la nouveauté, mais empêche qu'on demeure "attaché" à un instant donné. Mais il ne faut pas confondre "cours du temps" et "flèche du temps" :

÷ Le *cours du temps* désigne le fait que le temps passe en renouvelant le présent, qu'en passant il produit de la durée et seulement de la durée. Bref, il engendre la succession des événements ;

÷ La *flèche du temps* renvoie à la possibilité qu'ont les choses d'avoir au cours du temps des transformations parfois irréversibles. La "flèche du temps" est une propriété du temps ; non le temps lui-même, mais des phénomènes temporels.

Le cours du temps et la flèche du temps pourraient procéder en définitive d'une seule et même racine, plus profonde : celle du temps lui-même. C'est parce que le temps a un cours bien défini qu'on ne peut modifier le passé. On a formalisé cela par le biais du "principe de causalité" qui, dans son énoncé classique, impose que la cause précède l'effet. Ce principe très puissant constitue l'ossature du temps.

D'autre part, le temps collectif est une notion placée entre la durée individuelle et le temps universel.

Quelle serait alors l'origine du temps ? Quel moteur le fait avancer ? Ce sont deux vraies questions, mais nous ne savons rien de l'origine du temps, que le terme origine soit pris au sens chronologique ou explicatif. Pour ce qui est du moteur du temps, c'est-à-dire ce qui le fait avancer, on bute encore sur d'énormes problèmes d'ordre conceptuel.

Il paraît qu'il existe deux types de temps : d'un côté, celui que décrit la science physique contemporaine, objectif et dénué de toute subjectivité dit-on. Et de l'autre, le temps que décrivent les sciences biologiques et psycho-sociales, temps qui est le fruit de notre expérience existentielle : le *temps existentiel*.

A chacun de ces deux types de temps correspond une caractéristique spécifique. Alors que dans les sciences biologiques et psycho-sociales, le temps se caractérise par son irréversibilité, les lois de la physique mécaniciste sont réversibles [151].

Rares sont les phénomènes biologiques et psycho-sociaux parfaitement réversibles, c'est-à-dire ceux dont le *film* déroulé à rebours représente un événement réel. En général au contraire, les processus biologiques et psycho-sociaux sont irréversibles.

---

[151]- P.V. Coveney : *L'irréversibilité du temps*, La Recherche N° 207, février 1989, volume 20, p. 190-198.

A-t-on jamais vu un organisme mort ressusciter, continuer à rajeunir et finir par faire le contraire de naître ?! On voit toujours se produire le développement inverse, suivant le *cours du temps*.

Et pourtant, Albert Einstein et la plupart des physiciens convaincus du XXe siècle prônent le point de vue contraire : « ... pour nous autres physiciens convaincus, la distinction entre le passé, le présent et le futur n'est qu'une illusion, malgré sa persistance ... » ! Autrement dit, les objets étudiés par la « science galiléenne » n'ont pas d'*histoire existentielle*.

Cette rupture entre la réflexion en sciences biologiques et psycho-sociales et la réflexion en sciences physiques plonge ses racines dans les trois siècles qui ont suivi la révolution scientifique à l'Occident qu'inaugure Galilée, Descartes, Newton en proposant une description mécaniciste de l'Univers.

En effet, les lois de Newton prédisent que les processus inverses ont lieu : à partir des seules équations qui régissent les mouvements et les forces s'exerçant entre les corps que l'on étudiait, on pouvait prédire entièrement le comportement d'un système à n'importe quel instant ultérieur.

La seule donnée indispensable était celle des conditions initiales, à savoir les positions des corps ainsi que leurs vitesses. Ces équations de la dynamique présentent une particularité essentielle à notre propos : elles n'imposent aucune direction privilégiée à la variable, temps t, car celle-ci n'y intervient que par son carré (t^2). En d'autres termes, les deux sens d'évolution, vers le passé (-t) ou vers le futur (+ t) n'ont aucune distinction physique.

La remarque d'Einstein semble donc bien fondée : contrairement aux observations dans les sciences biologiques et psycho-sociales, le temps dans la « science galiléenne » n'a pas de *flèche*, selon l'expression de Eddington [152], dans ces systèmes mécaniques puisqu'ils reviennent toujours à leur point de départ.

Par contre, les changements irréversibles dans les êtres biologiques et psycho-sociales abondent, dont certains très évidents comme la naissance, le vieillissement et la mort, d'autres sont moins visibles comme l'évolution des êtres vivants. Autrement dit, les êtres vivants étudiés par les « sciences biologiques et sociologiques » ont une *histoire existentielle*. Peut-on donc décrire de tels événements d'une façon mécaniciste ?

---

[152]- L'expression "flèche du temps", créée en 1928 par Arthur Eddington, est au cœur de la controverse entre "mécaniciens" et "thermodynamiciens". Rappelons que les observations d'Eddington (1882➤1944), lors de l'éclipse de 1919, ont constitué le premier essai pour l'application de la théorie de la relativité générale en vue de sa confirmation.

Voir : Isabelle Stengers : "Les avatars d'un héritage", *Les Cahiers de Sciences&Vie* N°20, avril 1944, p. 90-96.

Les deux révolutions en sciences physiques qu'a connues le XXe siècle : la relativité et la mécanique quantique fondées par Einstein en 1905, et développées par une foule de physiciens, n'accordent aucune place au *temps existentiel*, irréversible.

La relativité n'admet pas l'existence d'une *flèche du temps* au cours du temps ; autrement dit, tous les phénomènes sont réversibles sans distinction d'un passé, d'un présent et d'un futur. De même, la variable temps ne joue dans la théorie de la mécanique quantique aucun rôle nouveau.

L'énigme demeure, « à l'échelle locale, les lois de la physique sont toutes symétriques par rapport au temps, et pourtant l'asymétrie est manifeste à l'échelle macroscopique » (R. Pentose en 1979).

Cependant les processus physiques irréversibles abondent dans la Nature, qu'il s'agisse des organisations physiques et chimiques (par exemple en cosmologie, l'organisation de la matière dans l'Univers en étoiles, galaxies ...) ou dans les organisations biologiques et sociales. Mais la seule théorie physique, où l'irréversibilité occupe une place centrale, est la thermodynamique, comme nous l'avons déjà vu ...

Sous-chapitre : 2.1.3

L'espace et le temps chez Aristote : du temps cyclique au temps linéaire

Il est généralement convenu qu'une partie importante des concepts occidentaux prennent leurs racines dans la Grèce ancienne. Alors on peut penser que l'espace et le temps font partie des concepts qui ont été empruntés à la culture grecque. Par ailleurs, on sait qu'Aristote (-384≻-322) a formulé bon nombre de ces concepts. Est-ce le cas pour l'espace et le temps ? Est-ce qu'il avait lui-même emprunté à certains de ses prédécesseurs ?

De fait, le cas d'Aristote [153] est tout à fait considérable dans la pensée grecque. Aristote se caractérise, d'une part, par un esprit critique vis-à-vis de tous ses devanciers ; et d'autre part, par une volonté de constituer une vue systématique du monde qui soit en accord avec l'expérience commune, avec celle que tous les hommes éprouvent et peuvent vérifier pour leur propre compte.

Ces deux raisons font qu'Aristote a une place à part dans la culture grecque. Il présente, dans son livre la *Physique,* une vue générale où il expose l'existence du *mouvement*, les différents ordres de mouvement, puis une doctrine de l'espace et du temps, de la continuité, des premiers moteurs. Tout cela forme une contexture théorique extraordinairement consistante dont la force est de s'appuyer sur l'expérience.

Au XVIIe siècle, la critique de la physique aristotélicienne est très importante puisqu'elle détermine les positions de la science galiléenne, la science physique de l'espace et du temps. Mais il ne faut pas penser Aristote comme s'il avait été un penseur isolé. Il vient à la suite d'une ancienne tradition, au cours de laquelle plusieurs écoles se sont succédées, et même opposées, déjà avant lui. La pensée pré-aristotélicienne a donc déjà formulé ces notions, mais il y manque beaucoup de précisions.

L'espace et le temps n'apparaissent pas du tout liés chez Aristote, ni de même conception ; bien que les doctrines qui les exposent soient voisines dans son livre la *Physique*. En effet, alors que l'espace est conçu qualitativement, le temps est considéré comme un *nombre du mouvement*.

L'espace est traité sous le nom de lieu. Aristote nie l'existence du vide proposée par l'école matérialiste. Pour lui, le vide est un concept qui ne répond à rien, tout à fait superflu pour expliquer le mouvement.

---

[153]. Hervé Barreau (*entretien*) : *Les théories anciennes*, in « L'espace et le temps aujourd'hui », ouvrage collectif (série d'entretiens), Paris : Editions du Seuil, collection « Sciences Points », 1983, 310 pages.

Aristote remplace donc la notion de « vide » par celle de « lieu ». Il affirme que pour déterminer spatialement les corps, il faut envisager leur lieu ; lieu qu'il définit comme l'enveloppe du corps.

La doctrine aristotélicienne énonce que ce lieu, enveloppe d'un corps, doit être immobile. Mais alors, pour cette doctrine de l'immobilité du lieu, il s'agit d'un espace spéculatif : elle suppose un cosmos, un monde déterminé, dont la Terre est le centre, et dont l'extrémité est formée par la sphère céleste, la sphère des étoiles. Cette sphère, selon Aristote, tourne autour de la Terre à une vitesse qui est la plus grande possible.

Est-ce qu'Aristote s'est posé le problème de la mesure de l'espace ? Ce devrait être le cas puisque son approche était voisine de l'expérience commune. En fait, c'est là qu'est la faiblesse de la conception aristotélicienne de l'espace. Bien qu'elle soit intéressante en ce qu'elle rend compte des *qualités*, qui passaient alors pour fondamentales, elle ne se prête guère à la mesure, et il semble qu'Aristote ne s'en préoccupe pas.

En fait, Aristote veut avant tout donner un lieu à chaque élément, des quatre éléments (terre, eau, air, feu) : chacun des éléments a, selon Aristote, un lieu propre, naturel, vers lequel il tend. La terre a le lieu le plus bas et le feu a le lieu le plus haut, entre les deux l'eau puis l'air.

C'est tout à fait différent en ce qui concerne le temps. Alors que, pour Aristote, l'espace est fini, le temps, lui, est un *nombre* ; et comme « nombre du mouvement », il est infini, du moins infini en puissance. C'est-à-dire qu'on peut toujours ajouter une unité à celle qu'on a déjà atteinte, et Aristote pense que le mouvement des sphères est éternel. Cela tient à sa définition du mouvement.

Sans entrer dans la démonstration aristotélicienne de l'éternité du mouvement, on peut dire que *le temps apparaît alors comme une propriété du mouvement*, propriété que nous abstrayons en mesurant des intervalles de temps dont les bornes se nomment l'avant et l'après.

La mesure du temps, c'est même ce qui distingue essentiellement le temps du mouvement. Le mouvement a la propriété d'être continu chez Aristote, et le temps est une mesure qui appartient à tous les mouvements à la fois. Il utilise déjà la notion de *simultanéité*. Il y a un seul temps pour tous les mouvements du monde ; et il n'y a évidemment pas de critique de la *simultanéité*, qui n'apparaîtra qu'avec Einstein.

Le fait de considérer le temps comme un nombre, par conséquent de nature infinie : on peut toujours ajouter à un nombre. C'est une façon de traduire la fuite du temps vers le futur. Mais y a-t-il un infini passé pour Aristote ; ou bien, pose-t-il un commencement du temps ? En fait, il y a une infinité aussi vers le passé. Pour lui, le monde est éternel, on peut, par conséquent, régresser dans le passé autant qu'on veut.

Le temps est donc infini, mais il peut être continu ou discontinu ? Pour Aristote, le temps est continu, il le déclare lui-même très nettement ; la seconde définition du temps qu'il donne précise *non seulement que le temps est le nombre du mouvement, mais qu'il est continu*, car, dit-il, il appartient à un continu qui est le mouvement.

Ainsi, l'étude du *mouvement* par Aristote a-t-elle enterré la conception pythagoricienne d'un *temps cyclique*, que suggérait l'existence des révolutions célestes et du rythme des saisons. Il n'était plus possible de concevoir le cycle d'une "grande année" au terme de laquelle tout le ciel retrouvait sa configuration initiale, si les périodes de révolution des différents astres (dont cette "grande année" était le plus petit commun multiple) n'étaient plus exprimables en nombres entiers.

Toutefois, Aristote occupe une position médiane dans cette conception, disons pré-galiléenne, de l'espace et du temps. Nous avons vu ce qui le précédait, mais comment a évolué la pensée grecque par la suite ? Est-ce qu'il y a eu continuité à partir d'Aristote ou, au contraire, est-ce qu'il y a régression à des conceptions plus anciennes ?

En fait, on a l'impression que dès la mort d'Aristote, d'autres écoles prennent le devant. C'est Épicure qui revient à la position démocritéenne du vide dans lequel tombent les atomes. Les stoïciens aussi qui reviennent à une vieille conception, celle de l'éternel retour. Dans cette conception de l'éternel retour, les configurations d'événements reviennent perpétuellement aux mêmes étapes. Le remplacement d'un temps linéaire par un temps cyclique. Mais l'idée d'un temps cyclique n'est pas totalement absente chez Aristote.

Après l'époque grecque, la conception d'un temps unidirectionnel s'est surtout développée au cours de l'ère chrétienne.

Sous-chapitre : 2.1.4

Les bases cognitives du "temps existentiel" chez saint Augustin

Nous allons maintenant réfléchir sur le *temps existentiel*. En premier lieu, nous allons aborder cette problématique du temps chez saint Augustin (354➢430). Quel est l'être du temps ? Comment le mesurer ? Telles sont en fait les deux questions majeures que saint Augustin aborde dans son ouvrage *Les Confessions*, livre XI [154].

Avant d'en venir à sa propre conception du temps, saint Augustin passe en revue les positions de ses prédécesseurs, notamment celle d'Aristote. Aristote, comme nous l'avons vu, essaie de comprendre le temps à partir du *mouvement* : le temps, pour lui, est un *nombre*, un « nombre du mouvement ». Deux questions vont guider la réflexion de saint Augustin : la première tend à élucider l'être du temps, et la seconde à déterminer la mesure qui permet de l'appréhender.

En effet, cherchant d'abord à cerner la nature du temps, saint Augustin part de la position d'Aristote qui réduit le temps au *mouvement*, mesuré par un nombre selon l'avant et l'après. Passé, présent et futur s'étirent pour ainsi dire le long d'un trait continu sur lequel on aurait d'un côté le passé (ce qui a été) et de l'autre l'avenir (ce qui n'est pas encore), les deux étant séparés par le présent.

Tous les moments du temps, à mesure qu'ils passent, se disposeraient sur cette ligne spatiale : cette représentation assimile le temps à l'espace. Or, tel n'est pas l'être du temps vécu, qui est pur passage pour *renouveler le présent* ; parce que le temps n'a pas d'espace et nous ne pouvons mesurer qu'une chose spatiale ou spatialisée.

Saint Augustin s'interroge : « *Ces deux temps-là donc, le passé et le futur, comment sont-ils, puisque s'il s'agit du passé il n'est plus, s'il s'agit du futur il n'est pas encore ? Quant au présent, s'il était toujours présent, et ne s'en allait pas dans le passé, il ne serait plus le temps mais l'éternité … Nous ne pouvons dire en toute vérité que le temps est, sinon parce qu'il tend à ne pas être* » (*Les Confessions*, XI, 14, 17).

Les réflexions d'Augustin aboutissent à un premier résultat. Le *temps existentiel* n'a pas d'être réel dans l'espace ; on ne peut pas l'assimilé à l'espace. On ne le mesure qu'en percevant le moment où il s'écoule. Et cette perception, contrairement à l'idée première qui serait de le situer dans l'espace, s'opère au niveau de la *cognition* du sujet qui est l'observateur/ concepteur.

---

[154]- Saint Augustin : *Confessions*, collection Folio classique, Editions Gallimard, 1993.

On s'aperçoit du coup de l'erreur à parler de trois temps (passé, présent, futur) réels. Pour le sujet humain, tous les temps sont réellement au présent: « il y a le *présent du passé*, le *présent du présent* et le *présent de l'avenir* ». C'est l'esprit/cerveau qui introduit, par sa mémoire et par l'histoire existentielle, les dimensions du passé et de l'avenir, à partir du présent. Le temps n'a donc pas d'être en lui-même, mais il n'existe que dans l'esprit ou l'âme. (*Les Confessions*, XI, 20, 26).

Nous venons de dire qu'il fallait dissocier le temps du *mouvement* lui-même ; car il s'agit de ne pas confondre le temps et ce qui en est une de ses *propriétés*. La mesure du temps d'un mouvement est liée à la perception de l'espace et suppose la saisie du lieu où ce mouvement commence ; et du lieu où il finit.

Mais alors, ce n'est pas le temps qui est mesuré par le mouvement (un « nombre du mouvement »). C'est, au contraire, le mouvement qui est mesuré par le temps ; puisque l'avant et l'après relèvent de la perception, donc de la conscience et de l'activité qu'elle déploie. La solution, on le devine, ne réside nulle part ailleurs qu'au niveau de l'esprit humain.

L'esprit est sans cesse tendu, à la fois vers le passé, vers le présent et vers l'avenir (*Les Confessions*, XI, 28, 37). Ce qui dure, c'est l'attention par laquelle l'esprit réalise la synthèse vécue de la *mémoire*, de l'*attention* et de l'*attente* (*Les Confessions*, XI, 20, 26, 28, 37). C'est cette « extension » qui donne à comprendre la mesure du temps.

On peut donc figurer les éléments de la réflexion de saint Augustin sur le temps dans les trois termes suivants : *mémoire, attention, attente*. Ce sont là trois attitudes de l'esprit qui lui permettent de différencier les événements en situant les uns dans le passé, d'autres dans le présent, d'autres encore dans l'avenir. L'esprit/cerveau se saisit donc comme capable de dépasser le temps dans l'acte même de le percevoir.

Dès lors, nous avons la réponse à la question : *comment mesurer le temps ?* C'est l'esprit/cerveau ou l'*horloge* qui est un *médium* prolongeant l'esprit, qui est à la base de la mesure du *temps existentiel* ; parce qu'il contient en lui-même la mesure, bien qu'il soit lui-même soumis à la durée et au changement.

Saint Augustin fut donc le premier vrai penseur de la *cognition du temps*, à l'échelle de l'esprit/cerveau. Certains philosophes et scientifiques contemporains le reconnaissent bien volontiers. Très tôt, saint Augustin a pu prendre conscience de la profonde ambivalence du temps : ce temps qui donne sens à l'existence est aussi celui qui peut tout détruire.

Pour conclure, Saint Augustin disait (*Les Confessions*, XI) : « Il est maintenant clair et évident que les choses futures, ni les choses passées, ne sont point, et que c'est improprement qu'on dit : il y a trois temps : le passé, le présent, le futur, mais sans doute dirait-on correctement : il y a trois temps, le présent des choses passées, le présent des choses présentes, le présent des choses futures.

Car ces trois sortes de choses sont bien dans l'esprit et je ne les vois point ailleurs : la mémoire présente des choses passées, la conscience présente des choses présentes et l'attente présente des choses futures. Si l'on nous permet de parler ainsi, alors je vois trois temps et j'accorde qu'il y en a trois. Que l'on dise encore, il y a trois temps, le passé, le présent et le futur, selon un usage abusif, soit ! Je n'en ai cure, je ne m'y oppose ni ne le blâme, pourvu toutefois que l'on comprenne ce que l'on dit, à savoir que ni ce qui est futur soit déjà, ni ce qui est passé soit encore. Car nous parlons de peu de choses correctement, de la plupart incorrectement, mais on voit bien ce que nous voulons dire ».

Ainsi, ce qui devient évident et clair, répétons-le, c'est que le futur et le passé ne sont point ; et, rigoureusement, on ne saurait admettre ces trois temps : le passé, le présent et le futur. Mais peut-être dira-t-on avec vérité : « Il y a trois temps : le présent du passé, le présent du présent et le présent de l'avenir ». Car ce triple mode de présence existe dans l'esprit/cerveau ; nous ne le voyons pas ailleurs.

Nous pouvons généraliser cette conception du temps au niveau de la *mémoire génétique* du noyau/âme de la cellule biologique. Ainsi, le présent du passé de la cellule vivante, c'est sa mémoire génétique ; le présent du présent, c'est l'attention actuelle sur son milieu ; le présent de l'avenir, c'est son attente des évènements d'interaction biologique !

Si l'on nous accorde de l'entendre ainsi, nous voyons et nous admettons trois temps. Et que l'on dise encore, par un abus de l'usage, « Il y a trois temps pour la cellule : le passé, le présent et l'avenir ». Nous y consentons, pourvu qu'on entende ce qu'on dit, et que l'on ne pense pas que l'avenir soit déjà, que le passé soit encore.

Aujourd'hui, on se représente souvent le temps, à la suite de saint Augustin et Bergson [155], comme une donnée immédiate de la conscience. Pour nous, le phénomène n'est pas aussi simple, car il est rattaché à la *cognition*, aussi bien microscopique (au niveau noyau cellulaire) que macroscopique (au niveau du système nerveux).

---

[155]- Voir : - Henri Bergson : *Durée et Simultanéité. À propos de la théorie d'Einstein*, Paris, Félix Alcan, coll. Bibliothèque de philosophie contemporaine, 1922
- Henri Bergson : *Essai sur les données immédiates de la conscience*, Paris, Félix Alcan, coll. Bibliothèque de philosophie contemporaine,1889.

Sous-chapitre : 2.1.5

L'espace/temps existentiel en cognodynamique : l'élément spatial et événement temporel

La notion d'*élément* relève d'une existence spatiale ; alors que la notion d'*événement* relève d'une existence temporelle. Or tout *élément* peut être considéré comme *événement*, dans la mesure où on le considère situé dans le temps, comme une manifestation ou actualisation. Autrement dit, il y a toujours ambivalence entre événement et élément.

S'il n'y a pas de *pur* élément (tout élément s'inscrit dans le temps), il n'y a pas non plus de *pur* événement (il s'inscrit dans un élément) et la notion d'événement est relative. Le monde, pour beaucoup, c'est l'*espace*.

Or dans le monde coexistent et se mêlent des formes qui se rangent sur une échelle de complexité croissante, parallèle à notre représentation de la durée de l'Univers. Ainsi le monde est aussi le *temps*, matérialisé par les constructions d'organisations de plus en plus complexes. Dans la mesure où l'organisation des *éléments dans l'espace* ne se modifie que sous le stimulant de l'*événement dans le temps* ; où le changement est indissociable d'une relation élément/événement.

Il apparaît aujourd'hui que le plus ancien dans le monde est aussi le plus simple. La redécouverte du temps fut pour les esprits humains un événement aussi bouleversant que l'avait été la redécouverte de l'espace : de l'infiniment grand à l'infiniment petit. Redécouverte, non pas du temps qui *coule*, ce temps apprivoisé que les hommes savaient depuis longtemps mesurer ; mais du temps qui *ajoute*, du *temps historique*. Avec lui s'illumine le passé de l'existence de l'homme et le grand passé de l'existence de la vie elle-même.

Le *temps existentiel* prend une place de première importance dans les théories scientifiques biologiques et psycho-sociales. En effet le temps existentiel a un rôle remarquable dans les théories de l'évolution. Nous citons, par exemple, la théorie de Lamarck ou celle de Darwin ; la théorie de l'évolution sociale, celle de Comte ou de Marx ; la théorie du développement biologique, celle de la croissance biologique ; la théorie du développement affectif, celle de Freud ; la théorie du développement cognitif, celle de Piaget ; la théorie du développement social, etc. Ces théories ont pour objet l'étude du changement des organisations biologiques et/ou psycho-sociales utilisant la conception du *temps existentiel*.

Voyons maintenant les concepts de temps et d'espace du point de vue de la théorie cognodynamique. L'ancien objet physique fut d'abord hors temps ; il était par postulat périssable seulement par accident. Comme on l'a vu, le *temps* de la mécanique n'est qu'un « temps mathématique » pour décrire le *mouvement* des objets dans l'*espace* : c'était un temps réversible où l'objet n'a pas d'*histoire existentielle*.

La thermodynamique a montré que l'objet physique pouvait se dégrader avec le temps, qu'il est périssable par nature : le temps est devenu irréversible où on peut distinguer, avec le renouvellement du présent, un passé et un futur. Mais en thermodynamique, seule la dégradation de l'objet physique devenait temporelle, sa formation demeurait intemporelle ; comme si tout système thermodynamique était donné d'une éternité.

En cognodynamique, nous pouvons désormais concevoir la *naissance* d'une organisation par interaction entre ces parties, et son existence dans l'espace/temps, dans des conditions extérieures données.

Donc *toute organisation est un être se trouvant dans l'espace dépendant de son environnement et soumis au temps existentiel*. Toute organisation est un être dans l'espace et dans le temps, que le temps détruit ou le construit. Elle naît après une gestation par interactions de ses éléments constitutifs ; elle a une *histoire existentielle* que sont les événements externes et internes qui la perturbent et/ou la transforment ; elle meurt par désintégration.

Ainsi toute organisation biologique ou psycho-sociale a une histoire existentielle. De plus, cette organisation, à un temps donné de son existence, ne se comprend et ne s'explique que par rapport à son histoire. C'est dans le rapport qu'entretiennent les êtres, finis et mobiles, avec le *temps existentiel*, que se détermine la nature du temps en soi. Chaque être existant effectue une trajectoire temporelle.

Le temps n'est plus appréhendé comme un mouvement cyclique : il ne décrit plus un cercle mais une ligne. C'est cet aspect linéaire qui rend possible une pensée de l'*histoire existentielle*. En tant que mobile de l'action, la volonté devient en dernière instance le principal acteur de cette Histoire, conçue comme la succession d'événements toujours nouveaux. L'homme y apparaît comme un acteur à part entière de sa propre *histoire existentielle*. Aussi, la volonté collective joue un rôle essentiel dans le déroulement des événements historiques.

Le temps d'une organisation n'est pas seulement celui qui va de sa naissance à sa dispersion, appelé *temps de développement*, c'est aussi le *temps d'évolution*. L'évolution est la modification dans l'agencement des constituants d'un type d'organisation, lors de sa répétition au cours du temps.

Sous-chapitre : 2.1.6

Espace intérieur et espace extérieur d'une organisation

L'examen le plus simple de ce qui se passe dans la Nature, nous montre que tous les phénomènes du vivant résultent de l'interaction des corps les uns avec les autres. Il y a toujours à considérer l'objet organisé dans lequel se passe le phénomène et les circonstances extérieures ou le milieu qui détermine ou sollicite l'objet à manifester ses propriétés.

Les phénomènes de la vie présentent cette double condition d'existence : nous avons d'une part l'organisation dans laquelle s'accomplissent les phénomènes, et d'autre part le milieu extérieur dans lequel les organismes vivants trouvent les conditions indispensables pour la manifestation de ces phénomènes.

Les premières cellules apparurent probablement il y a 3 à 4 milliards d'années, sous la forme de vésicules fermées. C'est une cellule vivante entourée d'une membrane, séparant un milieu aqueux *du dedans* du milieu aqueux *du dehors*. Ce plan de base que l'on retrouve dans les organisations fossiles des cellules les plus primitives, s'est perpétué en se compliquant jusqu'à nos jours dans les organisations biologiques et sociales.

Ainsi pour fonder la science biologique expérimentale chez l'animal, il faut concevoir en plus du *milieu extérieur*, un *milieu intérieur*. Tout ceci nous semble plus ou moins évident aujourd'hui ; et nous oublions trop souvent d'apprécier les efforts de Claude Bernard pour forger ces concepts et en donner les premières preuves expérimentales.

Claude Bernard écrivait [156] : « Je crois avoir le premier exprimé clairement cette idée du *milieu intérieur* et avoir insisté sur elle pour faire mieux comprendre l'application de l'expérimentation aux êtres vivants. ».

Dans une organisation biologique ou sociale, il y a donc deux espaces à considérer : l'*espace extérieur* et l'*espace intérieur*. En effet, l'espace intérieur, des êtres vivants ou d'une collectivité d'êtres vivants, est toujours occupé par les éléments constituant l'organisation biologique ou sociale.

Et à mesure que l'on s'élève dans l'échelle des êtres vivants, l'organisation de cet espace intérieur se complexifie. Chez tous les êtres vivants l'espace intérieur conserve des rapports nécessaires d'échanges et d'équilibres avec l'espace extérieur. Mais à mesure que l'organisation biologique ou sociale devient plus complexe, les éléments intérieurs se spécialisent et s'isole en quelque sorte de plus en plus des autres éléments.

---

[156]- Voir : Claude Bernard : *Introduction à l'étude de la médecine expérimentale*, Flammarion, 1984.

Le raisonnement thermodynamique, dans sa version classique ou statistique, considère d'une part un corps ou un ensemble de corps que l'on appelle système formant le milieu intérieur ; et d'autre part tout ce qui est extérieur au système formant le milieu extérieur. D'une façon générale en thermodynamique, le milieu intérieur et le milieu extérieur échangent entre eux de la matière et de l'énergie sous ses diverses formes, l'*information* est considérée sous son aspect matériel ou énergétique sans tenir compte de l'aspect cognitif.

Ce faisant, le milieu intérieur et le milieu extérieur éprouvent des transformations, que le raisonnement thermodynamique s'emploie à préciser, particulièrement en se qui concerne le système étudié.

Une idée importante qu'a bien dégagée la théorie des systèmes est l'idée de *système ouvert*. La théorie des systèmes, à la suite de la thermodynamique, oppose les systèmes ouverts qui effectuent des échanges matériels/énergétiques avec l'extérieur, au système clos ne comportant pas d'échange avec l'extérieur.

Un système ouvert, sur le plan énergétique et/ou informationnel, sur l'univers extérieur est un système qui peut se nourrir en matière/énergie, voire en information. Or tout système qui travaille tend, en vertu du second principe de la thermodynamique, à dissiper son énergie, à dégrader ses constituants, à se désintégrer son organisation, donc à désintégrer lui-même. Il est donc nécessaire, à l'existence et à la vie d'un être vivant, qu'il puisse se nourrir ; c'est-à-dire se régénérer, en puisant à l'extérieur la matière/énergie et information dont il a besoin.

L'idée de système ouvert demeura enfermée dans la thermodynamique de la matière inerte. Mais on a dégagé la notion d'homéostasie, définie de la façon suivante : « les êtres vivants, comme des systèmes ouverts, présentent de nombreuses relations avec l'environnement ».

Mais par la suite, on a défini par principe comme systèmes ouverts, les organismes vivants ; précisément parce que ceux-ci ont un besoin vital de puiser matière/énergie (la nourriture) et information de l'environnement.

Dès lors thermodynamique et organisation vivante se trouvèrent plus que liées, apparemment réconciliées : si l'organisation vivante, au lieu d'accroître son entropie, c'est-à-dire se désintégrer, se maintient voire se développe, cela tient à ce qu'elle puise matière/énergie et information de son environnement.

Ainsi la définition des êtres vivants comme systèmes ouverts semble résoudre le problème que pose le deuxième principe de la thermodynamique et semble lier de façon harmonieuse, thermodynamique et organisation.

Mais on avait oublié du coup que la notion de système ouvert posait des problèmes préalables. Vient alors, l'exemple des tourbillons de Bénard qui montre que des formes d'organisations spontanées de la matière inerte, qui surgissent dans des conditions de non-équilibre, « sont créées et maintenues grâce aux échanges d'énergie avec le monde extérieur » [157].

Ce que Prigogine appelle *structures dissipatives* peut donc être aussi appelé système ouvert. Cependant, l'organisation de la matière inerte telle que étudiée par Prigogine est différente de l'organisation de la matière vivante dans la cellule, l'organisme, la société.

En effet ces organisations n'échangent pas seulement de la matière et de l'énergie, mais aussi de l'information considérée non seulement sous son aspect matière/énergie mais aussi sous son aspect cognitif (l'information est une entité cogno-énergétique).

La théorie des systèmes a tout à fait pertinemment mis en relief l'idée que l'ouverture est nécessaire à l'entretien au renouvellement, en un mot à la survie des organisations biologiques et sociales. Mais elle n'a pas vraiment dégagé le caractère organisationnel de l'ouverture, et elle a opposé l'idée d'ouverture en alternative d'exclusion avec l'idée de fermeture.

Or *ouverture* et *fermeture*, à condition de considérer ces termes du point de vue de la cognodynamique, non seulement thermodynamiquement, ne sont pas en opposition absolue.

Tout d'abord, une organisation dite *fermée* (n'opérant pas d'échange matériels, énergétiques, informationnels) n'est pas une entité hermétique dans un espace neutre. Elle n'est ni isolée ni isolable.

Ainsi des caractères apparemment intrinsèques, ne peuvent être définis qu'en fonction des interactions le reliant aux corps constituant son environnement (l'environnement d'une organisation étant constitué par la partie du milieu extérieur qui se trouve en situation d'agir sur l'organisation considérée ou de subir son action). C'est-à-dire que le tissu d'une organisation, même fermée, se fonde sur des relations extérieures ; s'il n'est vraiment *ouvert*, il n'est pas totalement *fermé*.

---

[157]- Ilya Prigogine : *La thermodynamique de la vie*, La Recherche N°24, juin 1972, Volume 3, p. 547- 562.

Sous-chapitre : 2.1.7

L'espace et notion de "frontière" d'une organisation biologique ou sociale

Il faut dépasser l'idée simple de la fermeture d'une organisation qui exclut l'ouverture, ainsi que l'idée simple d'ouverture qui exclut la fermeture. Les deux notions peuvent et doivent être combinées ensemble de telle façon qu'elles deviennent relatives l'une à l'autre comme dans l'idée de *frontière,* puisqu'une frontière est ce qui à la fois interdit et autorise le passage.

Dans toute *frontière* on peut dire là où il y a fermeture, il y a aussi véritablement ouverture cognodynamique. On peut citer quelques exemples de frontières biologiques : les membranes cellulaires, les membranes biologiques entourant les organes, la peau et les muqueuses limitant l'organisme humain ; ou de frontières sociales : les frontières politiques limitant les Etats-nations, les murs englobant une institution sociale, etc.

Ainsi les organisations vivantes à l'intérieur de leurs frontières s'ouvrent pour se refermer : pour assurer son autonomie, préserver sa complexité. Elles se referment pour s'ouvrir : pour échanger, communiquer de la matière/ énergie/ information.

Prenons l'exemple de la cellule biologique : alors que la distinction entre les objets inertes et leur environnement s'établit par une limite de facto, les êtres vivants les plus humbles produisent et organisent de façon permanente une membrane-frontière, de constitution particulière, qui filtre les échanges matériels/énergétiques/informationnels avec l'environnement, sélectionne l'assimilable, s'oppose à l'inintégrable ou au désintégrant.

Toute frontière vivante est ainsi à la fois enveloppe protectrice, ligne de défense, lieu de contrôle, zone de transit. Elle fait pénétrer ce qui nourrit et rejette ce qui menace.

Chaque cellule vivante est en effet limitée par une membrane dont l'existence n'a été reconnue qu'au milieu du XIXe siècle. Ces membranes cellulaires entourent les cellules et les séparent de leurs milieux extérieurs. Mais cette membrane n'est pas une simple limite de toute cellule vivante ; elle doit assurer deux fonctions opposées et complémentaires : celle de barrière de séparation entre deux milieux distincts, et celle de lieu d'échanges entre ces milieux : échanges d'énergie, échanges de substances, échanges d'information …

Tout à la fois barrière et lieu d'échange, les membranes cellulaires maintiennent la composition de la matière vivante, l'approvisionnement en matériau / énergie/ information, nécessaire à la vie cellulaire et assurent les communications entre cellules.

Un autre exemple de frontières : la peau et les muqueuses délimitant l'être humain. Edgar Morin a écrit dans de ce sens [158] : « L'unité dans le temps des systèmes, organisateur et mémorisant, que nous sommes n'est pas absolue, mais elle est non moins réelle que leur unité spatiale, délimitée par une peau et des muqueuses. La frontière qui protège l'autonomie d'un être vivant par rapport à l'univers qui l'entoure n'a de sens que si, en même temps que barrière, elle est lieu d'échanges et se laisse traverser ».

Il faut donc considérer le caractère dual de l'ouverture/fermeture. La thermodynamique définit couramment de façon extérieure le système ouvert, comme système qui comporte entrée/importation et sortie/exportation de matière/énergie (et information). Une telle définition met entre parenthèses ce qui se passe entre entrée et sortie : l'organisation interne laquelle considérée comme boîte noire.

En fait, entrées et sorties sont liées à une activité organisationnelle, donc à une organisation active, c'est-à-dire par là même transformatrice et productrice. L'ouverture/fermeture est donc ce qui permet les échanges nécessaires aux productions et transformations. L'ouverture/fermeture n'est pas donc, un caractère secondaire : elle est fondamentale et vitale à toute organisation biologique et sociale, puisqu'elle est nécessaire à son existence.

Ainsi l'ouverture/fermeture module les entrées et sorties au niveau des frontières. Une organisation biologique ou sociale a éventuellement une triple entrée (les matériaux à transformer, l'énergie pour le travail, le programme à exécuter), et une triple sortie (les sous-produits et déchets, les produits finis, les messages ou signaux concernant leur fonctionnement).

Si l'on compare l'ouverture des machines artificielles à celle des organisations biologiques et sociales on trouve qu'il existe une différence essentielle. Alors que le caractère intégralement ouvert d'un être vivant est primordial, car il a besoin, par exemple, de son apport énergétique (de son alimentation) pour ne pas se décomposer et se désintégrer, alors que la machine artificielle, de par la fixité de ses assemblages, peut être considérée comme système fermé.

La machine artificielle peut perdurer sans nulle alimentation, de par la résistance de ses composants. C'est dire que l'ouverture de la machine n'est que fonctionnelle. Si on la considère seulement au repos, hors de toute activité, la machine perd non seulement sa vertu d'ouverture, mais aussi sa qualité de machine.

On voit donc apparaître une distinction capitale entre ce qui est *existentiellement* ouvert l'être vivant, et ce qui n'est que fonctionnellement ouvert.

---

[158]- E. Morin et M. Piattelli-Palmarini : *L'unité de l'homme. 3. Pour une anthropologie fondamentale*, Editions du Seuil 1974.

L'être vivant s'alimente non seulement pour travailler, mais aussi pour *exister*. Il travaille à exister, c'est-à-dire à régénérer ses molécules, ses cellules, son organisation qui se dégradent sans trêve. Les organisations biologiques et sociales ne peuvent jamais cesser d'être ouvertes/fermées, ne peuvent nulle part échapper aux flux de matière / énergie / information.

L'être humain n'est qu'une *organisation vivante* construite de telle façon, qu'il y a d'une part une communication permanente du milieu extérieur avec le milieu intérieur organique ; et d'autre part qu'il y a des fonctions protectrices des éléments organiques pour mettre les structures de la vie en réserve et entretenir sans interruption les conditions indispensables à l'activité vitale.

La maladie et la mort ne sont qu'une dislocation ou une perturbation de ce mécanisme qui règle l'échange de la matière, de l'énergie et de l'information entre les différents niveaux de l'organisation de l'être vivant ou de l'être social.

Chapitre : 2.2

LES SCIENCES COGNITIVES, ENTRE L'ESPRIT/ CERVEAU ET L'ORDINATEUR / ROBOT

Au fond de toute explication du monde, il y a l'être humain. Qu'est-ce que l'esprit? Qu'est-ce que la pensée ? Qu'est-ce qui distingue le genre humain du reste de l'univers connu ? Ces questions tracassent les philosophes depuis des millénaires sans que leur résolution n'ait beaucoup avancée jusqu'à récemment.

Parmi les sciences modernes de l'esprit, les *sciences cognitives*, une foule de disciplines connexes, sont désormais au cœur d'une grande révolution intellectuelle induite par l'invention de l'ordinateur.

D'autre part, comprendre comment le cerveau fonctionne était l'aventure intellectuelle de l'humanité la plus passionnante. Si depuis l'antiquité, avec Hippocrate puis Galien, et en dépit d'Aristote, on s'accorde à regarder le cerveau comme le siège des sensations et de l'activité, et comme l'organe des sentiments et de l'intelligence, son étude véritablement scientifique a dû attendre le XIXe siècle pour commencer.

Ainsi Cabanis, le père fondateur de la psychophysiologie, affirme en 1795 : « le cerveau est l'organe de la *pensée*, comme l'estomac est celui de la digestion ou le foie est celui de la filtration de la bile ».

Les philosophes anciens et modernes [159] ont étudié l'esprit humain et la connaissance du monde extérieur. Ils ont élaboré un certain nombre d'explications relatives à l'entendement humain, ce qu'on a appelé *théorie de la connaissance*. Mais cette théorie de la connaissance reste imprécise et fragmentaire. Elle définit la connaissance à partir du connu sans référence à la notion d'information, ou les structures biologiques fines.

En fait, l'esprit ne peut être que l'ensemble des fonctions que nous appelons intelligence, raisonnement, perception conceptuelle de rapports, intuition au sens de compréhension directe et rapide ; et comme tel, c'est la recherche scientifique qui nous apprendra à connaître l'esprit. Nous commençons tout juste à entrevoir ce qui se passe dans le cerveau, les *sciences et les technologies cognitives*, étant notre guide pour nous éclairer.

---

[159]- Voir par exemple, B. Russel : *La méthode scientifique en philosophie et notre connaissance du monde extérieur*, P. B. Payot, Paris 1971.

Sous-chapitre : 2.2.1

Les "sciences et technologies cognitives", un champ d'étude transdisciplinaire

Comme le dit Edgar Morin [160] : « Je voudrais faire partager ma conviction que nous sommes encore dans une nuit profonde quant à la connaissance des relations entre notre cerveau/esprit, les idées, le monde extérieur. Nous sommes encore dans la préhistoire de l'esprit. Celui-ci commence à peine à concevoir son auto-connaissance. On n'a pas encore exploré le continent noologique des *choses de l'esprit* où les systèmes d'idées ont des règles d'existence et l'organisation qui nous sont encore inconnues ».

Les *sciences et technologies cognitives*, ou sciences de la cognition c'est ainsi que l'on désigne l'analyse scientifique contemporaine de l'esprit et de la connaissance sous toutes ses dimensions. C'est un domaine transdisciplinaire (c'est-à-dire à la fois multidisciplinaire et interdisciplinaire) encore mal défini, mais il est juste de dire qu'il y eut de tout temps des précurseurs de ce que, aujourd'hui nous appelons les *sciences cognitives*, dans la mesure où l'esprit humain est la source principale et l'exemple le plus accessible de la cognition et de la connaissance.

En effet, chaque époque de l'histoire de l'humanité produit une structure explicative de la nature de l'esprit de l'homme. Il existe au cours de l'histoire, un grand nombre de philosophes et de théories philosophiques qui ont essayé de dégager des concepts pour appréhender l'essence de l'esprit humain. La psychologie et la psychiatrie ont pris la relève dans ce type d'études.

Mais l'émergence actuellement des *sciences cognitives* représente une remarquable modification dans l'histoire des sciences. Pour la première fois, la science reconnaît pleinement sa légitimité à l'exploration à tous les niveaux l'esprit humain par ses méthodes propres, et cela bien au-delà des limites traditionnelles de la psychologie et de l'épistémologie classique, en tant que branche de la philosophie.

Cette révolution qui ne date que de l'après Seconde Guerre mondiale, fut introduite avec l'apparition des *nouvelles technologies de l'information et de la communication*. En effet, l'homme a pris conscience que la connaissance/information est liée à des technologies, des *médiums* prolongement de la cognition humaine ; celles de l'ordinateur et de l'intelligence artificielle, mais aussi celles de l'écriture et celles de l'image ...

---

[160]- Edgar Morin : *Pour sortir du XXe siècle*, Edition Fernand Nathan, Paris 1981.

La technologie, entre autres, agit comme amplificateur. On ne peut pas séparer les sciences cognitives des technologies de l'information sans amputer celles-ci ou celles-là d'un élément complémentaire vital. En d'autres mots, au moyen de la technologie, l'exploration scientifique de l'esprit tend à la société un miroir d'elle-même ignoré, bien au-delà du cercle de philosophe, du psychologue ou du penseur.

Ce qu'il y a d'intéressant dans le domaine des sciences et technologies de la cognition/information vient justement de la conjugaison des points de vue aussi éloignés, que le génie informatique l'est de la pensée philosophique, en passant par la linguistique, la psychologie cognitive, la neurobiologie et les neurosciences, la *science du vivant*, etc. C'est un domaine transdisciplinaire qui fait sauter beaucoup de barrières entre ces différentes sciences aussi bien des sciences dites « exactes » que des sciences dites « humaines ».

Les sciences cognitives sont encore jeunes, puisqu'elles ne sont dotées de technologies et de méthodes sûres qu'à partir de la seconde moitié du XXe siècle. Cependant, elles vont hériter toutes les philosophies et les sciences qui se sont intéressées à l'étude de l'esprit. Avec l'apparition des technologies de l'informatique, l'homme commence à être confronté dans ses pratiques quotidiennes à des questions telles que :

- Le cerveau peut-il être considéré comme un ordinateur ?
- L'esprit est-il une manipulation de symboles ?

Ces questions ont une incidence sur la vie des gens, elles ne sont pas que théoriques. Le premier impact de cet état de chose est le suivant : pendant des millénaires, les hommes ont eu d'eux-mêmes une compréhension spontanée dépendante de la culture de leur époque ; maintenant pour la première fois dans l'histoire, cette vision métaphysique de l'*esprit* entre en contact avec la science et la technologie et en est transformée.

La rencontre féconde des philosophes, des technologues et des scientifiques est un facteur d'éveil de la conscience humaine : c'est aussi une des aventures les plus intéressantes qui s'offrent à tous aujourd'hui ...

Les sciences cognitives avec leurs technologies représentent la plus importante révolution conceptuelle de la deuxième moitié du XXe siècle, ayant un impact à long terme à tous les niveaux de la société. La technologie de l'informatique est seulement l'aspect le plus visible d'un vaste domaine de recherches et d'applications dont la connaissance, l'information et la communication occupent le centre.

Comme pour la science en général après les deux Guerres mondiales, la révolution cognitive moderne fut largement influencée par les recherches menées aux Etats-Unis. La tradition cognitiviste est devenue l'orthodoxie de la communauté scientifique. Elle est basée sur deux convictions essentielles :

1°- L'approche technologique, en particulier celle de l'intelligence artificielle, est la seule façon d'appréhender les processus cognitifs.

2°- Rien de ce qui précède l'avènement de cette technologie ne mérite d'être conservé.

Il est naturellement impératif de bien connaître les thèses importantes et les résultats produits par le grand courant de sciences cognitives des auteurs américains ; mais nous ne pouvons admettre, avec Varela [161], que cela représente la seule approche valable. Cela est particulièrement sensible en Europe où, au début du XXe siècle, ont été apportées d'importantes contributions à la structure conceptuelle de ce que l'on appelle aujourd'hui les sciences cognitives, et qui le plus souvent ignorées.

Nous pensons en particulier aux perspectives ouvertes par le psychologue Jean Piaget qui formulait un programme de recherche dans ce qu'il appelait l'*épistémologie génétique* ; tandis que l'éthologue Kourad Lorenz décrivait sa vision d'une *épistémologie évolutive* ; au même moment que Warren Mc Culloch commençait à parler d'*épistémologie expérimentale*.

Jean Piaget a étudié la psychologie de l'intelligence humaine, particulièrement celle de l'enfant, et l'épistémologie génétique. Ces disciplines explorent des questions cognitives fondamentales. Elles ont été presque complètement absentes de l'orthodoxie cognitiviste et les idées qu'elles ont apportées sont même parfois réintroduites comme des nouveautés.

La redécouverte de la notion d'*intentionnalité* en sciences cognitives est un parfait exemple : clairement formuler par plusieurs penseurs européens et particulièrement Piaget dès les années 1940 ; elle fut ignorée du grand courant cognitiviste jusqu'en 1980.

Ainsi, comme le dit Varela, pour participer de plain-pied au développement de la nouvelle science de l'esprit, il est essentiel de demeurer ouvert à la diversité des idées et de garder ses distances avec les courants dominants actuellement des sciences cognitives.

De nombreuses tentatives de rapprochement entre spécialistes des neurosciences et des sciences et technologies de l'information et de la connaissance dans le but de rechercher un paradigme commun. Parmi les premières tentatives, le champ des recherches ouvert par la cybernétique et la théorie de l'information.

Aujourd'hui, comme nous l'avons déjà vu dans l'introduction, on appelle *sciences et technologies cognitives* et leurs applications médicales, un champ d'étude transdisciplinaire nouvellement constitué, rassemblant un ensemble de disciplines qui peuvent être classées en quatre grandes catégories :

---

[161]- F.J. Varela : *Connaître. Les sciences cognitives, tendances et perspectives*, Editions du Seuil, Paris 1989.

1°- La biologie des systèmes cognitifs, comme les neurosciences, la génétique, la théorie de la communication cellulaire, la biomimétique, etc.

2°- Les technologies de l'information et de la cognition artificielle, comme l'informatique, statistiques et mathématiques, la théorie de l'information, la cybernétique, l'intelligence artificielle, la robotique, etc. ;

3°- Les sciences humaines de la cognition, comme la théorie de la connaissance, la psychologie cognitive, la linguistique, la logique, etc.

4°- L'Epistémologie et l'éthique : la philosophie, l'histoire et la sociologie des sciences, et enfin l'éthique, etc., qui analysent et critiquent la connaissance et l'action.

En première analyse, ce rapprochement des diverses disciplines est le résultat de l'intuition d'avoir affaire aux différents aspects et niveaux d'analyse d'un même ordre de phénomènes, l'*information/cognition*.

Cependant la cognition n'est pas facile à définir ; elle caractérise des organisations traitant de l'information, appelées aussi *organisations cognitives*. « Elle caractérise des systèmes de traitement d'informations reçues depuis l'environnement externe, transformées en fonction d'un contexte interne et aboutissant à des comportements appropriés » [162].

C'est par ces comportements que cette organisation de traitement de l'information exprime son *intelligence*. La cognition déborde donc la seule faculté d'acquérir des connaissances ne serait-ce que parce qu'elle inclut aussi la commande et le contrôle moteur. La cognition, enfin est profondément liée à la communication de l'information.

Historiquement, l'épistémologie était intimement liée à la philosophie des sciences, et plus particulièrement à la théorie de la connaissance philosophique. Pour certains auteurs, le terme épistémologie a le même sens que théorie de la connaissance.

En fait le rapport de l'épistémologie à la théorie de la connaissance est celui de l'espèce au genre, l'épistémologie se limitant à cette seule forme de connaissance qu'est la *connaissance scientifique*. Ainsi la théorie de la connaissance serait la théorie du fondement de la science, et nous ne pouvons avancer dans une étude épistémologique sans elle.

La science a prouvé par ses succès la puissance de sa démarche. Cependant, elle a évolué de telle sorte que les explications cartésiennes purement mécaniciste de l'homme ne sont plus valables. Ces explications ont déjà transformé la condition humaine : elles ont changé la mentalité et l'intelligence de l'homme.

---

[162]- D. Andler : *Les sciences cognitives et leurs rapports avec les neurosciences*, « Communication cellulaire et pathologie », INSERM, John Libbey Eurotext London-Paris 1988, p. 235.

En fait, il y a plusieurs manières dont on envisage les rapports entre le cerveau et la *cognition*. Les neuroscientifiques ont considéré la *cognition* comme des éléments psychologiques de la façon suivante :

÷ Soit simplement comme « l'aspect intérieur de certains processus nerveux physico-chimiques » ;

÷ Ou bien d'après la conception matérialiste qui dit « il n'y a pas de pensée sans matière » ;

÷ Ou encore, avec Henri Bergson [163] (1859≻1941) et les spiritualistes, on admet que « le cerveau constitue le point d'insertion de l'*esprit* dans la matière ». La science nous montre que, sans le cerveau et les organes qu'il commande, l'esprit et la pensée ne peuvent être considérés. Ainsi, la pensée a pour support matériel, la matière/énergie portant des signaux et des signes physiques (les sons, la lumière, etc.), modulés par des mots articulés ou écrits, ou toute autre information.

Cependant la *science* est aujourd'hui encore, terriblement portée à la conception matérialiste, ce qui malheureusement empêche l'élaboration d'une *vision globale* de l'organisme humain qu'elle traite. Peut-on lui pardonner ce dangereux travers au nom des services qu'elle rend ?

Par exemple, la *médecine* jusqu'à nos jours ne possède aucun modèle qui englobe toutes les fonctions et structures de l'organisme humain. Avec sa méthode anatomoclinique et ses moyens thérapeutiques purement matériels, la médecine essaie d'apprivoiser la maladie. La médecine psychosomatique, qui repose sur la découverte de la relation entre l'esprit et le corps, n'est que très rudimentaire.

Or l'émergence des concepts d'information et de cognition au cœur même de la physique appelle soudain l'inversion du mouvement qui disjoignait dans les univers répulsifs, la matière et l'esprit. Il faudra la plus haute synthèse théorique des sciences, physiques, biologiques et psychosociales, pour que de leur collaboration, ces deux entités s'intègrent l'un à l'autre, et que de cette intégration naisse de nouveaux concepts de la *science du vivant*.

---

[163]- Henri Bergson : *Matière et mémoire. Essai sur la relation du corps à l'esprit*, Paris, Félix Alcan, coll. Bibliothèque de philosophie contemporaine, 1896.

- Henri Bergson : *Essai sur les données immédiates de la conscience*, Paris, Félix Alcan, coll. Bibliothèque de philosophie contemporaine,1889.

Sous-chapitre : 2.2.2

Le cerveau et la neurobiologie : la longue marche vers le neurone

Voici bien longtemps que les premiers médecins naturalistes, spécialement les pères de la médecine scientifique, Hippocrate (-460➤-377) et Galien (131➤201), ont essayé de se représenter les processus matériels, la base du fonctionnement nerveux du cerveau. Hippocrate invoquait les mouvements d'un fluide matériel mystérieux que le cerveau extrayait du sang et lançait dans les nerfs, supposés creux.

Un biologiste du système nerveux écrivait, au début du XVIIIe siècle : « Le cerveau est composé d'une infinité de petites glandes et de petits tuyaux ; ces petites glandes ont chacune un tuyau particulier par lequel coule l'esprit animal qu'elles ont filtré du sang ». De même les spiritualistes et les philosophes ou physiologistes vitalistes du XVIIIe siècle croyaient à une âme immatérielle qui digère, qui fait battre le cœur, qui désire les plaisirs. On voit combien ces conceptions diffèrent des idées actuelles, issues de l'observation et l'expérimentation modernes.

En effet, il n'y a pas d'esprit ni d'âme sans système nerveux, sans le cerveau et/ou le noyau cellulaire. De fait chez les protozoaires (organisme vivant constitué d'une seule cellule, qui s'apparente au règne animal), il y a de la sensibilité et irritabilité, sans cellules nerveuses spécialisées ; mais cela est à un niveau d'organisation biologique plus inférieur.

L'étude de l'évolution montre que le psychisme est la continuation de l'organisation biologique, que son développement accompagne pas à pas celui du système nerveux. Les étages du système nerveux correspondent aux étapes de l'arbre généalogique du règne animal, à mesure que se constituent les cellules nerveuses, sensibles et motrices.

Ces cellules nerveuses se groupent et s'organisent en centres ganglionnaires reliés par des fibres et faisceaux de fibres de connexion que les centres se disposent sur un axe : la moelle épinière, la protubérance, le cerveau moyen, le thalamus, les hémisphères tapissés par l'écorce cérébrale. La pensée dépend de cette organisation : on a montré le rôle, dans l'activité mentale et sensori-moteur, des différentes parties du cerveau.

La neurobiologie moderne doit ses fondements scientifiques à deux développements qui se produisirent au XIXe siècle : l'un dans le domaine des techniques d'observation, dont les progrès, telle l'invention du « microscope achromatique », ouvrirent un monde nouveau aux yeux des chercheurs ; l'autre, de portée plus grande encore, qui s'opère dans l'*esprit de l'homme*.

Ce fut en effet au cours du XIXe siècle que la neurobiologie se libéra des entraves du vitalisme. L'approche biologique est inaugurée par Magendie au début du XIXe siècle, et qui culmina dans l'école de Pavlov au début du XXe siècle. Elle paraît aller de soi aujourd'hui dans l'étude du système nerveux, et spécialement du cerveau humain.

La neurobiologie fut en effet développée, en apposition aux conceptions vitalistes du corps et de l'esprit. Magendie (1783➤1855) n'hésita pas à affirmer clairement sa position et écrivit : « Le cerveau est l'organe matériel de la pensée : une foule de faits et d'expériences le prouvent ». Cabanis (1757➤1808) avait, en particulier à la suite d'expériences, affirmé la prééminence du cerveau dans tous les phénomènes psychologiques et comportementaux.

En dehors de ce cercle, la question des rapports entre le corps et l'esprit avait été mise en avant par Gall (1758➤1828), dont la position majeure était que les facultés mentales doivent avoir leur siège dans le cerveau. Il formule une théorie de localisation corticale de chaque faculté ce qu'il a appelé la *phrénologie*.

Cependant, deux points forts marquent la naissance de l'étude scientifique moderne du cerveau : la découverte des localisations cérébrales et l'établissement de la théorie cellulaire du tissu nerveux avec la découverte des *neurones*.

C'est à Broca (1824➤1880) que revient le mérite d'apporter la première démonstration, en 1861, de la localisation cérébrale d'une fonction supérieure : le *langage*. Le siège de la faculté du langage articulé a été localisé dans le lobe frontal gauche ; et le principe d'une dominance hémisphérique gauche pour cette faculté était établi et affirmé en 1865.

En 1873, le médecin histologiste Camillo Golgi [164] développe une théorie du tissu du système nerveux. Il postule que le tissu nerveux serait formé de cellules avec un long prolongement appelé axone et des collatéraux appelés dendrites. A ces derniers, il attribue une fonction trophique. Golgi pense que les innombrables ramifications de prolongements nerveux s'anastomosent entre elles pour former un véritable réseau continu.

Il faut attendre le médecin biologiste Santiago Ramon y Cajal [165], en 1889, pour que soit démontré que chaque cellule nerveuse, ou *neurone* [166], est une véritable unité avec ses prolongements de fibres, les axones et les dendrites, qui sont associés.

---

[164]- Camillo Golgi (1844➤1926) est un médecin histologiste italien, prix Nobel 1906 partagé avec Santiago Ramon y Cajal.

[165]- Santiago Ramon y Cajal (1852➤1934) est un médecin biologiste espagnol, prix Nobel 1906, partagé avec Camillo Golgi. Voir : *Les Cahiers de Science&Vie* N° 58, Dossier : « La découverte des neurones », août/septembre 2000, p. 37-81.

[166]- Le terme *neurone* est proposé en 1891 et dès lors adopté.

Ainsi s'ouvre un nouveau chemin de l'ère de la neurobiologie. Toutefois nous disions qu'un tournant fût atteint en neurobiologie lorsque le vitalisme fut abandonné. Mais un regard plus attentif montre qu'un vestige de vitalisme persistant quelques peu sous forme de *téléologie* (ou finalisme). Mais des scientifiques se posaient la question [167] : « Quel est le but du mécanisme neuronal que l'on vient de mettre en évidence ? ». Le neurobiologiste Sherrington (1857➤1952) répond à cette question fondamentale de la finalité par « non au vitalisme ».

Toutefois, Sherrington fut assez confus au sujet des rapports du corps et de l'esprit. Contrairement à l'école de Pavlov (1849➤1936), il refusa de considérer que les propriétés *intentionnelles* et *volontaires* de l'esprit peuvent s'interpréter en termes de réflexes. En d'autres termes, il persista dans sa conception dualiste du rapport entre le corps et l'esprit.

De nos jours, l'approche biologique dans les rapports entre le cerveau et esprit est largement répandue en Occident. Cependant la lutte des idées entre vitalisme et matérialisme se poursuit sous une forme nouvelle : celle de la controverse entre *réductionnisme* et *holisme*. Pour les premiers [168], l'esprit de l'homme est totalement identique à l'activité physico-chimique du cerveau ; pour les seconds, l'esprit est une propriété que les lois physico-chimiques ne peuvent expliquer. Mais cette controverse déborde largement le cadre de la neurobiologie et concerne la biologie tout entière.

---

[167]- M. A. B. Brazier : *La neurobiologie, du vitalisme au matérialisme*, La Recherche N°83, novembre 1977, Volume 8, p. 965-972.

[168]- D. L. Hull : *Génétique et réductionnisme*, La Recherche N°87, Mars 1978, Volume 9, p. 220-227.

Sous-chapitre : 2.2.3

Le cerveau, organe biologique de la cognition

Aujourd'hui, les « *neurosciences* » désignent l'étude du système nerveux, depuis la constitution du tissu nerveux, sa composition moléculaire biochimique et cellulaire, jusqu'aux expressions les plus intelligentes du cerveau, comme la reconnaissance de formes, la planification d'actions, la résolution de problèmes ou la communication langagière ...

Introduit vers la fin des années 1960, ce néologisme s'est imposé depuis, notamment par son utilisation dans des groupes de chercheurs multidisciplinaires étudiant le système nerveux. Le progrès des *neurosciences* tient en grande partie au décloisonnement des disciplines qui, traditionnellement, étudiaient de façon indépendante le système nerveux : biophysique, biochimie, psychologie, anthropologie, zoologie, biologie moléculaire, électrophysiologie, etc., et bien entendu la médecine clinique.

Ces sciences spécialisées se mêlent aujourd'hui pour constituer les *neurosciences* ; et elles s'empruntent leurs techniques et leurs concepts, partagent le même objet, le système nerveux, et le même espoir de comprendre l'organisation, l'évolution, le développement et le fonctionnement du cerveau de l'homme.

Au niveau moléculaire, dans un avenir très proche on peut espérer avoir des descriptions chimiques plus complètes du système nerveux grâce notamment à l'emploi de méthodes biophysiques puissantes, comme la spectrométrie de masse, résonance magnétique nucléaire, chromatographie liquide à haute performance, etc.

Au niveau cellulaire, il serait peu raisonnable, vu leur nombre, de vouloir passer en revue tous les progrès de la biologie du neurone ou des ensembles neuronaux. Nous ne donnerons que deux exemples :

Le premier est le développement des préparations in vitro, en associant les méthodes de la biologie moléculaire aux techniques du génie génétique.

Le second est le développement des techniques permettant d'enregistrer les activités du cerveau pendant le déroulement d'une tâche de *psychologie cognitive* strictement contrôlée par l'IRM fonctionnelle.

Ces deux types d'exemples n'épuisent pas bien entendu les ressources des neurosciences, ils en marquent seulement les limites extrêmes. Car le champ des neurosciences s'étend de l'étude moléculaire du tissu nerveux au fonctionnement de l'esprit dans le cadre des « sciences cognitives ».

Il n'est pas un aspect de la nature humaine qui lui soit étranger. La place occupée par l'espèce humaine dans le monde biologique, le but, les limites l'évolution de son intelligence, la faculté d'adaptation et d'apprentissage, la diversité des attitudes et des conduites sociales, la créativité culturelle, sont des questions qui recevront un éclairage nouveau quand on aura mieux compris comment le cerveau travaille qui est du domaine des « sciences cognitives ».

L'exploration du cerveau se fait de nos jours au niveau des ensembles de cellules nerveuses, ou neurones, au niveau des contacts entre neurones, au niveau des réactions chimiques impliquées dans les communications entre ces cellules, ou encore au niveau de l'activité électrique du cerveau, des neurones ou de leurs membranes.

Sur la base des données ainsi recueillies, et des théories des régulations et du *traitement de l'information et des sciences cognitives* en général, les neurobiologistes modernes ont établi des modèles plus ou moins complets, plus ou moins cohérents, de l'activité des neurones et du cerveau [169].

En 1981, dans une université américaine, on découvre l'existence de neurones répondant exclusivement aux visages dans le lobe frontal de macaques. Entre 2003 et 2006, une équipe de neuroscientifique au California Institute of Technology, identifie les régions cérébrales responsables de cette reconnaissance faciale. En 2017, elle en déchiffre le *code neural* [170]. Grâce à un algorithme sur ordinateur, le visage observé par un macaque a pu être reconstitué intégralement à partir de l'activité électrique d'une centaine de neurones.

Le résultat du déchiffrement du code neural de la reconnaissance faciale est « qu'une centaine de neurones suffisent à identifier n'importe quel visage ». Cela met fin à l'hypothèse selon laquelle chaque visage serait encodé par un neurone unique.

Les neuroscientifiques ont ainsi reconstruit de façon très précise les visages que les macaques étaient en train de voir, uniquement à partir de leur activité neurale !

On a montré qu'avant que l'enfant apprend à lire, l'aire cérébrale de la lecture sert à *reconnaître les visages* [171]. En effet l'acquisition de la lecture n'est pas inscrite dans ses gènes. Lorsque l'on apprend à lire, les aires cérébrales du langage et de la vision se réorganisent. Et certains neurones se reconvertissent, de la reconnaissance des visages à celle des mots.

---

[169]- Voir : Dossier spécial cerveau : *Comment notre cerveau perçoit le monde*, La Recherche N° 477, juillet/août 2013, p. 36-84.

[170]- Voir : Gautier Cariou : *Comment le cerveau reconnaît les visages*, La Recherche N° 531, janvier 2018, p. 63.

[171]- Jacques Abadie : *La lecture recycle nos neurones*, La Recherche N° 449, Dossier : Comment le cerveau apprend, février 2011, p. 44-47.

Parmi les autres expérimentations sur l'esprit, celles qui se font sur la mémoire humaine. On a constaté que « le souvenir d'une expérience passée nous rappelle souvent d'autres événements ayant eu lieu au même endroit ». Comme si le *lieu* faisait partie des éléments contextuels que nous mémorisons, sans nous en rendre compte. Cette hypothèse, souvent émise par les neuropsychologues est confirmée expérimentalement. Une structure du cerveau, essentielle à la *mémoire épisodique*, contient des « cellules de lieux » qui fonctionnent un peu comme un GPS : elles s'activent selon un schéma particulier, lorsque l'on s'arrête dans un lieu précis [172].

Pour faire progresser la connaissance du cerveau humain, et éviter de toucher des fonctions vitales, des neurochirurgiens gardent leurs patients éveillés et les soumettent à des tests pendant l'opération. C'est une méthode de traitement et de recherche qui minimise le risque de séquelles postopératoires [173].

Aller aux frontières de l'esprit/cerveau humain, sonder les secrets leur fonctionnement. Avec une minutie sans égale, des neurochirurgiens sont de plus en plus nombreux à plonger leurs instruments dans cet *organe cognitif* qu'est le cerveau. Avec une question fondamentale : « quelle fraction de cerveau peut-on amputer chez le patient sans détruire ce qu'il est ? ». S'ils ont le pouvoir, tout autant que le devoir, de se la poser ; c'est qu'il s'agit de traiter, parfois à titre préventif, de graves tumeurs cérébrales ou des crises d'épilepsie rétives aux traitements.

Afin de donner à leur patient le maximum de chances de survie, les chirurgiens doivent ôter, sans séquelle ou presque, des portions de cerveau parfois aussi grosses qu'une orange. C'est une technique chirurgicale tombée dans l'oubli ; celle qui « coupe dans un cerveau éveillé », au cours d'une opération chirurgicale [174].

---

[172]- Voir : Marie Laure Théodule : *Nous mémorisons les lieux sans nous en rendre compte**, La Recherche N° 484, février 2014, p. 18.

* L'expérience est la suivante : « Sept patients, auxquels on avait précédemment implanté des électrodes dans leur cerveau pour soigner leur trouble, ont été mis à contribution. Il leur était demandé de participer à un jeu vidéo, pendant que les électrodes enregistraient l'activité de leur hippocampe (une région du cerveau) ...

Résultat : quand ils citaient un objet, leurs cellules de lieu s'activaient selon un schéma identique à celui enregistré dans le magasin où ils avaient livré l'objet en question. Une confirmation que la mémoire d'un événement est corrélée au niveau neuronal avec le lieu où il s'est déroulé.

[173]- Emmanuel Monnier : *Des patients opérés éveillés*, Science&Vie Hors-série N° 282 : Chirurgie : tout à changer, avril 2018, p. 70-81.

[174]- Depuis début du XXe siècle, cette technique est connue. Le neurologue Otfrid Foerster l'a éprouvé, après la Première Guerre mondiale, pour réparer les lésions cérébrales dues aux blessures par balle, qui provoquaient des crises d'épilepsie chez les combattants revenus du front. Un de ses élèves a développé cette méthode dans les années 1930. Il utilise des relevés réalisés lors de centaines d'opérations pour créer une carte de l'anatomie fonctionnelle du cerveau. Mais à sa retraite, en 1960, la « chirurgie éveillée » sombre dans l'oubli.

Pour identifier les aires fonctionnelles du cerveau et limiter au mieux les dégâts, on stimulait les zones du cortex avec des électrodes, sous anesthésie locale, et repérait les régions qu'il pouvait exciser sans altérer les fonctions vitales du patient qui, durant toute l'opération, restait éveillé pour le guider, en répondant à des tests.

Cette technique chirurgicale sera redécouverte dix ans plus tard, pour traiter l'épilepsie. Depuis 1996, Hugues Duffau a étendu cette technique à l'ablation des tumeurs lentes et fait école, tant en France, où il a inspiré une dizaine de centres, que dans le monde, où plusieurs centaines de neurochirurgiens pratiquent aujourd'hui, sous son impulsion, la "chirurgie éveillée". Toutefois le patient, lors de l'opération, ne ressent rien ; car le cerveau ne contient pas de récepteurs de la douleur.

Pendant l'opération, un assistant neuropsychologue reste à côté du patient, d'abord pour l'apaiser, mais aussi pour entamer un dialogue et mener, durant toute l'opération, des tests essentiels. Car ce sont ces tests qui vont permettre au chirurgien, derrière le champ opératoire, d'enlever des portions de cerveau en limitant les pertes de fonctions.

Les tests sont a priori simples ; mais ils permettent de vérifier un éventail complet de fonctions cognitives : numération, langage, conscience de l'espace, motricité, double tâche, reconnaissance des émotions, des états mentaux, etc. Il montre qu'il n'y aurait pas de zones cérébrales dédiées à une fonction précise, mais des réseaux reliant une myriade de centres. Ainsi, la neurochirurgie, par ses coupages, esquisse un "cerveau minimal" constitué des éléments sans lesquels un cerveau ne peut fonctionner.

Sous-chapitre : 2.2.4

La naissance de la psychologie cognitive

L'état actuel des sciences cognitives est le résultat d'une évolution ; ce qui nous fait distinguer au moins deux grandes étapes évolutives ayant apparu plus au moins successivement. Ces étapes sont les suivantes :
- La naissance de la psychologie cognitive ;
- La cybernétique et l'intelligence artificielle.

La psychologie, branche de la philosophie jusqu'à la fin du XIXe siècle, concernée par l'étude de l'âme en grec *psukhé*, est actuellement une science ayant pour objet l'étude des conduites des organismes vivants. Elle recoure en particulier à la méthode expérimentale, à la statistique et aux modèles de la théorie de l'information.

La psychologie moderne s'est peu à peu détachée de différents courants de la pensée philosophique. L'un de ces courants prend naissance dans l'œuvre de René Descartes (1596➤1650). Le dualisme postulé par Descartes entre l'esprit et le corps se trouve à l'origine de deux développements divergents de la psychologie :

÷ Une psychologie spiritualiste, étrangère à l'observation/expérience, se réclame que « l'esprit, pour être, n'a besoin d'aucun lieu ni dépend d'aucune chose matérielle ».

÷ Mais le corps séparé de l'esprit, peut faire l'objet d'études empiriques : c'est ce courant *matérialiste*, issu lui aussi de la pensée cartésienne, que vont développer les médecins philosophes du XVIIIe siècle, pour étudier la psychologie du corps humain.

Les progrès de la psychologie ont été liés de plusieurs façons à ceux de la physiologie du système nerveux. La physiologie a offert à la psychologie l'exemple d'une discipline se détachant de la spéculation philosophique et adoptant une démarche purement expérimentale. Cette évolution s'est produite dans la deuxième moitié du XIXe siècle.

G. Fechner (1801➤1887) a publié en 1860, son livre *Eléments de psychophysique*, ouvrage qui sert souvent de jalon pour dater les débuts de la psychologie moderne. Il a mis une solide culture physico-mathématique au service d'un problème métaphysique : celui des rapports entre l'esprit et la matière. Il a cherché à établir une liaison mathématique entre énergie physique et énergie mentale. Le deuxième événement fondateur est la naissance du premier *Laboratoire de psychologie expérimentale*, à Leipzig en 1879, par Wundt.

La psychologie que fait Wundt [175] dans son laboratoire était assez élémentaire, tout en étant fort ambitieuse, puisqu'elle avait pour objectif une analyse de l'esprit humain. On y étudiait la vision, l'audition, le toucher, le goût, le sens du temps, la perception, le temps de réaction, etc., grâce à des appareils qui permettent de préciser les situations et d'enregistrer les réactions.

Au chapitre des grands pionniers de la psychologie moderne de la première moitié du XXe siècle, on ne peut évidemment ne pas citer Sigmund Freud (1856➢1939). Le freudisme avec sa psychanalyse est une conception de l'homme, une anthropologie. Mais si l'on cite Freud, ici, c'est qu'en outre on trouve dans son œuvre la première théorie de la personnalité, issue d'un effort de compréhension du fonctionnement *anormal* des conduites d'organismes humains adultes.

La théorie de Freud est inséparable de sa conception de l'*appareil psychique*, de son fonctionnement, surtout pathologique, et de son développement affectif (sans rattachement à la cognition) dans le temps au niveau de l'individu, et aussi de son évolution au niveau de l'espèce humaine.

Il faut reconnaître que les stades de développement selon Freud (stade oral, stade anal, stade phallique, phase de latence, stade génital) sont communément considérés comme formant le système de *stades affectifs* sans rapport avec la cognition.

Jean Piaget (1896➢1980) est un de ceux qui ont apporté les contributions les plus originales à l'étude du fonctionnement cognitif du système nerveux humain, plus particulièrement celui de l'enfant.

Il n'est pas exagéré de dire que ce que Freud a réalisé dans le domaine de la description et de la compréhension du développent affectif humain, Piaget l'a fait dans celui du développement des facultés cognitives. Son travail a moins affecté la psychiatrie clinique, pour qui les facteurs affectifs ont une importance capitale, que la *psychologie cognitive*, en particulier celle de l'enfant.

On peut dire que les travaux de Piaget sont du domaine de la recherche fondamentale. L'application pratique de tels travaux vient toujours bien après. Les psychanalystes se sont surtout intéressés à l'influence des besoins affectifs sur le processus cognitif de pensée ; Piaget, lui s'est attaché à une étude méthodique de la pensée elle-même et son développement.

Les premiers travaux de Piaget sont publiés dès les années 1920 (son premier livre est publié en 1923), mais ne seront vraiment redécouverts à l'échelle mondiale, et ne deviendront influents qu'à partir des années 1950 quand ils sont traduits en anglais.

---

[175]- Wilhelm Wundt (1832➢1920) était un philosophe converti à la physique et à la psychologie.

Piaget [176] fut un des premiers auteurs à prendre conscience des limitations de l'approche des problèmes du développement intellectuel par les tests utilisant la fameuse échelle métrique de l'intelligence mesurée par le Quotient Intellectuel : méthode inventée par Alfred Binet (1857➤1911).

Jean Piaget a passé plus d'un demi-siècle à étudier l'intelligence de l'enfant. Pourtant, ses travaux dans ce domaine, qui ont véritablement bouleversé la psychologie du développement, ne devaient primitivement constituer qu'un moyen, pour aborder un problème relevant de l'épistémologie.

Le problème de la connaissance, de son origine et son accroissement, est le suivant : comment se constituent les connaissances dans l'esprit ? Ce domaine de recherche, que Piaget appelle *Epistémologie génétique*, relève de la complémentarité de deux disciplines traditionnellement séparées : la théorie de la connaissance et la psychologie en particulier la psychologie de l'intelligence.

Le développement dans cette perspective, se fait par des stades, que Piaget décrit minutieusement en montrant comment chaque nouveau stade est à la fois une reprise et un dépassement du stade antérieur. C'est une transposition et réorganisation des structures de conduite par quoi s'effectue *l'assimilation* du réel. Cette *assimilation* se fait depuis le niveau de régulations sensori-motrices du bébé jusqu'au degré le plus élevé de la pensée hypothético-déductive de l'adulte, en passant par l'accès au symbole, avant l'émergence progressive de la pensée rationnelle.

Il faut cependant mentionner, l'essor d'un nouveau courant d'étude du développement/vieillissement cognitif post-piagétien, dans le domaine des réalités sociales et psychologiques, et d'un mouvement contestataire, né bien entendu aux Etats-Unis, par rapport à l'œuvre de Piaget.

---

[176]- J. Piaget : *Le langage et la pensée chez l'enfant*, Neuchâtel et Paris, 1923.

Sous-chapitre : 2.2.5

Les premiers inventeurs de l'ordinateur veulent copier le cerveau humain

Avec quelle intention l'ordinateur a-t-il été conçu ? Quelle est la machine qui peut prétendre au titre de premier ordinateur ? La naissance de l'ordinateur est classiquement datée de 1946, avec l'invention de l'ENIAC [177]. On a accordé la primauté à ce calculateur électronique.

En effet l'ENIAC frappa les esprits parce qu'il mettait en œuvre à grande échelle, pour la première fois, des dispositifs électroniques. Mais on peut le considérer comme un calculateur perfectionné ; car il fonctionnait sur le *principe du boulier* [178], et les instructions, non gérées par un programme, y étaient introduites une à une. Enfin, sa mémoire était très petite, comptant vingt mots-machine de dix bits chacun.

Fonctionnant sur le *principe du boulier*, l'ENIAC n'était en fait que le dernier des calculateurs utilisant la technologie la plus récente, celle de l'électronique.

La primauté devrait plutôt être accordée à l'EDVAC [179], dont l'architecture tranche radicalement avec la lignée de ses prédécesseurs. L'EDVAC peut être considéré comme le premier ordinateur. Il était bâti sur les plans de von Neumann [180], qui s'était inspiré du concept élaboré par Alan Turing d'une machine pouvant résoudre les problèmes calculables dans un langage logique [181].

L'EDVAC intégrait trois innovations, qui restent à la base des ordinateurs actuels : il était doté d'une mémoire importante, il suivait un programme enregistré, et il disposait d'une unité de commande interne.

---

[177]- L'ENIAC *(Electronic numerator integrator analyser and computer)* fut mis en chantier à la Moore School de l'université de Pennsylvanie, par J. Prosper Eckert et John W. Mauchly, dès juin 1943, dans le cadre d'un financement de l'armée américaine. Elle sera inaugurée le 15 février 1946. Sa grande originalité est bien l'usage massif de tubes à vide, 17468 précisément – trait qui lui servira de vitrine auprès du grand public. L'ENIAC était décimale et non binaire. Elle avait une structure décimale qui était encore une simple transposition de celle des roues dentelée des premières machines arithmétiques, comme la machine de Pascale.

[178]- Boulier : cadre traversé de tringles où sont enfilées des boules avec lesquelles on effectue des opérations de calcul, en modifiant leur disposition ; par exemple, *compter sur un boulier*.

[179]- Six ans après le rapport de von Neumann, l'équipe de la Moore School de Philadelphie achève, en 1951, la construction de l'EDVAC *(Electronic discrete variable computer)*. Depuis cette date, son architecture servira de base à tout ordinateur.

[180]- John von Neumann (1903-1957) possédait une intelligence exceptionnelle, notamment sa mémoire et sa capacité de calcul. Il a tiré de sa propre expérience intellectuelle que l'idée que l'intelligence pouvait être « simulée » sur un ordinateur.

[181]- Dominique Rovire : *Les trajectoires disjointes de deux théoriciens*, Les Cahiers de Science&Vie Hors-série N° 36 : Qui a inventé l'ordinateur ?, décembre 1996, p. 66-81.

En effet la machine EDVAC fut conçue comme une copie du cerveau humain ; ou plus exactement de la représentation qu'on s'en faisait alors. Pour les fondateurs de l'informatique, dont le principal est John von Neumann, la structuration logique de la pensée pouvait être reproduite en dehors du cerveau. Cette analogie avec le cerveau humain, qui a guidé les pionniers de l'informatique, est ignorée des historiens. De plus les pionniers de l'informatique s'intéressaient très vivement à la neurologie et à la psychiatrie, dont ils s'inspirèrent dans leurs recherches [[182]].

L'architecture des ordinateurs actuels était issue de la conjonction d'une idée et d'une technologie. Cette technologie est l'électronique ; l'idée est la notion de « machine séquentielle à programme enregistré ». Cette idée est formalisée par le mathématicien John von Neumann. Toute l'informatique actuelle se repose sur ces deux piliers. Mais il a fallu 20 ans pour arriver à l'utilisation industrielle des idées de von Neumann concernant l'ordinateur.

Mais qu'est-ce qui fait la spécificité de la nouvelle machine de von Neumann ? Si l'on a présenté, à tort, l'ENIAC comme le premier ordinateur ; cela est dû à deux facteurs :

÷ Le premier est l'importante publicité que lui a donnée la presse américaine dans l'immédiat, après la Seconde Guerre mondiale. On a présenté au public américain une machine dont la caractéristique principale était son *extraordinaire rapidité de calcul*. Les esprits furent frappés par l'annonce qu'elle mettait moins de temps à calculer la trajectoire d'un obus que celui-ci pour parvenir à sa cible. Cette médiatisation intense a laissé des traces, au point que les médias d'aujourd'hui, plus fidèles à l'histoire de l'information publiée qu'à celle des technologies de l'ordinateur.

÷ Le deuxième facteur tient à ce que l'ENIAC serait le premier « *calculateur électronique* », c'est-à-dire la première machine à avoir utilisé des « *tubes à vide* », hérités de la radioélectricité, et qui servirent de première étape sur le chemin menant aux transistors. L'ENIAC fut la première machine à utiliser les tubes à vide sur une grande échelle (plus de 17000). Cette machine peut être considérée comme le premier calculateur électronique véritablement opérationnel, distinct d'un dispositif expérimental.

Mais l'ENIAC était commandé par un tableau de connexion. Pour lui communiquer le programme à exécuter l'opérateur devait changer sur le tableau les emplacements des fiches. Si le programme était un peu compliqué, cela pouvait prendre plusieurs jours. Le rendement de la machine était donc de ce fait très diminué. L'idée du *programme enregistré* est née de ces inconvénients.

[[182]]- Philippe Breton* : *Le premier ordinateur copiait le cerveau humain*, La Recherche N° 290, septembre 1996, p. 80-83.

* Philippe Breton est chargé de recherche au CNRS et enseigne l'anthropologie des techniques contemporaines à l'université de Paris I-Sorbonne.

S'agit-il pour autant d'un ordinateur ? Si l'on prend comme critères le fait qu'il est électronique et qu'il calcule plus rapidement que tous les dispositifs connus jusque-là, la réponse est oui. Mais ces deux critères sont-ils suffisants pour caractériser la rupture technique que constituent les ordinateurs actuels, que l'on appelle « *machines* de *von Neumann* » ?

L'analyse détaillée du principe de fonctionnement de l'ENIAC et de son organisation logique interne permet de constater que le changement proposé par John von Neumann en juin 1945 (et qui ne fut pas mis en œuvre sur ENIAC) ne constitue pas une simple amélioration, mais un véritable changement de nature, à la fois dans la manière de faire des calculs et par l'ajout de la capacité à traiter de l'information, ce que l'ENIAC, simple machine à calculer, ne faisait pas.

Le fossé entre les deux conceptions marque un *changement de paradigme*. On pourrait même soutenir que l'ENIAC est le dernier représentant d'une lignée dépassée, celle des calculateurs ; alors que la machine imaginée par von Neumann inaugure une nouvelle lignée de machine, la machine cognitive, qui est appelée au succès que l'on sait.

Que l'ENIAC utilise une technologie électronique ne change rien à l'affaire. Quelle différence y a-t-il à l'époque entre un calculateur ordinaire de type ENIAC et la nouvelle machine de von Neumann ? D'une part les deux machines n'ont pas, et de loin, la même structure *logique interne*. D'autre part, alors que les ingénieurs voulaient simplement construire une machine à calculer plus performante ; Turing, von Neumann et d'autres, veulent réaliser une réplique du cerveau humain. Leur démarche heuristique est largement guidée par cette analogie.

Mais l'ENIAC fonctionne sur l'ancien *principe du boulier*. Il peut paraître surprenant d'établir une telle comparaison ; il y a pourtant une incontestable continuité sur le plan du principe technique entre les machines à calculer depuis l'antique boulier, même s'il s'est croisé avec la mécanique à partir de la machine de Pascal, avant de s'appliquer, plus tard, à l'univers de l'électromécanique, puis à celui de l'électronique. La technologie utilisée change au cours du temps, mais le *principe de calcul* reste le même.

En effet, dans l'ENIAC, l'unité de calcul, nommée « *accumulateur* », est ainsi constituée, avec le *principe de calcul* des calculateurs mécaniques, de plusieurs rangées de dix tubes électroniques disposées en anneaux ; un premier anneau de dix pour les unités, un deuxième anneau pour les dizaines, un troisième pour les centaines, et ainsi de suite (de façon analogue à la machine de Pascal, qui est mécanique) ...

De même, conformément au principe des calculateurs mécaniques, il faut introduire les demandes d'opérations une à une, puisque la machine n'a pas d'autres mémoires que celles nécessaires au stockage des résultats d'opérations en cours. Ce décalage entre les technologies utilisées et le principe d'organisation de la machine sauta aux yeux de von Neumann lorsqu'il rendit visite à l'équipe de la Moore School, en septembre 1944.

Une collaboration s'établit alors pour plusieurs mois, dans le cadre d'un nouveau contrat avec l'armée. Elle aboutit à la rédaction en commun d'un texte décrivant une machine de structure radicalement différente, l'EDVAC comportant trois innovations majeures, qui caractérisent toujours l'ordinateur actuel :

÷ La machine est dotée d'une *vaste mémoire*, qui ne conserve pas seulement les données sur lesquelles vont s'effectuer les calculs mais aussi les instructions dont elle a besoin pour opérer. Il faut que cette mémoire soit considérable. Jusque-là, les calculateurs n'avaient qu'une très faible mémoire et on devait leur fournir les données les unes après les autres ;

÷ Cette mémoire comporte un « *programme enregistré* ». Au lieu d'indiquer à la machine ce qu'elle doit faire au fur et à mesure, on stocke dans la mémoire de la machine un ensemble d'instructions (le programme). Ces instructions sont de plus rangées « *physiquement* » dans la machine sous la même forme que les données ;

÷ Dans l'unité de traitement, la machine est capable d'exécuter à très grande vitesse des séquences d'instructions. Elles lui sont communiquées de l'extérieur, mais une fois cette communication faite, la machine doit les exécuter sans aucune intervention humaine. Pour traiter des algorithmes, cette unité est construite de composants pour effectuer les opérations élémentaires (unité arithmétique et logique) ;

÷ Une unité de commande interne a pour mission d'organiser l'ensemble du travail que la machine effectue, ainsi que les échanges de données avec l'extérieur. La gestion des opérations est ainsi transférée à la machine, sous la forme d'un programme spécifique. Les opérations seront synchronisées grâce à une *horloge* interne.

Un ordinateur fonctionne donc sans intervention manuelle de l'homme ; et c'est la différence essentielle avec les autres machines antérieures, de diriger lui-même l'exécution de tout traitement algorithmique qui lui est communiqué.

L'originalité de la machine de von Neumann est qu'elle traite le *calcul* considéré comme de l'information. Contrairement au point de vue très répondu, selon lequel l'ordinateur « *calcule de l'information* » ; un ordinateur effectue des *opérations logiques*. Ainsi les opérations de calcul numérique y sont dès l'origine traduites et traitées sous la forme d'un petit nombre d'opérations logiques binaires. Dans ce sens, l'ordinateur se caractérise comme une machine à traiter logiquement de l'information dont la première application a été de « *simuler le calcul* ». Le grand intérêt de la nouvelle machine est d'ailleurs là : la simulation logique du calcul est plus rapide et plus performante que le calcul lui-même [183].

Turing, qui voulait lui aussi *"construire un cerveau"*, pensait que celui-ci fonctionnait par *"changements d'états"* et avait donc imaginé une programmation pas à pas des problèmes à résoudre. L'impulsion de Turing a été ici décisive. Pour ce mathématicien, quoi que fasse un cerveau, il le fait en fonction de sa structuration logique et non parce qu'il se trouve à l'intérieur d'un crâne humain ... Sa structure logique devait être parfaitement reproductible dans un autre milieu.

Dans cette optique, von Neumann considère que le raisonnement humain est le résultat d'un traitement d'information au niveau neuronal et que celui qui comprendrait les modalités de ce traitement serait à même de construire un cerveau artificiel comparable en tout point au cerveau humain. Cette analogie s'inscrit dans le courant de pensée ouvert en 1942 par le mathématicien américain Norbert Wiener et connu sous le nom de *"cybernétique"* [184].

Ainsi, à chaque point crucial de son texte sur les *"plans de l'EDVAC"*, von Neumann se réfère directement au fonctionnement du cerveau humain qui lui sert à l'évidence de modèle. Cette analogie, ignorée des historiens des techniques, est pourtant capitale pour comprendre la genèse de l'ordinateur. Les *"plans de l'EDVAC"* témoignent du fait que le choix de l'architecture de la machine, des tubes à vide électroniques et d'un fonctionnement *"pas à pas"* est déterminé par la volonté de construire un "c*erveau*" le plus proche possible du cerveau humain.

Le choix du langage binaire, par exemple, découle tout naturellement, pour le mathématicien von Neumann, de l'idée alors très connue que les neurones humains fonctionnent selon le principe du tout ou rien. De même, l'architecture de la nouvelle machine se présente comme une reproduction de la cartographie logique du cerveau ; du moins de la représentation que von Neumann s'en faisait. Elle comprend donc une unité de calcul, des unités d'entrée-sortie, une unité de contrôle logique et une vaste mémoire comme dans le cerveau humain.

Von Neumann est enfin persuadé que les *tubes à vide* électroniques peuvent constituer un strict équivalent des neurones humains. Il semble d'ailleurs qu'il se soit rapproché de l'équipe de l'ENIAC parce que celle-ci maîtrisait la technologie des tubes à vide.

Von Neumann propose, à travers l'ordinateur, les plans du cerveau tel qu'il les voit à partir d'un vaste mélange de croyances, d'introspection et de

---

[183]- Von Neumann suit ici les développements opérés dès 1936 par le jeune mathématicien anglais Alan Turing. Celui-ci est à l'origine de l'idée de programmation des ordinateurs : dans sa thèse publiée en 1936, il décrit la *"machine de Turing"*, dispositif mathématique simple permettant de résoudre tous les problèmes calculables.

[184]- Norbert Wiener : *cybernétique et société*, éditions Deux-Rives, 1952.

connaissances diverses [185]. Ce mathématicien courait en effet les congrès de psychologie et de neurophysiologie, avide de connaissances sur ce domaine en grande partie inconnu, le cerveau.

Comme le rapporte sa femme Klara [186] : « Johnny et ses collaborateurs essayèrent d'imiter certaines des opérations du cerveau humain. C'est cet aspect qui l'amena à étudier la neurologie, à chercher des collaborateurs dans le domaine de la neurologie et de la psychiatrie, à fréquenter de nombreuses réunions sur ces sujets, et enfin à donner des conférences sur les possibilités de reproduire un modèle très simplifié du cerveau vivant ».

Son invention serait ainsi le produit d'une « *extrospection* » [187], une sorte d'introspection inverse, consistant en une projection dans l'architecture de la matière des savoirs et des croyances qu'il possédait sur le cerveau et son fonctionnement.

Toutefois les connaissances concernant le cerveau sur lesquelles von Neumann s'appuyait étaient assez floues, et, pour tout dire, très élémentaires. Cela n'empêcha pas la machine qu'il construisit sur cette base de fonctionner. Mais elle *fonctionne de façon différente qu'un « cerveau réel » d'un homme*. Nous touchons probablement là un des mystères de la science, comme production de l'esprit humain, qui fait qu'à partir de données fausses, incomplètes ou largement partielles, il est malgré tout possible de mettre au point un dispositif opérationnel. Ainsi les machines de von Neumann, les ordinateurs usuels actuels, ne peuvent pas véritablement comparer à un cerveau humain.

L'invention de l'ordinateur [188] était en tout cas présentée au public au moyen de cette analogie, comme si cette dernière était découverte après coup, alors qu'elle est première dans l'esprit de von Neumann, de Turing ou de Wiener. Ainsi, dans le premier texte qui annonce au public français, le 28 décembre 1948, l'existence d'une machine à traiter universellement l'information, le physicien français Dominique Dubarle [189] soutient que l'analogie entre le cerveau et l'ordinateur « n'est même pas seulement organique, elle est aussi fonctionnelle et quasi mentale ».

---

[185]- Voir : John von Neumann : *L'ordinateur et le cerveau*, éditions Champs/Flammarion, 1996.

[186]- Voir : Klara von Neumann : Préface à John von Neumann : *L'ordinateur et le cerveau*, éditions Champs/Flammarion, 1996.

[187]- Extrospection : Observation psychologique extérieure, d'après l'expression, le comportement, etc.

[188]- Le mot ordinateur a été créé par le Professeur Jacques Perret, en 1956, à la demande d'IBM, pour doter la langue française d'un terme équivalent à « Data Processing Machines ».

[189]- Voir : Dominique Dubarle : *Vers la machine à gouverner*, Le Monde, 28 décembre 1948.

Sous-chapitre : 2.2.6

La cybernétique et l'intelligence artificielle

De nombreux textes du courant cybernétique, très productif dans les années 1950 et 1960, s'inspiraient de la comparaison entre l'ordinateur et le cerveau, alors très à la mode. On le constate dans les actes du colloque international consacré par le CNRS en janvier 1951 au thème « Les machines à calculer et la pensée humaine ». Dans ce sens, on pourrait dire que l'informatique découle de l'*intelligence artificielle* plutôt que l'inverse ; même si distinctement celle-ci ne naît qu'à la fin des années 1950 [190].

La cybernétique et l'intelligence artificielle du XXe siècle reprendront ainsi à leur compte le projet de construire une machine reproduisant le comportement humain. Ce projet a nourri les espoirs des contemporains de Jacques de Vaucanson [191], promoteur au XVIIIe siècle d'un "*homme artificiel*". En fait, dès l'Antiquité, on souhaitait construire une créature "*à l'image de l'homme*". Dans ce sens l'ordinateur moderne est autant le produit d'une ancienne aspiration qu'une formidable innovation technologique.

L'invention de l'ordinateur, après la Seconde mondiale, représentait évidement une percée technologique d'importance. Mais, plus important encore, elle jetait les bases sur lesquelles l'approche dominante de l'étude scientifique de l'*esprit* allait pouvoir s'avancer pour devenir dans la décennie suivante la base de l'intelligence artificielle.

La phase cybernétique des sciences cognitives a produit un incroyable éventail de multiples résultats importants [192] :

1°- Le choix largement répandu de la *logique mathématique* [193] pour décrire le fonctionnement du système nerveux et du raisonnement humain.

2°- L'instauration de la *théorie des systèmes*, qui cherche à formuler les principes généraux gouvernant tout système complexe. Cette approche comparative abstraite a eu un impact important sur bien des domaines scientifiques, comme la biologie (physiologie de régulation, écologie, etc.), les sciences sociales (anthropologie structurale, etc.).

---

[190]- Voir : Philippe Breton : *Une histoire de l'informatique,* éditions du Seuil, Collection Points Sciences, 1990.

[191]- Voltaire chanta en quelques vers les louanges de cet homme qui osa imiter la vie avec ses créations : « *Le hardi Vaucanson, rival de Prométhée,*
    Semblait, de la nature imitant les ressorts,
    Prendre le feu des cieux pour animer les corps. »

[192]- Weiner, Rosenblueth et Bigelow : *Behaviour, purpose and teleology*, in Philosophy of Sciences, t. X, n°1, janvier 1943.

[193]- Mc Culloch et Pitt : *A logical calculus of the ideas immanent in nervous activity*, in Bulletin Mathematical Biophysics, Vol. 5, 1943.

3°- L'acte de naissance véritable de la cybernétique est en 1948 constitué par le livre de Norbert Wiener (1894≻1964) intitulé *Cybernetics* [194], dans lequel il définit la cybernétique comme étant « l'étude de la théorie de la commande et de la communication dans la machine ainsi que chez les êtres vivants ».

C'est un domaine de connaissances, à la fois technique et réflexif, original, dont les limites ne sont tracées et dont l'exploration reste à faire. Dans la conception de Wiener, la cybernétique n'est pas seulement une science des machines mais s'intéresse à tout système vivant ou non-vivant, capable d'autocontrôle et de communication.

4°- L'avènement de la *théorie de l'information* élaborée par Shannon et Weaver [195] comme une théorie statistique du signal et des canaux de communication, aujourd'hui encore à la base de bien des développements en technologie de la communication.

5°- Les premiers exemples de robots partiellement autonomes, les premiers systèmes incorporant une auto-organisation partielle cette recherche fut au centre des débats sur l'adéquation de la *logique*, comme formalisme descriptif du cerveau, mise en cause pour son incapacité de représenter les propriétés distributives et analogiques.

Cette liste est impressionnante, tous ces outils et concepts ne dataient que de ces premières années où les sciences cognitives firent leur apparition. Mais quand vint 1956, les principaux acteurs de la cybernétique, dont l'unité et la vitalité avait été décisive, se trouvèrent dispersés et plusieurs d'entre eux moururent, de sorte que le flambeau de leurs idées, sur l'esprit en tant que mécanisme, allait devoir être porté par d'autres : les chercheurs en Intelligence artificielle.

En effet, l'étape suivante des sciences cognitives est marquée par l'apparition de l'intelligence artificielle. On peut dire que cette phase des sciences cognitives date de 1956 [196]. La principale intuition, qui devait s'imposer à l'époque, était que l'intelligence, y compris l'intelligence artificielle et l'intelligence humaine, est tellement proche de ce qu'est un ordinateur que la cognition peut être définie par la *computation* [197] et les représentations symboliques.

---

[194]- N. Wiener: *Cybernetics or control and communication in the animal and machine*, Cambridge, Mass, 1948 ; 2e éd. 1962 ; et Paris Hermann 1948.

[195]- C. E. Shannon et W. Weaver: *The mathemetical theory of communication*, University of Illinois Press, Urbana, 1949.

[196]- Cette année-là, lors de deux conférences tenues l'une à Cambridge et l'autre à Darmouth, de nouveaux auteurs se firent entendre, comme Herbert Simon, Noam Chomsky, Marvin Minsky et John McCarthy, qui avancèrent des idées dont les sciences cognitives modernes allaient faire les grands axes de leur développement.

[197]- Le terme computation est employé ici au sens anglo-saxon de traitement par ordinateur.

Il est évident que cette perspective ne pouvait apparaître qu'après l'étape cybernétique des sciences cognitives, à laquelle on doit la notion même de traitement computationnel. Ce qui ne semblait encore qu'une orientation possible – l'esprit comme une forme de logique, donc assimilable au comportement d'un ordinateur – est alors promu au statut d'hypothèse reconnue. Et l'on cherchait par tout moyen à se démarquer de l'influence des sciences sociales et biologiques classiques et de leurs complications diverses.

Que veut dire exactement l'idée que la *cognition peut être définie par la computation* ? Le traitement computationnel est une opération qui est effectuée sur des *symboles*, c'est-à-dire sur des éléments qui représentent les objets. La notion en jeu est la *représentation*. L'argument de la computation est que le comportement intelligent présuppose la faculté de représenter le monde par des *symboles* d'une certaine façon.

Ainsi nous ne pouvons pas expliquer le comportement cognitif à moins de présumer qu'un agent réagisse en représentant les éléments pertinents des situations dans lesquelles il se trouve. Cette acception de la représentation est à peu près admise. Ce qui n'est pas admis par tous les auteurs est le fait que l'hypothèse de la computation prétend que la *représentation* est la seule façon de rendre compte de l'intelligence tant pour le cerveau humain que pour l'ordinateur.

Les manifestations de l'hypothèse de la computation ne sont nulle part plus apparentes qu'en intelligence artificielle. Pendant des années, plusieurs percées théoriques et technologiques ont été faites dans ce cadre de recherche : les systèmes experts, la robotique, le traitement de l'image, etc.

Mais si l'hypothèse de la computation trouve en intelligence artificielle son application la plus directe, sa quête complémentaire est l'étude de systèmes cognitifs biologiques et naturels, en particulier le cerveau de l'homme. Contrairement à l'objectif que poursuit l'intelligence artificielle, on s'intéresse ici à la véritable substance des systèmes cognitifs naturels.

En effet, Chomsky [198], en publiant en 1965 la synthèse de ses travaux dans *Aspects de la théorie syntaxique*, proposa une conception entièrement nouvelle de l'approche psychologique du langage et de la pensée. Cette nouvelle psychologie s'intéresse au processus mentaux de la connaissance et veut en comprendre la fonction et la structure [199]. Si cette conception apporte effectivement un courant neuf et dynamique au sein de la psychologie, d'autres écoles de psychologie cognitive restent influentes.

---

[198]- M. Piattelli-Palmarini : *Théories du langage, théories de l'apprentissage : Le débat entre J. Piaget et Noam Chomsky*, Editions Seuil, 1979 ; aussi, A. Danset : *Eléments de psychologie du développement : Introduction et aspects cognitifs*, Editions Armand Colin 1983.

[199]- J. Mehler : *Quand la science du comportement devient psychologie de la connaissance*, La Recherche N° 100, Mai 1979, Volume 10, p. 540 -541.

Parmi les autres écoles de la psychologie cognitive, il y a l'école de la computation [200]. L'hypothèse de base de cette école est celle-ci : « toutes les aptitudes psychologiques impliquent des processus de *traitement de l'information* qui peuvent être décrits avec précision ». Presque, toute la neurobiologie a été infiltrée par ce concept du *traitement de l'information*.

Voici la phrase d'introduction d'un manuel de neurosciences répandu : « le cerveau est un ensemble de cellules constamment actives qui reçoit de l'information, la développe et la perçoit, et prend des décisions ». Toutefois la notion de calcul (computation), comme mécanisme de fonctionnement du cerveau n'est pas acceptable.

Mais le plus souvent, la justification et les implications de ce point de vue ne sont pas remises en question : l'idée générale que le cerveau est un dispositif de traitement d'information, réagissant de façon sélective aux aspects discriminants de l'environnement, persiste au centre des neurosciences modernes et de l'idée que s'en fait le public.

C'est ainsi que les psycholinguistes ont découvert l'existence de certains processus de traitement de l'information qui se déroulent pendant la production ou la perception des phrases et permettent de faire des prédictions intéressantes sur la nature du lexique subjectif [201].

Un autre domaine d'études est celui connu sous le nom d'image mentale [202] : nous avons des images mentales et l'on sait désormais que ces images jouent un rôle dans le traitement de l'information.

Certains de ces problèmes ont fait l'objet de formalisation mathématique. La théorie mathématique des communications (on dit aussi, théorie de l'information) a servi de *modèle* formel dans plusieurs secteurs de la psychologie expérimentale [203] : codage, stockage, recherche des éléments d'information par la mémoire ; prise de décision dans des circonstances où tous les éléments d'information nécessaires ne sont pas disponibles (décisions *sous le risque*) ; compréhension du langage, etc. Les stratégies utilisées dans la résolution des problèmes ont fait également l'objet d'études expérimentales.

En fait ce paradigme de *traitement de l'information* n'est pas apparu tel quel ; et nous le voyons maintenant avec un recul de quelques décennies.

---

[200]- Le *computation* est une théorie fonctionnaliste en philosophie de l'esprit qui, pour des raisons méthodologiques, conçoit l'esprit comme un système de traitement de l'information et compare la pensée à un calcul (en anglais, *computation*) et, plus précisément, à l'application d'un système de règles. Par computation, on entend la théorie développée en particulier par Hilary Putnam et Jerry Fodor, et non le cognitivisme en général.

[201]- J. Monton : *Lexique interne*, La Recherche N°143, Avril 1983, Volume 14, p. 474-481.

[202]- S. M. Kosslyn : *Les images mentales*, La Recherche N° 108, Février 1980, Volume 11, p. 156-163.

[203]- A. Lieury : *La mémoire, résultats et théories*, Dessart et Mardeg Editeurs, Bruxelles 1975.

Ce paradigme a introduit dans le sens commun actuel, un point très important : « le cerveau *traite l'information* venue du monde extérieur ». Tel est l'énoncé convenu. Et remettre en question cette affirmation semble étrange. Mais qu'est-ce qu'une *information* ?

C'est le point aveugle du paradigme de la computation qui a faussé l'appréhension de perspectives plus larges ainsi que l'avenir des sciences cognitives, par une définition très floue de la notion d'information.

Aujourd'hui, les principales divergences par rapport aux courants établis prennent les formes suivantes :

1°- La critique de la computation symbolique en tant que support approprié pour les représentations.

2°- La critique de l'adéquation de la notion de représentation comme élément primitif des sciences cognitives.

En effet, il existe une grande différence entre l'ordinateur et le cerveau humain. Pour le cerveau, le traitement de l'information est fondamentalement sémantique ; sans prendre en compte les relations sémantiques entre les différentes expressions symboliques, la notion même de computation n'a aucun sens. Un ordinateur, cependant, ne manipule que la forme physique des symboles.

Sous-chapitre : 2.2.7

Limitations du modèle de similarité entre le cerveau et l'ordinateur de von Neumann

Avec l'invention de l'ordinateur de von Neumann, à la fin des années 1940, les revues scientifiques puis les journaux ont frappé l'esprit du grand public par des nouvelles sur la fabrication de machines à calculer électroniques. Ce modèle fut nommé abusivement *cerveaux électroniques*, puis computers (modèle des ordinateurs actuellement répandus).

Mais l'informatique et les ordinateurs ont réellement pris leur essor au cours des années 1950. Des machines à trier, à classer, à calculer, se sont répandues dans les entreprises industrielles, les compagnies d'assurances, les services de comptabilité et de budgets, les services statistiques, les observatoires d'astronomie, et partout où l'on calcule.

Rappelons qu'avant 1950, comme nous l'avons déjà vu, un *cerveau électronique* est une machine comprenant des milliers de tubes électroniques, avec des charges électriques périodiques qui représentaient des nombres. Des charges électriques pouvaient être retenues et constituaient une *mémoire*. Le mécanisme était capable de choisir entre deux directions ; c'est le début de la *logique binaire électronique*. Les tubes électroniques, comme des *neurones*, non seulement enregistraient les messages, mais les transmettaient sur appels et rappels. La machine effectuait les calculs beaucoup plus vite qu'un *cerveau humain* !

L'informatique s'applique à toutes les activités humaines, scientifiques, administratives, industrielles, commerciales, médicales, sociales, artistiques, etc. Elle englobe l'ensemble des disciplines et des technologies concourant au traitement automatique de l'information, support des connaissances de l'homme, aux fins de leur conservation dans le temps et de leur communication dans l'espace.

Les principaux moyens matériels mis en œuvre sont des ensembles plus ou moins complexes appelés systèmes informatiques. Ces systèmes informatiques ont évolué avec la technologie électronique [204]. A partir des années 1970, l'avènement du microprocesseur et l'invention du micro-ordinateur, ont rendu l'informatique à la portée de tout le monde.

Devant ces merveilles machines informatiques, les savants ont essayé inversement d'étudier l'esprit/cerveau humain en recherchant des *similarités* avec l'ordinateur. Mais « l'analogie entre cerveau et ordinateur est-elle un avatar de la technologie momentanément dominante ? ».

---

[204]- Voir exemple, F. Grémy : *Informatique médicale : Introduction à la méthodologie en médecine et santé publique*, Editions Médecine-Sciences, Flammarion, Paris 1987.

« La métaphore de l'ordinateur fait suite, historiquement à d'autres métaphores : la métaphore hydraulique de Descartes, par exemple, à l'époque où les machines étaient hydrauliques ; la métaphore du central téléphonique. Ainsi, au début du XXe siècle, l'électricité et l'électronique représentaient l'explication technologique dominante du cerveau » [205]. D'où l'appellation de *cerveau électronique*.

En fait, d'après J. Haugeland [206], « la question n'a rien à voir avec les techniques de pointe, mais plutôt avec certaines hypothèses théoriques fondamentales. Selon un courant important de la philosophie occidentale, la pensée est essentiellement une manipulation rationnelle de symboles mentaux. Les horloges et les standards ne font rien qui ressemble à une manipulation rationnelle de symboles, alors que les ordinateurs peuvent manipuler des *éléments* arbitraires selon n'importe quelle méthode spécifiable ».

Autrement dit, « les ordinateurs font quelque chose qui ressemble à ce que sont censés faire les *esprits humains*. En effet, si cette théorie traditionnelle et correcte, l'ordinateur idéal devrait avoir *un esprit à lui*, un authentique esprit artificiel : l'intelligence artificielle ».

Mais, si le cerveau humain est une machine, ce qui peut être vrai dans un certain sens, c'est une machine *vivante*. Il y a des ordinateurs qui contenaient des centaines de milliers ou de millions de circuits électroniques élémentaires (transistors) ; mais qu'étaient devant les 10 milliards de cellules, les neurones, d'un cerveau humain avec leurs connexions complexes? La machine électronique n'effectue que le calcul ou les opérations logiques élémentaires qu'on lui demande de les faire.

Aucun savant n'a dit que la machine électronique *pense*, mais on a dit que ce sont des *machines à penser* [207]. En effet, ce sont les hommes qui pensent à travers ces machines. La mémoire qui peut exister dans de telles machines est difficile à structurer et à manipuler. Les psychologues évaluent très haut l'office du langage dans la pensée, ce que la machine utilise de langage lui est prêté par l'homme.

Il ne faut exagérer ni dans un sens ni dans l'autre : la machine informatique n'est pas un *cerveau*, mais elle lui est *similaire* dans certain sens. Les circuits électroniques sont similaires aux cellules et circuits neuronaux. La mémoire humaine a une base matérielle ; les courants électroniques qui animent la machine informatique l'ont aussi.

---

[205]- Pierre Jacob : *Communication cellulaire et pathologie. Le point de vue de l'épistémologie*, INSERM, Londres/Paris 1988, p. 243.

[206]- J. Haugeland : *L'esprit dans la machine. Fondements de l'intelligence artificielle*, Editions Odile Jacob, Paris 1989.

[207]- Jacques Arsac : *Les machines à penser. Des ordinateurs et des hommes*, Editions du Seuil, 1987.

Les physiciens et les biologistes les plus rigoureux admettent la similarité. En particulier, il existe un *modèle simplifié de la mémoire humaine similaire à la machine informatique* [208].

Dans ce modèle de traitement dans les mémoires, les informations qui accèdent au cerveau sont enregistrées pendant un temps très bref dans la mémoire sensorielle. Si le sujet concentre son attention sur ces informations, elles peuvent alors faire parties de la mémoire à court terme où elles sont manipulées et utilisées. Enfin des techniques d'« encodage », comme la répétition, permettent de transférer les informations dans la mémoire à long terme.

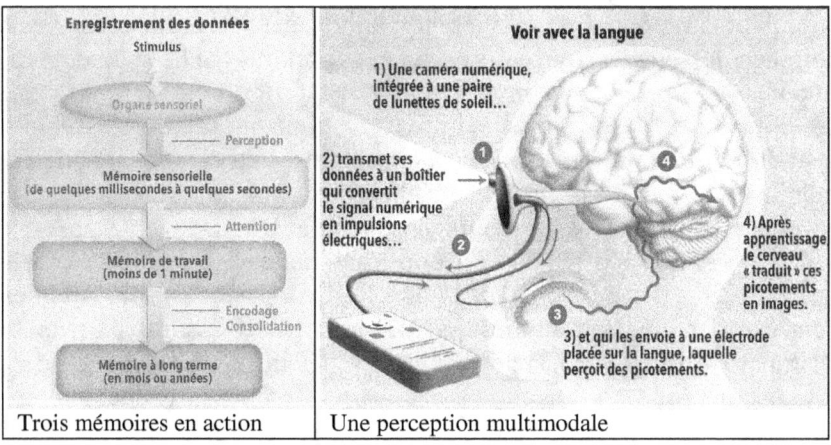

Similarité entre les mémoires du cerveau humain avec les mémoires de l'ordinateur
[Source : La Recherche N° 477, juillet/août 2013]

Divers processus de récupération permettent de réactiver des informations à partir de la mémoire à long terme. Pour qu'une information soit retenue sur le long terme dans la mémoire du cerveau humain, trois étapes de mémorisation sont donc nécessaires. En effet, le cortex sensoriel primaire associé à chaque sens enregistre toutes les informations qui lui parviennent de l'organe sensoriel correspondant.

Toutes les informations ne sont pas forcément « traduites » en messages nerveux. Par exemple, quand les récepteurs sensoriels sont soumis à une stimulation continue, ils finissent par perdre leur sensibilité, ce qui évite d'inonder le système nerveux central d'informations redondantes. Le thalamus effectue un *pré-triage* des informations qui lui semblent pertinentes.

---

[208]- Voir : *Atlas : Comment fonctionnent nos sens*, Dossier spécial cerveau : *Comment notre cerveau perçoit le monde*, La Recherche N° 477, juillet/août 2013, p. 62-63.

L'enregistrement de ces données dans cette "mémoire sensorielle", est éphémère. Ainsi, une image est conservée entre 300 et 500 millisecondes, un son environ 2 secondes et une odeur 8 secondes. Aussi fugace soit-elle, cette mémoire sensorielle est indispensable pour que le cerveau puisse sélectionner certaines informations. Les données sélectionnées sont alors enregistrées par les mécanismes de mémoire de travail, dont la capacité de rétention est de l'ordre de quelques secondes. Lorsqu'une stimulation sensorielle donnée est répétée, ou qu'elle est associée à une émotion forte ou à une récompense, les informations sont susceptibles d'être stockées pendant une longue période, sous forme de souvenirs.

Les sens de l'homme et ses "trois mémoires" fonctionnent les uns avec les autres, de façon étroitement imbriquée :

1°- *Une perception multimodale* : ce phénomène d'« inter-modalité » intéresse de plus en plus les chercheurs en neurosciences. Car, en le comprenant mieux, on espère pouvoir suppléer les déficiences d'un sens donné en faisant intervenir un autre sens. Des études d'imagerie cérébrale, menées chez l'homme dont un seul sens était stimulé, ont mis en évidence une activation du cortex primaire de ce sens.

Mais souvent, ces études ont révélé l'activation du cortex primaire d'un sens non stimulé : chez l'homme, il s'agit de la vision et de l'audition ; chez le rat, il s'agit de l'odorat et du toucher. Cette co-activation résulte probablement de l'existence de connexions directes entre les différents cortex sensoriels. Mais pas seulement : on suspecte aussi l'intervention du thalamus comme synchronisateur. Cela expliquerait que, au cours d'une tâche donnée, comme une conversation téléphonique, les neurones du cortex auditif mais aussi d'autres aires sensorielles (en particulier visuelles), aient des activités électriques de même rythme.

2°- *Substitution neuronale* : la co-activation n'est pas le seul mécanisme intervenant dans la perception multimodale ; il semble que les neurones d'une aire cérébrale dédiée à un type de signaux soient tout à fait capables d'analyser une information d'une autre nature. Ainsi, depuis le début des années 2000, des travaux réalisés ont montré que le cortex auditif primaire pouvait s'activer lorsque l'animal était soumis à des informations visuels [209].

Cette capacité neuronale explique probablement les phénomènes de compensation en cas de privation d'un sens. C'est le cas lors des privations de longue durée. Le cortex auditif d'une personne sourde répond ainsi aux signaux tactiles ou visuels. Mais c'est aussi le cas lors de privations temporaires : le cortex visuel d'une personne dont les yeux sont bandés peut être

---

[209]- Ces travaux sont réalisés chez le hamster par Maurice Ptito, de l'université de Montréal, au Canada.

activé par des signaux tactiles.

Ces observations sont à l'origine de recherches visant à créer des dispositifs de "substitution sensorielle" pour pallier la déficience d'un sens donné, avec des résultats encourageants. Par exemple, le système BrainPort de "vision gustative" qui permet de voir avec la langue. Ou un système de "vision sonore", qui permet à des aveugles de naissance de percevoir les formes d'un visage ou d'une maison grâce à des signaux sonores.

3°- La réalité reconstruite : nous ne percevons pas le monde tel qu'il est, mais tel que le cerveau se le représente. La perception ne se résume pas à la réception en continu d'informations sensorielles, loin de là : il s'agit d'une reconstruction du monde qui nous entoure. Cette reconstruction s'effectue à partir de trois types d'informations :

÷ Les informations issues de l'analyse des données sensorielles par le cortex primaire ;

÷ Les informations relatives à des expériences antérieures, mémorisées dans l'hippocampe et dans de vastes territoires du néocortex ;

÷ Les informations correspondant aux émotions associées à l'expérience sensorielle vécue à un instant donné, ou aux expériences vécues dans le passé (enregistrées grâce aux interactions entre le cortex sensoriel et l'amygdale).

La convergence de toutes ces informations a lieu dans des aires corticales appelées "aires associatives", qui occupent la majeure partie du cortex frontal et du cortex pariétal.

4°- Connexions neuronales : diverses expériences ont mis en évidence des connexions neuronales susceptibles de servir de support à cet afflux croisé d'informations. Par exemple, des connexions reliant les aires associatives et les structures impliquées dans la mémorisation (hippocampe ou amygdale). Il existe aussi des liaisons neuronales directes entre les différents cortex sensoriels primaires.

Par conséquent, l'ordinateur est, jusqu'à un certain point, un *modèle de fonctionnement du cerveau vivant*, comme l'atome de Bohr a servi de *modèle de l'atome physique*, à la suite duquel la science physique s'est lancée.

Il existe donc un mécanisme de la pensée, que la *science du vivant* doit trouver. Mais dans l'état actuel, on attribue à l'être humain des caractères qui lui sont propres, que ne possèdent pas les autres êtres vivants ni les machines : son *intelligence*. Il est donc à craindre que, partant seulement de la machine (l'ordinateur de von Neumann), on n'atteigne en l'homme que ce qui est mécanisable.

En effet, affirmer que l'on pourra atteindre l'esprit de l'homme en entier est une prise de position métaphysique qui ne peut être le fondement d'une doctrine ayant souci d'objectivité. Par contre, une étude directe de l'être humain peut conduire à des notions valables aussi pour les machines, à titre de cas artificiel particulier.

En fait, il existe des limitations de la *similarité* entre le cerveau et l'ordinateur ; nous allons tenter d'énumérer quelques unes :

1°- La première, est que les ordinateurs actuels (modèle de von Neumann) présentaient l'inconvénient de mettre l'accent sur le *calcul* est non pas sur la *communication avec l'homme*. Un ordinateur n'a aucun accès à la valeur sémantique des symboles qu'il traite ; car toutes les distinctions sémantiques mises en jeu dans une computation par ordinateur sont exprimées dans le programme au moyen de la syntaxe du langage de programmation utilisé.

Ainsi, dans un ordinateur, la syntaxe reflète ou est parallèle à la projection sémantique. On prétend alors que ce parallélisme démontre la réalité physique de l'intelligence et de la représentation sémantique. L'hypothèse est donc que les ordinateurs offrent un modèle électronique de la pensée, ou, en d'autres mots, que la pensée s'effectue par une computation physique de symboles. Les sciences cognitives sont donc devenues l'étude de systèmes cognitifs manipulant des symboles physiques.

On parle beaucoup de l'information : le cerveau est présenté comme une *machine* qui manipule ou traite de l'information. Mais la nature de l'information manipulée par l'esprit humain est différente de celle traitée par les ordinateurs ! Dans ce dernier cas, il s'agit *d'information numérique*, par opposition à l'*information qualitative*, concepts et idées, que traite l'esprit/système nerveux de l'homme.

2°- La deuxième limitation de la similarité entre le cerveau humain et l'ordinateur actuel est que le cerveau construit des représentations et il les gère à plusieurs niveaux. D'une part, il contrôle l'ensemble des effecteurs du sujet que sont les muscles, grâce auxquels il agit sur le monde. Il communique avec le système végétatif, le système hormonal, et même le système immunitaire.

D'autre part le cerveau contrôle ses propres représentations du monde. Il peut analyser son propre mode de fonctionnement et utiliser les informations qu'il reçoit au second degré. C'est à ce niveau que l'on discute les règles d'organisation de la cognition et l'organisation des connaissances et que nous comparerons l'intelligence artificielle à l'intelligence naturelle.

3°- La troisième limitation de la similarité entre le cerveau et le modèle von Neumann de l'ordinateur est que le cerveau est doté d'une affectivité, il est doué d'émotions. Des modulations de l'information se fait sur plusieurs niveaux de traitement ; elles exaltent ou elles dépriment, elles colorent la façon dont la représentation se construit.

L'étude des émotions constitue un domaine de recherche commun à la psychologie classique et aux nouvelles sciences cognitives. L'arrivée des technologies d'imagerie cérébrale a fait que ces disciplines se rencontrent, autrefois cloisonnées, et chacune avait ses traditions, son vocabulaire et ses approches spécifiques. C'est une tentative d'unifier ces traditions et de créer les fondations d'une nouvelle science des émotions [210].

Depuis Platon, émotion et cognition ont souvent été considérées comme des forces opposées dans l'esprit humain. Mais depuis les années 1990, les études en imagerie cérébrale et la recherche auprès de patients célébrolésés ont fortement remis en cause cette vision [211]. Ainsi des personnes atteintes de lésions dans des structures cérébrales impliquées dans l'émotion peuvent présenter non seulement des troubles émotionnels, mais aussi cognitifs.

En effet, la perception de l'homme, son attention, sa mémoire ou son comportement peuvent être modifiés par une structure de son cerveau impliquée dans l'émotion : l'amygdale est capable d'agir sur l'activité de nombreuses régions corticales et sur la dynamique de ses circuits cérébraux. Ainsi mieux comprendre ces mécanismes pourrait améliorer l'approche des médecins de certains troubles psychiques.

D'autre part, des études affectives ont montré à quel point les émotions peuvent améliorer l'attention et la mémoire, capacités cognitives cruciales dans l'apprentissage, notamment scolaire. Cela conduit les chercheurs à répertorier les émotions pertinentes dans le cadre d'apprentissage scolaire.

4°- La quatrième limitation de cette similarité est que le cerveau se développe et évolue ; il modifie sa propre organisation au cours du développement et de l'apprentissage, qui se module en réponse aux sollicitations du monde extérieur, aux lésions qu'il subit et aux thérapies que lui inflige le clinicien. L'échelle de temps de l'évolution nous donne l'impression que l'espèce humaine n'évolue plus. Pourtant son environnement culturel et social, façonnent le profil génétique et cognitif. En effet, les analyses génétiques permettent de comprendre comment l'homme s'adapte lentement à des environnements extrêmes ...

---

[210]- Voir : Dossier : *La neuroscience des émotions*, La Recherche N° 534, avril 2018 :
- « *Les émotions doivent être étudiées en fonction des effets qu'elles produisent* », par Ralph Adolphs et David J. Anderson, p. 40-45.

[211]- Voir : Dossier : *La neuroscience des émotions*, La Recherche N° 534, avril 2018 :
- *Nos facultés cognitives sous influence*, par David Sander et al., p. 50-54.

Sous-chapitre : 2.2.8

Similarité homme/robot et intelligence artificielle

Aujourd'hui le progrès technologique change la donne, surtout celui de l'intelligence artificielle qui est devenue l'affaire de tout le monde [212]. Mais impossible de prédire à quoi les robots ressembleront : l'évolution est faite de hasard et de contingence. En définitive, pour les uns, il est absurde de comparer notre activité mentale au fonctionnement d'une machine. Pour les autres, au contraire, il sera demain possible de percer les mystères de l'esprit humain, d'effectuer une vraie intelligence artificielle. C'est aux chercheurs de faire saisir les enjeux de ce débat.

Les robots [213] sont en général des extrapolations à partir des dernières merveilles technologiques de l'époque. Ils ne sont qu'une machine créée par l'homme et pour l'homme. Parfois, le robot emprunte l'apparence de son créateur, avec des versions humanoïdes. Depuis les premiers automates, la robotique est devenue sophistiquée ; à l'échelle du temps humain, son histoire est brève, mais actuellement indissociable de l'intelligence artificielle, en pleine expansion, qui simule et reproduit le fonctionnement de l'intelligence humaine avec l'utilisation de données gérées avec une puissance de calcul phénoménale [214].

La robotique, qui permet la conception et la réalisation de ces machines cognitives, mobilise les chercheurs pour maîtriser l'interaction avec le monde réel, à travers des capteurs, des contacts, des actionneurs.

Au cours de l'histoire des sciences et des techniques, les automates mécaniques ainsi que d'autres inventions comme les machines hydrauliques, les moteurs thermiques, les standards téléphoniques ont tous suscité des recherches de similarités avec le corps humain et son cerveau.

Depuis longtemps, les robots tiennent aussi du charme que leur a donné Jacques de Vaucanson [215] (1709➤1782). Avec son *canard*, digérateur et battant les ailes, et autres automates, comme le flûtiste jouant des airs variés, le public a été charmé par ces automates mécaniques. Il y a eu aussi dans l'antiquité le pigeon automate mécanique d'Archytas, qui voletait.

---

[212]- Cédric Villani (entretien) : « *L'intelligence artificielle est l'affaire de tout le monde* », Dossier : Dans la tête des robots, Le Monde Hors-série N° 60, mars/mai 2018, p. 36-37.

[213] -Le mot « robot » est né en 1920 sous la plume de l'auteur tchèque Karel Capek, qui l'utilisa dans sa pièce de théâtre *Rossums Universal Robots*. Dérivé de « *robota* », terme tchèque qui signifie « travail, corvée, besogne », le mot dit tout.

[214]- Voir : Dossier : *Intelligence artificielle, et l'intelligence vint aux robots*, Les Dossiers de La Recherche, février/mars 2014.

[215]- M. Blay : *Vaucanson : les automates et la naissance de la technique moderne*, La Recherche N°140, janvier 1983, Volume 14, p. 106-108.

Aussi Léonard de Vinci (1452➤1519) a fabriqué des automates mécaniques. Le mécanisme de ces automates était le plus souvent un mouvement d'horlogerie.

En fait le robot n'est pas juste une mécanique, comme pour *canard digérateur* de Vaucanson. Aujourd'hui, la robotique et l'intelligence artificielle [216] sont associées. Les robots utilisant l'intelligence artificielle surpassent déjà l'homme dans certaines tâches, suscitant à la fois craintes et espoirs.

1°- Les grandes étapes de la robotique de l'intelligence artificielle :

÷ Le premier robot (Shakey, 1966) : il est capable de percevoir en partie son environnement et de déplacer des objets ; il est dévoilé à l'université Stanford, aux États-Unis.

÷ En 1973, les faibles performances des machines de l'intelligence artificielle déçoivent les États-Unis, surtout le projet de traduction automatique. Ils cessent de subventionner les projets de recherche en intelligence artificielle.

÷ En 1986, une nouvelle technologie voit le jour ; elle permet l'*apprentissage de la machine* grâce à des réseaux de neurones artificiels, en tenant compte des erreurs commises.

÷ En 1990, les interactions entre plusieurs machines autonomes font apparaître des comportements collectifs intelligents. C'est l'émergence des systèmes multi-agents [217].

÷ En 1994, le champion du monde d'échecs Garry Kasparov est battu par la machine Deeper Blue d'IBM.

÷ En 2011, Watson le programme informatique d'intelligence artificielle conçu par IBM, remporte le jeu télévisé américain *jeopordy!*

÷ En 2018, un député français s'interroge : « Si les robots se développent, qui sera responsable ? Se pose alors la question de réparation en cas de dommages » [218]. En France, plusieurs start-up se positionnent sur le marché, potentiellement important, du droit civil et commercial. Elles proposent des simulations en ligne de décisions judiciaires afin de faciliter les règlements à l'amiable [219].

---

[216]- Raja Chatila (entretien) : « *Le robot n'est pas juste une mécanique, aussi bien conçue soit-elle*, Dossier : Dans la tête des robots, Le Monde Hors-série N° 60, mars/mai 2018, p. 6-11.

[217]- Voir : - Jacques Ferber : *Les systèmes multi-agents. Vers une intelligence collective*, Paris InterEditions, 1995.

- Jean Erceau et Jacques Ferber : *L'intelligence artificielle distribuée*, La Recherche N° 233, juin 1991, vol. 22, p. 750-752.

[218]- Morgane Tual et David Larousserie : *L'intelligence artificielle entre promesses séduisantes et risques réels*, Dossier : Dans la tête des robots, Le Monde Hors-série N° 60, mars/mai 2018, p. 14-17.

[219]- Yves Eudes : *Des "juges virtuels" dans les tribunaux*, Dossier : Dans la tête des robots, Le Monde Hors-série N° 60, mars/mai 2018, p. 30-31.

2°- Dans le domaine industriel, les robots ont envahi les usines :

En 2016, près de 294000 robots industriels ont été vendus dans le monde. Les trois quarts des robots fabriqués dans le monde sont destinés à cinq pays. Ces cinq champions se disputent l'hégémonie dans le domaine industriel : ce sont la chine, la Corée du Sud, le Japon, les Etats-Unis et l'Allemagne. La France participe à cette évolution, surtout dans le secteur automobile, très friand d'automatisation [220].

De son côté, l'industrie aéronautique est, elle aussi, friande de nouvelles technologies. Mais les robots classiques n'y sont employés qu'avec modération ; car le « cobot », nouveau genre de robot capable d'*apprendre* (apprentissage autonome) devraient s'y faire une place de choix à l'avenir.

La « cobotique » [221], cette branche de la robotique, promet de se déployer à courte échéance ; par exemple, dans l'industrie aéronautique. Elle commence à être mise à profit en l'associant à des logiciels d'intelligence artificielle, notamment par le biais de l'apprentissage autonome. La cobotique, dans son principe, prévoit que la machine aide l'homme dans sa tâche, sans se substituer à lui, et tienne compte de sa présence.

Le cobot peut être affecté à des tâches très variées. Un exemple simple de cobot, expérimenté depuis le début des années 2000, est la mise au point de robots capables de collaborer physiquement avec l'homme.

Il s'agit par exemple qu'un robot soit capable d'aider un homme à porter un objet lourd [222]. Cette expérience préfigure les futurs humanoïdes capables de collaborer de manière intuitive. On cherche à permettre au robot de se développer graduellement entre attitude passive et active, de prendre des décisions sûres dans les situations critiques. Pour que ce type de collaboration soit intuitif, il faut instaurer une interaction multimodale qui favorise une compréhension mutuelle entre l'home et le robot.

Le robot n'est pas fixé au sol, mais appelé à se déplacer d'un lieu à un autre. Il vient compléter la ressource humaine de manière très dynamique. C'est pourquoi on parle de « fonction agile ». L'apprentissage autonome vise à permettre au robot d'apprendre à réaliser certaines opérations.

Pour les constructeurs et les fabricants du secteur aéronautique, par exemple, des perspectives s'ouvrent, entre autres, dans le domaine du contrôle qualité (la détection d'un éventuel défaut dans une pièce d'avion par exemple) ; même si ces opérations longues et laborieuses ne soustraient pas l'homme du processus global de contrôle.

- S. Abiteboul : *Un robot dans la robe des juges*, La Recherche N° 531, janvier 2018, p. 35.

[220]- Denis Cosnard : *Les robots industriels envahissent les usines*, Dossier : Dans la tête des robots, Le Monde Hors-série N° 60, mars/mai 2018, p. 48-50.

[221]- La « cobotique » est la contraction de l'anglais *cooperative robotics*, ou robotique coopérative.

[222]- Pierre Vandeginste : *Des robots qui donnent un coup de main*, La Recherche N° 449, février 2011, p. 68-70.

En effet, « un programme de recherche appliquée à la cobotique a été lancé en 2014. Parallèlement, la division des moteurs d'avion du groupe de recherche a créé un atelier d'innovation industrielle chargé de tester des robots sur des lignes de production » [223].

A la marge du secteur de la robotique, mais avec de belles perspectives d'avenir, d'autres applications technologiques sont sur le point de percer chez les avionneurs et leurs partenaires. Un exemple, les grandes entreprises de maintenance et de réparation d'avions, confrontées à la diversité des matériels qui leur sont confiés (parties structurelles, voilure, avionique, moteurs, etc.), s'appuient en général sur la documentation technique fournie par les constructeurs. Elles constituent cependant leurs propres bases de connaissances, enrichies par l'expérience de leurs agents techniques.

3°- Le robot dans le domaine du transport :

Dans le domaine militaire, à la pointe de la recherche, se trouve l'agence du département de la défense des Etats-Unis, la DARPA créée en 1958, se singularise par son fonctionnement qui fait d'elle une « armée d'élite » [224] qui a participé à la naissance des « sciences et technologies cognitives » aux années 1950.

Depuis les années 2000, parmi ses projets de recherche, la DARPA se demande comment développer des voitures sans conducteur pour aider à protéger les soldats américains. L'objectif c'est de rendre un tiers des forces militaires terrestres autonomes. Aussi un prototype de robot quadrupède aide les marines à sécuriser l'entrée d'une pièce d'une attaque [225].

Dans le domaine du transport civil sur les autoroutes, les mentalités s'adapteront avec le temps à la réalité des *voitures autonomes*. Une grande partie de la recherche sur la conduite autonome porte aujourd'hui sur la prédiction des comportements à partir de la perception : les interactions entre véhicules, mais également entre véhicules et piétons.

En effet conduire ce n'est pas seulement éviter les obstacles et aller à la bonne vitesse. C'est aussi avoir un comportement compréhensible par les autres conducteurs et qui peut être anticipé [226]. Sur mer, les projets d'automatisation du transport maritime fourmillent et ils avancent vite.

---

[223]- François Blanc : *Les avionneurs changent de cap*, Dossier : Dans la tête des robots, Le Monde Hors-série N° 60, mars/mai 2018, p. 51-53.

[224]- Cette agence a développé le réseau ARPAnet en 1969, qui est devenu l'Internet actuel, et le programme Transit en 1958, ancêtre du système GPS.

[225]- Antoine Flandrin : *La Darpa, un géant militaire lanceur d'innovations*, Dossier : Dans la tête des robots, Le Monde Hors-série N° 60, mars/mai 2018, p. 58-61.

[226]- Martial Hébert : *« Une partie des camions sera automatisée d'ici vingt ans »*, Dossier : Dans la tête des robots, Le Monde Hors-série N° 60, mars/mai 2018, p. 62-63.

L'un des premiers attraits de l'automatisation des navires, c'est la sécurité et la réduction du potentiel d'erreurs humaines, qui expliquent l'essentiel des pertes en mer [227]. Comme dans l'automobile ou l'avion, la voie vers l'automatisation passe avant tout par des systèmes d'aide à la navigation, qui réduisent les risques d'accident. Ensuite les centres opérationnels de gestion des flottes de navires pourront conseiller le commandant de bord. L'autonomie sera réservée à quelques routes maritimes proches des côtes.

4°- Les **humanoïdes**, *robots de service* aux personnes :

Les progrès de la robotique, en particulier dans le domaine d'interaction avec les humains, ont permis l'apparition de *robots de service* aux personnes. Ils sont utilisés, pour le moment, surtout dans les domaines de la santé, l'éducation, le tourisme et le commerce [228].

Ils s'occupent déjà des personnes âgées dans les maisons de retraite, accueillent le public à bord de navires de croisière ou aident les enseignants face à leurs élèves. Avant de faire irruption chez les personnes dépendantes pour les aider dans leurs tâches quotidiennes.

Ces robots sont dits d'assistance ou de service [229]. Leur spécificité par rapport à ceux qui existent déjà dans l'industrie est qu'ils interagissent avec les humains à travers des rudiments de langage, des gestes et l'expression d'émotions. De plus, ils sont capables d'apprendre en partie les caractéristiques de l'environnement dans lequel ils doivent évoluer et s'intégrer.

Autre caractéristique de ces robots, ils sont pour la plupart d'apparence humaine, ou « humanoïdes », afin de susciter la confiance et de favoriser les interactions. Mais l'on veille à ne pas les rendre trop ressemblants à l'homme, car cela génèrerait des réactions de rejet. Il y a un équilibre subtil à trouver entre identification et répulsion [230].

Pour interagir correctement avec l'homme, le robot doit-il lui ressembler? Et si oui, jusqu'à quel point ? Roboticiens et neuroscientifiques testent la réaction des humains face aux humanoïdes qui peupleront bientôt notre quotidien. L'irruption de ces humanoïdes pour le grand public date de 2007. Ce sont des humanoïdes aux faux airs de jouet qui se dresse sur

---

[227]- Philippe Jacqué : *Le navire robot prend les commandes*, Dossier : Dans la tête des robots, Le Monde Hors-série N° 60, mars/mai 2018, p. 64-65.

[228]- Pedro Lima : *La lente marche des robots assistants*, Dossier : Dans la tête des robots, Le Monde Hors-série N° 60, mars/mai 2018, p. 66-67.

[229]- En 2018, il en existe 10000 exemplaires dans 70 pays, utilisés comme assistants de pédagogie, pour divertir et occuper des seniors ou encore interagir avec des enfants autistes. Ils sont aussi employés comme plateforme de recherche dans de nombreux laboratoires, où les scientifiques tentent d'améliorer ses facultés d'interaction avec les êtres humains. Autant de progrès qui bénéficieront, en retour, aux prochaines générations d'humanoïdes de service.

[230]- Rafaële Brillaud : *Humanoïde je t'aime, moi non plus*, Dossiers de la Recherche N° 8 : Intelligence artificielle. Et l'intelligence vint aux rebots, février/mars 2014, p. 59-65.

leurs jambes, répond à quelques questions simples et esquisse des pas de danse en musique.

Mais il est difficile de créer un robot à l'image de l'homme. En effet au premier coup d'œil, certains robots peuvent tromper tant leur apparence et leurs expressions de visage sont réalistes. Mais, dès qu'elles se meuvent, l'illusion disparaît [231]. L'apparence n'est pas très compliquée ; mais quand le robot bouge, c'est une autre affaire.

De fait, une enveloppe réaliste implique qu'il y ait une continuité dans la déformation du corps. Il faut que le squelette du rebot transmette à la peau l'information de se déformer selon les cas, comme pour changer l'expression du visage. Et cela n'est pas évident. Réaliser un corps ressemblant et capable d'effectuer des mouvements humains est un défi que personne n'a encore réussi à relever. Par exemple, aucun robot de la taille de l'homme ne sait encore marcher comme lui. Certains commencent à marcher ; mais ils sont tenus pour ne pas tomber.

L'imperfection d'un robot génère un sentiment d'étrangeté chez beaucoup d'humains : elle génère une sensation de malaise, voire de peur. Toutefois c'est une question d'éducation. Car les gens sont effrayés par ce qui est nouveau ; mais ils finissent toujours par accepter le robot quand il discute avec lui. Mais qu'ils l'acceptent ou non, à la fin il y a toujours quelque chose qui dérange, et cela dépend des gens.

Toutefois il faut que les gens comprennent que les robots humanoïdes sont similaires mais n'ont rien à voir avec un homme, en chair et en os. Ce sont des machines cognitives, comme un ordinateur doué d'intelligence artificielle. Mais l'utilité de l'apparence humaine ne fait pas de doute, pour une raison plus banale : « la meilleure interface pour un être humain, c'est un autre être humain ».

---

[231]- Morgane Tual : *Pourquoi il est si difficile de créer un robot à l'image de l'homme*, Dossier : Dans la tête des robots, Le Monde Hors-série N° 60, mars/mai 2018, p. 72-73.

Sous-chapitre : 2.2.9

Le "deuxième âge de la machine" : du médium énergétique au médium cognitif

L'intelligence artificielle nous fait entrer dans un « deuxième âge des machines ». Quelle analogie peut-on faire avec la révolution industrielle du XIXe siècle ? En effet, la première révolution industrielle était fondée sur l'automatisation pour remplacer les muscles humains et animaux. La machine était énergétique, *prolongement technologique* des muscles, pour exécuter un travail énergétique. Elle est un *médium énergétique* entre l'homme et son environnement. Au XXIe siècle, pour ce deuxième âge des machines, il s'agit de *prolongement technologique* des cerveaux ; et la machine devient un *médium cogniti*f pour exécuter un travail informationnel.

La révolution industrielle, du premier âge des machines, a créé d'importantes richesses ; mais elle a aussi bouleversé beaucoup de choses. Cette première *transition énergétique* (des muscles du vivant aux machines énergétiques) a été adoucie par différentes inventions : l'éducation publique de masse, l'impôt sur le revenu, la Sécurité sociale, les retraites.

Dans cette nouvelle *transition cognitive*, la loi de Moore [232] entraîne des changements bien plus rapides que la machine à vapeur ou l'électricité. Davantage d'emplois seront affectés. Un économiste du MIT a constaté que « les technologies progressent vite et les décideurs sont dépassés ». La mécanisation du travail cognitif offre, selon cet économiste, de belles perspectives d'emplois dans la création, les arts et les sciences [233].

Aujourd'hui les machines sont très douées pour traiter l'*information* de routine. En revanche, elles ne sont pas douées pour l'*empathie* [234] et les relations interpersonnelles. Il y aura donc davantage de demandes pour les emplois qui font appel à ces compétences : prendre soin de quelqu'un, enseigner, convaincre, vendre, encadrer ... Par ailleurs, les machines excellent dans des tâches spécifiques ; mais elles peinent à résoudre des problèmes nouveaux. Il y a donc de belles perspectives dans les domaines de la création, des arts, des sciences.

---

[232]- La loi de Moore prédit le doublement de la puissance des microprocesseurs tous les deux ans. Cette loi vérifiée jusqu'à maintenant.

[233]- Erik Brynjolfsson* (entretien) : « *Les technologies progressent vite et les décideurs sont dépassés* », Dans la tête des robots, Le Monde Hors-série N° 60, mars/mai 2018, p. 27.

* Erik Brynjolfsson : Economiste au Massachusetts Institute of Technology (MIT), il est l'un des spécialistes de la transition numérique. Il a publié avec Andrew McAfee *Le Deuxième Age de la machine*, Editions Odile Jacob, 2015, qui a connu un succès mondial.

[234]- Anne Debroise : *Bébés, câblés pour la bonté*, Dossier : Comment l'empathie naît chez l'homme, La Recherche spécial N° 500, juin 2015, p. 24-28.

Beaucoup de gens parlent de la fin du travail, mais on en est loin de ce pronostic. Car les politiques n'ont pas conscience de l'ampleur de ces changements. Les technologies progressent très vite ; et les économistes, les hommes politiques et les décideurs sont dépassés.

Il faudrait donc commencer par réinventer l'*éducation*. A l'avenir, il s'agira moins de mémoriser des faits et de suivre des instructions, assis sur sa chaise. Les machines sont très douées pour mieux faire ces fonctions.

L'enseignement du futur devra mettre l'accent sur la *créativité*, en tenant compte des nouveaux *médiums cognitifs*, une aptitude que possède naturellement l'enfant. Et plutôt que de chercher à protéger les emplois d'hier, on devrait se concentrer sur la création des emplois de demain et mettre en place des nouvelles politiques économiques …

Pour beaucoup de gens, l'*automatisation* et la *créativité* sont incompatibles. Aucun ordinateur, présument-ils, ne pourrait être vraiment inventif, artistique ou responsable, « parce qu'il ne pourra faire que ce pour quoi il est programmé ». En fait les *médiums cognitifs* sont des prolongements technologiques de l'homme, donc contrôlés par lui et par sa créativité.

Mais selon John Haugeland [235] : « tout dépend du sens que l'on donne à cette prétendue limitation. Dans un premier sens, purement technique, il est vrai que les ordinateurs obéissent toujours à leurs programmes, puisqu'un programme n'est qu'une spécification détaillée de tous les processus pertinents qui ont lieu à l'intérieur de la machine ».

Mais les nouveaux algorithmes d'apprentissage automatique, ceux de l'*apprentissage profond* en particulier, permettent de trier, de classer, de structurer et finalement de donner sens aux données. Le chercheur curieux et créatif peut explorer donc le potentiel et les débouchés de ces prolongements technologiques de l'homme [236].

La *rationalité créative* est « la faculté d'aller voir ce qui se passe en dehors de son métier, de sa discipline, de rapprocher des univers apparemment distincts, de trouver du lien là où il n'en il n'en existait pas » [237]. C'est ce que nous avons déployé dans cet essai. La réalisation d'associations d'idées inédites et improbables est précisément une caractéristique des innovateurs. Les innovateurs ont en commun « d'aimer rassembler le plus grand nombre possible d'idées, de la même manière que les enfants adorent collectionner les briques de Lego ».

---

[235]- John Haugeland : *L'esprit dans la machine. Fondements de l'intelligence artificielle*, Editions Odile Jacob, 1989.

[236]- Voir : Dossier : L'intelligence artificielle transforme les sciences, La Recherche N° 529, novembre 2017, p. 40-55.

[237]- Voir : Joëlle Forest : *Devenir créatif, mode d'emploi*, La Recherche N° 529, novembre 2017, p. 38.

Par conséquent, la créativité devient un processus compréhensible. Nous avons tous en nous un potentiel créatif qui ne demande qu'à être cultivé. Et les *médiums cognitifs* ne sont que des moyens pour cultiver cette créativité.

En effet, si l'on suppose qu'il existe une "spécification détaillée" de tous les processus pertinents qui ont lieu à l'intérieur de notre cerveau (des lois de la neuropsychologie, ou quelque chose de ce genre), il serait tout aussi facile de dire : « Nous – ou plutôt les parties de nos cerveaux – ne faisons qu'obéir à des spécifications ». Il est évident que cela ne prouverait en rien que nous ne sommes jamais créatifs – pas plus que la remarque similaire au sujet des ordinateurs, comme médium cognitif.

La discussion sur ce problème a négligé les distinctions entre *niveaux d'organisation*. Ainsi, par exemple, une chaîne de musique stéréo peut être décrite comme un appareil de reproduction de musique « haute qualité » enregistrée sur cédérom et utilisant un ordinateur pour le lire ; ou comme un enchevêtrement de composants électro-acoustiques ; ou encore comme un immense nuage de particules subatomiques.

Ainsi ce que l'on peut en dire dépend du niveau de description que l'on adopte. Aucun de ses composants (sans parler des particules) ne pourrait être dit de « haute qualité », cette caractéristique n'ayant de sens qu'au niveau de la reproduction et l'écoute de la musique par l'homme. Ainsi la chaîne de musique n'est qu'un *médium cognitif* pour écouter de la musique de « haute qualité ».

De même, aucune de nos fonctions cérébrales et aucune des opérations effectuées par un ordinateur ne pourrait, prise isolément, être qualifiée de « créative » ; ces descriptions s'appliquent à un niveau totalement différent, celui où l'on parle du système informatique (électro-acoustique) ou de la personne dans sa totalité pour les êtres humains avec ses médiums cognitifs. Il faut donc considérer les systèmes informatiques dans leur organisation complète incluant les humains. Car celui qui va donner sens à la musique produite par ces technologies, c'est le cerveau humain qui va l'entendre et l'apprécier ou non.

La confusion demeure parce que la notion de "programmé pour" est ambiguë. Au lieu du sens précédent, selon lequel "programmation" désigne une liste détaillée de processus internes, cette expression peut avoir un sens plus large, qui englobe la conception générale d'un système ou l'ensemble des capacités souhaitées. On pourrait dire, par exemple, « cet ordinateur est programmé pour tenir la comptabilité des salaires » ou « cet ordinateur est programmé pour simuler la meilleure trajectoire de vol des avions par mauvais temps ». En fait, dans ces cas, l'ordinateur est un *médium cognitif* de son utilisateur (l'expert comptable, l'avionneur, etc.).

Ces descriptions s'appliquent donc au système tout entier (y compris l'homme). Et pourtant, même à ce niveau, il semble qu'il « ne puisse faire que ce que son programme lui dit de faire ». Mais le problème sous-jacent est assez différent : il ne va simplement pas de soi que le fait d'être « programmé » soit incompatible avec la *créativité*.

Après tout, ne pourrait-on pas programmer le système pour qu'il soit *créatif* ? Ces caractéristiques feraient alors partie de ses propriétés. C'est le cas des ordinateurs utilisés dans un système d'intelligence artificielle et les robots, qui font partie d'une organisation humaine plus complexe. Nous appelons ce type de médium, « médium intelligent ».

Le robot, qui a remplacé le poinçonneur et remplacera sous peu les caissières de supermarché, n'a pas d'état d'âme, sa programmation est à la fois simple et sophistiquée. Fiable, s'il est suivi par une maintenance de qualité, jamais malade, ni dépressif, il travail.

Dans l'industrie, depuis le début des années 1960, le robot a offert d'énormes gains de productivité et soulagé l'homme de ses fardeaux et de l'ennui. Cela explique la progression sans égale de la robotisation dans le monde et en particulier en Chine (30 % de la production de robots en 2016). Au-delà de l'industrie, les mutations en cours dans la robotique touchent les domaines : médecine, éducation, loisirs, transport, armée [238].

Ces exemples d'intelligence artificielle montre qu'être « programmé pour être créatif », n'est pas intrinsèquement contradictoire. En effet, dans un certain sens, les hommes, comme les machines, sont des organisations intégrées perfectionnées obéissant à une certaine conception générale – qui est le résultat de l'évolution historique. Dans cette vision, lorsqu'ils fonctionnent normalement, ils « ne font que ce qu'ils sont conçus pour faire ».

Toutefois, il est métaphorique de dire que les hommes sont "conçus" par l'évolution biologique et sociale ; l'évolution n'est pas un véritable concepteur, mais un processus naturel.

Les ordinateurs, par contre, sont tout à fait littéralement *programmés* par de véritables programmeurs (humains). Lorsque les hommes sont créatifs, c'est donc entièrement de leur fait, mais si la production d'un ordinateur contient quelque chose d'artistique, c'est le sens artistique du programmeur qui s'exprime, et non celui de la machine.

Certes, si ces inventions avaient été imaginées à l'avance par des programmeurs informaticiens et stockées dans la machine pour être "lues" ultérieurement, c'est à eux qu'en reviendrait le mérite.

---

[238]- Voir : Dossier* : *Dans la tête des robots*, Le Monde Hors-série N° 60, mars/mai 2018.
* Des premiers automates aux humanoïdes, en passant par les machines industrielles, ce dossier Hors-série *Le Monde* propose un voyage au pays des robots.

Mais *on ne programme directement qu'un lot d'informations et de principes généraux,* comme les connaissances que les professeurs inculquent à leurs élèves. Ce qui se passe ensuite, ce que le système fait de ces instructions, n'est pas totalement prévisible par le concepteur (le professeur, ou qui que ce soit d'autre). Un des exemples frappants de l'intelligence artificielle sont les machines à jouer aux échecs qui battent leurs programmeurs en trouvant des coups brillants auxquels ceux-ci n'auraient jamais pensé.

La puissance de calcul sur ordinateur et les algorithmes progressent de concert, de sorte que l'intelligence artificielle s'attaque à des jeux de plus en plus difficiles. Après les échecs en 1997 et le go en 2015, c'est au tour du poker de céder face à la machine en 2017 [239]. En effet, le programme informatique *Libratus* a battu quatre champions de poker lors d'un tournoi organisé au début de 2017 aux Etats-Unis. Cette machine, qui se fonde sur un algorithme probabiliste, est capable d'apprentissage et d'amélioration après chaque partie et de faire preuve d'intuition ; une qualité qui laisse envisager une application dans le domaine de la négociation.

Le poker fait partie des jeux dits « à information incomplète ». A la différence des jeux de dames, des échecs ou du go, le joueur ne dispose pas de toute l'information sur le jeu : il ne voit notamment pas les cartes de son adversaire. Ainsi le fait qu'on ne connaisse pas la totalité de l'état du jeu le rend plus difficile.

Toutefois, si des robots ont battu les champions du jeu d'échecs et du jeu de go, grâce aux progrès fulgurants de l'intelligence artificielle, ils demeurent patauds. Hors conditions expérimentales, la maîtrise de la bipédie nécessite des ressources informatiques énormes, le toucher, pareillement pour des résultats médiocres, et quant aux émotions et aux sentiments, voire à la conscience, inutile d'en parler ...

Par conséquent, dans ce monde toujours plus automatisé, l'homme est toujours le décideur. La question est de savoir quelle sera la place de l'intelligence artificielle dans les sociétés humaines : serons-nous, un jour, prêts à déléguer toutes les prises de décision à des machines ? Dans les avions, par exemple, on pourrait bientôt, du point de vue technologique, se passer de pilotes. Toutefois, nous ne sommes pas encore réellement prêts à nous passer d'un pilote humain, qui est une présence rassurante. Pour autant, certaines machines peuvent parfois donner l'illusion que l'on à faire à un homme.

---

[239]- Voir : Tristan Cazenave : *L'Intelligence artificielle, bluffante au poker*, La Recherche N° 531, janvier 2018, p. 55-56.

Sous-chapitre : 2.2.10

Le retour en force de l'*éthique* à l'âge de la machine cognitive autonome

L'ère des Big Data, avec la masse de données à traiter, porte de l'espérance pour comprendre la société ; mais elle présente aussi le risque d'une surveillance permanente de tous et de chacun [240]. Par conséquent, connaître les possibilités et les limites de ces technologies est indispensable pour réglementer l'usage sans entraver les développements utiles, et pour que chacun, individuellement, puisse mieux les maîtriser.

En effet, comme ces données sont souvent issues des comportements de chacun, il y a des risques d'intrusion, ce qui suscite des craintes. Il est de la responsabilité des scientifiques de contribuer à ces problématiques et d'aider les citoyens et les législateurs qui s'interrogent sur les limites à mettre, comme le font en ce moment ceux de l'Union européenne, pour la protection de la vie privée.

Trouver la juste mesure ne doit pas être seulement du ressort de juristes ou de techniciens mais bien de toute la société. Ceux qui élaborent des modèles d'utilisation des données doivent aussi montrer scientifiquement l'intérêt de le faire, les difficultés qui se présentent lorsqu'on veut rendre des données anonymes et quantifier les dangers auxquels on s'expose en partageant des données.

Autre problème éthique : « Quelles questions éthiques posent l'*autonomie* des machines cognitives? ». En fait, cela fait longtemps que l'on a délégué des décisions à des machines et à des algorithmes, à des fins différentes. Cependant, les machines deviennent beaucoup plus puissantes ; et l'on doit être davantage attentif aux biais cachés de leurs algorithmes.

C'est un phénomène très préoccupant, car aujourd'hui les machines émettent des avis sur les personnes ; voire elles les notent. Ces informations peuvent être utilisées par les forces de l'ordre pour tuer, les entreprises d'embauche ou des organisations financières pour l'octroi d'un crédit, etc. Or elles peuvent intégrer des biais identiques à ceux des humains. Mais l'avantage des machines est que l'on peut les mettre à jour et les modifier avec bien plus de facilité que les humains.

Dans le domaine des robots autonomes, on annonce que bientôt des robots soldats sélectionneront des cibles vivantes et engageront le feu sans qu'aucun être humain n'intervienne dans la prise de décision. Comment ne

---

[240]- Voir : Adeline Decuyper et Vincent Blondel : *Une vie privée est-elle encore possible*, Dossier : Les promesses du Big Data, La Recherche N°482, décembre 2013, p. 38-42.

pas approuver les personnalités reconnues qui s'y opposent avec vigueur ?

Dans le passé, des savants renommés, comme Albert Einstein et Bertrand Russell, s'étaient prononcés avec courage et détermination contre les armes nucléaires. Les scientifiques et les hommes d'affaires qui, depuis quelques années, demandent aux États d'instituer un moratoire contre ces « robots tueurs » que l'on appelle, en termes techniques, des *systèmes d'armes létales autonomes*, semblent adopter une posture analogue [241].

Incombe-t-il à chaque personne éclairée, donc en particulier aux scientifiques, de tout mettre en œuvre pour que les États industrialisés renoncent à se lancer dans une folle course aux armements dont l'issue risquerait d'échapper à tout contrôle humain.

En effet, nous serions à l'aube d'une troisième révolution technologique dans l'art de la guerre, après celles de la poudre à canon et de la bombe atomique : les « robots tueurs ». On doit s'interroger sur la réalité de ces armes létales autonomes. Car même si l'existence des mines et des drones, l'exploitation massive des renseignements numérisés et la guerre électronique posent des problèmes éthiques considérables, cette nouvelle révolution technologique dans la guerre paraît bien obscure.

Là où les deux premières consistaient dans un accroissement considérable de la puissance de feu, la mutation actuelle est d'un ordre et de nature bien différents. Alors que, jusqu'à présent, avec le fusil, le canon, le bombardier ou le drone, le soldat choisissait sa cible et la visait avant de déclencher le tir ; les armes autonomes désigneront toutes seules des cibles vivantes, puis feront feu d'elles-mêmes. Aussi, grâce aux techniques actuelles d'apprentissage automatique, elles y parviendront nécessairement.

Est-ce que cette évolution est inéluctable ? En fait, l'instrument de guerre est un prolongement technologique, un *médium*, du soldat et des militaires en général. Jusqu'à maintenant cet instrument est un *médium passif* ; il doit devenir un « médium intelligent », contrôlé par les militaires. Ce *médium intelligent* doit tenir compte de la présence du soldat.

Au-delà, l'intelligence artificielle ne doit pas conduire fatalement à déployer des armes létales autonomes. Car cela constitue un *danger existentiel* pour l'humanité, contre lequel plus personne ne peut rien.

Autre exemple, deux chercheurs d'une l'université américaine prétendent détecter l'orientation sexuelle en recourant à l'« apprentissage profond » de la machine [242]. Une prépublication disponible sur l'Internet donne tous les détails sur la méthode utilisée et les résultats obtenus.

---

[241]- Jean-Gabriel Ganascia : *Moratoire sur les robots tueurs : bonne conscience et mauvaise foi*, La Recherche N° 529, novembre 2017, p. 98.
[242]- Jean-Gabriel Ganascia : *Le logiciel contestable qui vise à lire l'homosexualité sur les visages*, La Recherche N° 530, décembre 2017, p. 98.

L'apprentissage de la machine se fait à partir des photographies de visages, récupérées sur des sites de rencontre et annotées avec l'orientation sexuelle déclarée des personnes photographiées. La machine serait en mesure, aux dires des rédacteurs de l'article, de reconnaître automatiquement un homosexuel « au faciès » (avec une précision de plus de 91 %), bien supérieure à celle avec laquelle les femmes et les hommes déterminent l'orientation sexuelle de leurs congénères.

D'après les auteurs, ce travail donne un fondement scientifique à l'antique physiognomonie, méthode qui permettrait de lire le caractère d'une personne sur les traits de son visage. Cette idée, qui provient du reliquat de la fausse théorie physiognomonique et racialiste de Lombroso [243], revient à affirmer le primat de l'extérieur sur l'intérieur, et donc la vacuité de toute conscience morale et de toute volonté individuelle. Cela voudrait dire aussi que les désirs, en l'occurrence ici les **orientations sexuelles**, seraient causés par des enchaînements de processus physiologiques indépendants du sujet.

Au-delà de possibles utilisations policières, cela appelle un certain nombre de commentaires d'ordre éthique. Si ces résultats étaient avérés, cela signifierait que l'apparence physique d'un individu, en particulier son visage, serait un décalque quasi exact de sa personnalité et qu'elle la trahirait en exprimant ce qu'il est au plus profond de lui-même.

En fait, on n'est pas les jouets de phénomènes hormonaux, sans disposer d'aucune liberté, d'aucune possibilité de développement et a fortiori d'aucune responsabilité. Car l'*apprentissage profond* des machines peut simuler les préjugés et les fausses routes des recherches humaines. Ainsi, contrairement à ce que cette publication dans une revue prestigieuse de psychologie sociale laisse accroire, il n'y a point de science ici ; car les résultats obtenus ne prouvent aucunement qu'il existe un lien de causalité. L'apprentissage supervisé établit uniquement des corrélations biaisées !

On peut donc s'étonner que l'on poursuive des recherches sur des hypothèses aussi douteuses, qui plus est dans une des universités les plus prestigieuses au monde, qu'on les finance et qu'on les publie. Mais on s'étonnera plus encore de ce que le comité institutionnel d'éthique de l'université américaine a donné son approbation à cette recherche. La vie privée des personnes dont l'image a servi pour l'apprentissage a-t-elle été protégée ; ont-elles aussi donné leur consentement en signant les conditions d'entrée du site de rencontres où elles se sont inscrites.

---

[243]- Cesare **Lombroso** (1835➤1909) est un professeur **italien** de médecine légale et l'un des fondateurs de l'École italienne de criminologie. Il est célèbre pour ses thèses sur le « criminel né » : à partir d'études **phrénologiques** et **physiognomoniques**, il tentait de repérer les criminels en considérant qu'il s'agissait d'une classe héréditaire qu'on pourrait distinguer par l'apparence physique. Ses théories étaient fortement marquées par la **théorie de la dégénérescence**, le **racialisme** et le **transformisme**. Il considérait même que les femmes étaient moins sujettes à la criminalité en raison de leur moindre intelligence et de la nature plus inactive de leur vie.

Chapitre : 2.3

APPLICATIONS MEDICALES DES SCIENCES ET TECHNOLOGIES COGNITIVES

L'imagerie médicale est un champ fertile. Plusieurs inventeurs de technologies nouvelles ont été distingués par un prix Nobel, signe de l'importance de ces découvertes pour les progrès de la médecine et de la santé humaine. Que ce soit avec l'invention du microscope optique ou avec la découverte des rayons X, les physiciens ont joué un rôle fondamental dans l'évolution de la médecine et de la biologie.

La radiographie a été la première façon d'observer l'intérieur du corps d'une personne vivante. Mais la visualisation des os ne suffisait pas : il fallait observer les autres organes, les "tissus mous" par opposition aux "tissus durs" que sont les os. Puis les physiciens, explorateurs de l'organisme, ont recherché des méthodes pour voir ces organes fonctionner et, mieux encore, fonctionner en direct, en temps réel.

Dans les années 1970 [244], de nouvelles méthodes d'imagerie faisant appel à différents types de rayonnement ont été élaborées. A la lumière visible et aux rayons X, se sont adjoints des rayonnements de natures et de longueurs d'onde différentes : les ultrasons, les ondes électromagnétiques radiofréquences en imagerie par résonance nucléaire (IRM), les rayons gamma (tomographie par émission de positons, par exemple), les ondes électromagnétiques de très basses fréquences pour la magnétoencéphalographie. Ces différentes technologies d'imagerie utilisent l'ordinateur et l'informatique pour le recueil et le traitement de l'image.

Chaque technologie a ses points forts, présentant soit une résolution spatiale très bonne, mais une résolution temporelle médiocre ; ou l'inverse avec toutes les combinaisons possibles des différents paramètres. C'est pourquoi plusieurs modalités d'imagerie sont souvent combinées de façon à ce que le diagnostic obtenu soit le plus précis possible.

---

[244]- Les années 1970 correspond aux années de la formation de l'auteur, Abdelkarim Fourati, en physique (Maîtrise es-sciences physique, en 1972, de la Faculté des Sciences de Tunis), en informatique (CES d'informatique appliquée, en 1973, de l'Institut de Programmation de Paris) et en biophysique (DEA de Biophysique, en 1973, de la Faculté des Science de Paris VI).

De retour en Tunisie, l'auteur a occupé le poste d'enseignant de Biophysique (1973➤1981) à la Faculté de Médecine de Tunis, avant d'être nommé, en 1982, Médecin hospitalo-universitaire à la Faculté de Médecine de Sfax (Tunisie), après avoir obtenu le Doctorat en médecine, en 1981, à la Faculté de Médecine de Tunis, jusqu'à sa retraite en 2009.

Sous-chapitre : 2.3.1

Les physiciens, explorateurs du corps humain par l'ordinateur

Les progrès sont venus non seulement de l'utilisation de nouveaux types d'ondes, support physique de l'information, mais aussi de la révolution informatique qui s'est produite à la fin des années 1970 et qui a permis de traiter en temps réel de très grandes quantités d'informations [245].

Aux physiciens et aux informaticiens, se sont joints les mathématiciens qui ont mis au point des algorithmes de tomographie inverse améliorant les contrastes des images. Le scanner X est un bel exemple d'une technique (la radiographie par rayons X) qui initialement ne révélait que les os, mais qui, aujourd'hui, permet de visualiser les tissus mous en trois dimensions [246].

Les signaux de résonance magnétique nucléaire (RMN), bien connus des chimistes et des physiciens dès 1946, pour caractériser certaines espèces chimiques, ont été utilisés dans les années 1970 pour dresser des images des concentrations de ces molécules. C'est l'utilisation de différentes technologies de traitement du signal et d'informatique qui permet de localiser la zone d'où provient le signal analysé. Les premiers clichés d'imagerie par résonance magnétique (IRM) ont été obtenus en 1973 [247].

Aussi l'échographie ultrasonore dont les principes remontent à Paul Langevin (inventeur du sonar en 1915) a connu une phase d'essor spectaculaire à la fin des années 1970. Dès lors, on a commencé à réaliser des images échographiques à haute résolution de plusieurs dizaines de clichés par seconde.

À côté de toutes ces technologies qui donnent principalement une imagerie morphologique et anatomique des organes, un nouveau pas a été franchi avec l'imagerie fonctionnelle. L'acquisition de plus en plus rapide des images IRM a, par exemple, stimulé le développement, dans les années 1990, de l'IRM fonctionnelle (IRMf), surtout utilisée pour l'étude du cerveau. L'imagerie fonctionnelle, par IRMf, permet notamment d'observer la consommation d'oxygène dans les organes, comme le cerveau.

---

[245]- Claude Baccara et Mathias Fink* : *Les physiciens, explorateurs du corps humains*, Pour la Science spécial N° 338, décembre 2005, p. 26-28.

* Claude Baccara dirige le Laboratoire d'optique physique à l'Ecole supérieure de physique et chimie industrielles, ESPCI. Mathias Fink est membre de l'Académie des sciences, professeur à l'Université Paris 7, dirige le laboratoire ondes et acoustique, à l'ESPCI.

[246]- Le premier prototype industriel a été présenté en 1972 par Godfrey Hounsfeld, qui a reçu le prix Nobel de médecine en 1979.

[247]- Paul Lauterbur, qui a obtenu les premières images d'IRM en 1973, reçut, 20 ans plus tard, le prix Nobel de médecine et physiologie 2003 avec Peter Mansfield pour cette invention.

Un autre domaine d'imagerie fonctionnelle s'est développé en parallèle avec l'aide des chimistes : la médecine nucléaire. Elle repose sur la détection de traceurs radioactifs, injectés par voie intraveineuse ou orale. Ces traceurs se décomposent en émettant des photons que l'on détecte. Ce type d'imagerie nécessite l'utilisation d'un « radio-médicament » formé de molécules fonctionnelles, dont on cherche à connaître le trajet ou les sites de fixation, et dont l'un des atomes est radioactif. L'iode radioactif qui se fixe sur la thyroïde permet d'étudier des sites tumoraux où le métabolisme des glucides est déréglé.

Le suivi des traceurs radioactifs peut se faire par tomographie par émission de photon unique. C'est une technologie dont la résolution spatiale est mauvaise (de l'ordre du centimètre), mais qui fournit des informations fonctionnelles. La tomographie par émission de positons (TEP) améliore cette résolution. Enfin, l'utilisation de centaines de détecteurs du champ magnétique très sensibles entourant la tête donne accès à une information fonctionnelle sur le cerveau ; c'est la magnétoencéphalographie.

Ainsi, à l'imagerie anatomique et morphologique s'est jointe l'imagerie fonctionnelle. La collaboration avec les chimistes a ouvert, à côté des traceurs radioactifs, le domaine des agents de contraste qui autorisent souvent de bien meilleurs diagnostics. Certains de ces agents de contraste s'agglutinent dans des zones pathologiques et augmentent notablement la qualité de la détection. Cette imagerie moléculaire connaît un engouement marqué, car elle permet de mieux comprendre les mécanismes mis en jeu à l'échelle cellulaire, par exemple ceux responsables des cancers.

Quelles sont les évolutions pour demain ? On continue à travailler sur les « anciens » rayonnements, support d'information : en améliorant, par exemple, les détecteurs des rayons X transmis par une radiographie, on réduit la quantité de rayonnement nécessaire à l'obtention d'une radio de qualité. De nouveaux types de rayonnement apparaissent aussi dans la panoplie de l'imagerie du corps humain.

Une voie de recherche prometteuse, l'imagerie d'élasticité (qui étudie l'élasticité des tissus, un paramètre qui n'était pas encore fourni par les autres méthodes) atteint une résolution de l'ordre du millimètre.

Amélioration des méthodes existantes, mise au point de nouvelles techniques, combinaison d'approches dont les performances sont complémentaires, etc. L'imagerie ne cesse de progresser et les objectifs sont variés : mieux comprendre le fonctionnement normal de l'organisme ainsi que l'apparition et l'évolution des pathologies, et suivre l'évolution des pathologies lorsqu'un traitement est administré. La recherche en imagerie médicale est en plein essor.

Sous-chapitre : 2.3.2

L'exploration de l'anatomie et des fonctions cognitives du cerveau humain par l'ordinateur

En 1973, le physicien américain Paul Lauterbur obtient les premières images par résonance magnétique nucléaire (RMN). Cette méthode a donné naissance à l'IRM (imagerie par résonance magnétique) et Lauterbur a obtenu le prix Nobel de médecine en 2003 pour cette invention, avec le physicien anglais Peter Mansfield.

L'imagerie par résonance magnétique (IRM) s'est imposée pour observer l'anatomie des organes, mais aussi leur *fonctionnement*. Elle explore, par exemple, les accélérations du sang dans le cœur et les vaisseaux, la répartition de l'air dans les poumons ou encore l'activité cérébrale [248].

L'IRM est une méthode précieuse d'étude du cerveau. Elle offre des images anatomiques d'une grande précision, permettant de localiser, par exemple, une tumeur, mais aussi des *images fonctionnelles*, ce qui a donné un essor sans précédent aux neurosciences. Les neurones activés consomment davantage d'oxygène, et l'afflux d'oxyhémoglobine est détecté par l'IRM. De cette façon, on détecte les aires du langage, de la motricité, mais aussi celles des émotions et de diverses tâches cognitives.

1°- De l'anatomie à la fonction : IRM et fonction vasculaire :

Rien ne permettait de prévoir que l'IRM [249] deviendrait, en quelques décennies, un outil indispensable au diagnostic médical et qu'elle constituerait un instrument d'excellence pour la recherche sur le fonctionnement du cerveau. Il fallut pour cela que l'IRM ajoute à ses capacités d'imagerie anatomique, exploitées pour le diagnostic médical, des capacités d'imagerie fonctionnelle. Auparavant, les méthodes d'imagerie médicale étaient soit anatomiques (la radiographie par rayons X), soit fonctionnelles, par exemple l'imagerie nucléaire où les images suivent la distribution d'un traceur radioactif dans l'organisme.

---

[248]- Jacques Bittoun* et al. : *Le corps au crible de l'IRM*, Pour la Science spécial N° 338, décembre 2005, p. 30-36.

* Jacques Bittoun est professeur de biophysique et médecine nucléaire à la Faculté de médecine Paris-Sud-Hôpital Bicêtre, au Kremlin-Bicêtre, dirige l'Unité de recherche en résonance magnétique médicale.

[249]- Le phénomène de résonance magnétique nucléaire fut découvert en 1938 par le physicien américain Isidor Rabi qui fit dévier des faisceaux moléculaires, plongés dans un champ magnétique et soumis à des ondes radiofréquences. Toutefois, le phénomène sous sa forme actuelle, c'est-à-dire dans des échantillons de matière et non des jets moléculaires, fut mis en évidence en 1946, indépendamment par Félix Bloch à l'Université Stanford et Edward Purcell à l'Université Harvard, aux États-Unis.

L'IRM allie les deux aspects anatomiques et fonctionnelles : d'abord utilisée pour sa résolution, inférieure au millimètre, dans la représentation des organes, elle s'est imposée comme une méthode d'imagerie fonctionnelle.

Nous allons examiner comment l'IRM a évolué de l'imagerie anatomique à l'imagerie fonctionnelle du cœur, du poumon ou du cerveau. Pour explorer différents paramètres physiologiques, il a fallu développer de nouvelles méthodes d'IRM fonctionnelle issues de l'IRM.

Grâce au progrès de l'IRM, on obtient des images anatomiques qui caractérisent bien mieux les tissus, mais qui n'informent pas sur la fonction des organes, à l'exception de quelques cas particuliers. Par exemple, en prenant des images du cœur à différents instants, on le visualise à divers stades de la contraction et on peut ainsi déterminer sa contractilité et sa capacité à éjecter le sang vers les organes périphériques.

Toutefois, ces images relèvent de l'imagerie anatomique, non de l'imagerie fonctionnelle. Il fallait déployer d'autres stratégies pour obtenir des informations fonctionnelles en IRM.

La méthode employée pour la mesure recèle des *informations fonctionnelles*, contrairement à la majorité des autres méthodes d'imagerie fonctionnelle qui utilisent des agents exogènes, par exemple des éléments radioactifs injectés dans l'organisme en médecine nucléaire. L'IRM utilise des agents endogènes, mais nécessite parfois l'injection de produits, le plus souvent des agents de contraste, pour rehausser un signal qui existe même sans injection [250].

Cette méthode d'imagerie des fonctions pulmonaires présente des avantages. Par exemple, une bronche brutalement obstruée n'entraîne, dans un premier temps, aucune altération du tissu pulmonaire, donc l'image anatomique demeure inchangée. En revanche, l'image de ventilation pulmonaire montre une lacune correspondant à la région où le gaz ne peut plus circuler, il n'y a aucun signal.

---

[250]- Dans quelques cas rares, l'IRM ne révèle que le produit exogène administré : c'est le cas de l'hélium hyper-polarisé, utilisé dans l'étude par IRM de la fonction respiratoire. La plupart des applications médicales de l'IRM utilisent le noyau atomique d'hydrogène des molécules endogènes présentes. Cependant, de nombreux autres noyaux atomiques exogènes ont des propriétés magnétiques, par exemple le noyau atomique d'un gaz, le Xénon.

En effet, en 1994, une équipe de l'Ecole de médecine Harvard à Boston, a obtenu des images avec le Xénon, d'une précision et une sensibilité identiques à ce que l'on obtiendrait avec volume équivalent d'eau en IRM de l'hydrogène. Pour ce faire, ils ont préalablement augmenté l'aimantation du gaz de plusieurs ordres de grandeur, au moyen du pompage optique. Ainsi, le faible nombre d'atomes dans le gaz est compensé par un taux de polarisation élevé : le gaz est dit hyperpolarisé et il devient un traceur du gaz inspiré. En France, on a obtenu les premières images de ventilation pulmonaire en 1997 : en faisant inhaler à un patient de l'hélium 3 hyper-polarisé, on a vu se dessiner la répartition du gaz dans le poumon en IRM, avec une résolution équivalente à celle des images habituelles obtenues en IRM du noyau atomique d'hydrogène.

Aujourd'hui, les pneumologues disposent d'un outil d'imagerie fonctionnelle pour l'étude et pour le traitement de maladies, telles que l'asthme ou l'emphysème, affection pulmonaire caractérisée par la dilatation et par la destruction des bronchioles respiratoires et du tissu de la paroi alvéolaire des poumons.

2°- Voir les circuits neuronaux de la cognition et l'émotion :

Dans un autre exemple, le traceur utilisé, l'*hémoglobine* qui est un agent endogène, ce qui constitue un cas propre à l'IRM fonctionnelle.

En effet, cette méthode utilise les propriétés magnétiques du noyau atomique, mais ces propriétés sont sensibles aux propriétés magnétiques des électrons des molécules environnantes. En ce sens, l'hémoglobine est exemplaire, car ses propriétés magnétiques électroniques varient en fonction de l'oxygène qu'elle transporte.

Quand l'*hémoglobine* se trouve sous la forme oxyhémoglobine (elle transporte de l'oxygène), ses propriétés magnétiques sont négligeables ; mais sous sa forme dés-oxyhémoglobine, elle est fortement magnétique, à cause de réarrangements électroniques. Ainsi la dés-oxyhémoglobine modifie le champ magnétique vu par les noyaux d'hydrogène dans le sang.

Donc l'*hémoglobine* est un marqueur intrinsèque de l'oxygénation, et le contraste des images dépend du niveau d'oxygénation du sang : le contraste est dit BOLD [251]. C'est un marqueur particulièrement précieux pour le cerveau, en raison d'une particularité du fonctionnement cérébral.

Lorsque les neurones sont activés, ils consomment un surplus d'énergie ; les capillaires sanguins qui les irriguent se dilatent, de sorte que le débit et le volume sanguins augmentent, apportant des molécules d'oxyhémoglobine plus nombreuses.

Toutefois, ce surplus d'oxygène n'est pas entièrement consommé par les neurones activés, si bien que l'oxyhémoglobine se trouve en excès quand les neurones sont activés. La concentration en hémoglobine étant constante, la concentration en oxyhémoglobine augmente, tandis que celle en dés-oxyhémoglobine décroît. Au final, le signal est supérieur dans les régions activées du cortex.

Cependant, la différence de signal entre les régions activées et le reste du cortex ne dépasse guère quelques pour cent, c'est-à-dire qu'elle est de l'ordre des fluctuations du signal. Pratiquement elle est invisible sur les images IRM. Seul un *traitement statistique*, de plus en plus poussé, a permis de distinguer les augmentations de signal corrélées à une activation des neurones (que l'on peut distinguer d'un bruit de fond statistique).

---

[251]- BOLD : pour en anglais, *Blood Oxygen Level Dependent contrast,* c'est-à-dire « Contraste dépendant de la quantité d'oxygène dans le sang ».

Ainsi, lors des premières études, menées entre 1991 et 1995, on faisait alterner des périodes d'activation neuronale (par exemple un mouvement des doigts) et des périodes de repos. Quand le signal d'un voxel [252] présentait une augmentation synchrone avec les périodes de mouvement des doigts, par exemple, on considérait qu'il avait une forte probabilité de contenir une concentration en oxyhémoglobine supérieure : on supposait que les neurones correspondant à ce voxel étaient activés par le mouvement des doigts. L'augmentation de signal est donc un signe indirect du fonctionnement neuronal, mais elle permet la localisation des aires du cortex impliquées dans les différentes fonctions cérébrales.

Ces premières études ont validé les méthodes utilisées en confirmant l'activation, au cours de tâches simples, d'aires cérébrales dont l'implication était déjà connue dans la motricité, la sensibilité ou le langage. Par la suite, les neuroscientifiques ont utilisé cet outil pour étudier des fonctions de plus en plus complexes : les émotions, la douleur, et autres types de cognition comme les capacités calculatoires, la reconnaissance d'images, etc.

Les progrès des méthodes de *traitement statistique* des images ont été fulgurants. Grâce à eux, il n'est plus nécessaire de réaliser des séries alternées d'activation et de repos. Surtout, l'IRM donne désormais accès, au-delà de la localisation, à l'enchaînement des aires cérébrales impliquées dans une fonction complexe. Elle est devenue un outil de recherche indispensable pour les études fondamentales du fonctionnement cérébral.

Les cliniciens s'y sont peu intéressés au début, mais l'utilisent maintenant régulièrement en neurochirurgie. En effet, une tumeur cérébrale peut refouler une aire corticale sans la détruire, préservant sa fonction. Lorsqu'un chirurgien décide d'enlever cette tumeur, il peut, si nécessaire, grâce à divers tests moteurs, sensitifs ou cognitifs, réalisés en IRM fonctionnelle avant l'intervention, situer les régions fonctionnelles autour de la tumeur, pour éviter de les léser pendant l'intervention.

Ces méthodes représentent des outils de recherche remarquables, que ce soit pour étudier la physiologie (le fonctionnement normal des organes), la physiopathologie, c'est-à-dire les particularités du fonctionnement liées à différentes maladies, ainsi que la mise au point de nouveaux traitements.

3°- Confiance accordée aux images du cerveau en action :

L'IRM fonctionnelle cérébrale permet de prévoir que les images fonctionnelles fournies, après avoir été validées et perfectionnées par les équipes de recherche, viendront enrichir l'arsenal du diagnostic médical et des fonctions cognitives et émotionnelles du cerveau.

---

[252]- Le voxel : mot créé par analogie du mot pixel, en y contractant « volume » et « élément », est un pixel en 3D.

Cependant les signaux enregistrés des images du corps et notamment du cerveau, subissent de nombreux traitements informatiques et mathématiques. Est-on sûr de ce que l'on observe ? Ces images renseignent-elles bien sur le fonctionnement des organes ? [253]

Les médecins sont habitués à voir des photographies ou des schémas de cerveaux, dans les ouvrages d'anatomies, où figurent un certain nombre de zones colorées, avec pour légende : « régions du cerveau impliquées dans la vision, l'audition, la conscience, etc. », ou autre processus moteur ou cognitif dont on cherche à élucider le fonctionnement. On pense ainsi avoir l'« anatomie cérébrale » du sujet sain ou pathologique, et comprendre comment le cerveau/esprit donne naissance aux émotions et à la pensée.

Aujourd'hui les résultats de l'IRM fonctionnelle se présentent aussi sous forme d'images, qui semblent donner des informations accessibles. On a ainsi le sentiment d'avoir acquis des connaissances, d'avoir compris comment le cerveau fonctionne ou dysfonctionne. Mais que disent vraiment de telles images ? Que voit-on réellement et comment interpréter ces informations ?

Plus important encore, que doit-on éviter d'en conclure ? Chaque image est une synthèse de l'information globale. Interprétée hâtivement, elle peut nous donner des idées fausses. Ce phénomène ne se limite pas au public peu averti ; mais il touche aussi la communauté scientifique.

Comprendre, interpréter, connaître les limites de ce type d'images nécessitent de maîtriser plusieurs domaines scientifiques différents : les technologies d'acquisition et de reconstruction des images par résonance magnétique (IRM), la physiologie et la biochimie du cerveau, ainsi que l'analyse statistique des images ou des séquences d'images. Sans oublier la connaissance du domaine scientifique ou médical pour lequel les images ont été acquises ; par exemple, la psycholinguistique quand on étudie la façon dont le cerveau traite les informations liées au langage.

Toutes ces connaissances doivent être réunies pour que l'on puisse juger de la validité et de la pertinence des interprétations, en un mot de la confiance que l'on peut accorder aux images fonctionnelles du cerveau.

Un exemple bien connu en neuro-imagerie d'une mauvaise interprétation d'une image cérébrale a été celui d'une expérience cherchant à mettre en évidence les réseaux cérébraux impliqués dans le traitement de la douleur. Dans une phase de l'expérience, on induisait une douleur, dans l'autre non. Après avoir observé les images enregistrées chez des sujets, les chercheurs avaient conclu que le débit sanguin augmentait dans les lobes temporaux. Or, les neuroscientifiques ont compris ultérieurement que l'augmentation du débit sanguin avait en fait lieu dans les aires activant les

---

[253]- Jean-Baptiste Poline et al. : *Quelle confiance accorder aux images du cerveau en action ?*, Pour la Science N° 338, décembre 2005, p. 138-142.

muscles des mâchoires, car les sujets serraient les dents quand on leur faisait mal ... Le signal observé n'avait rien à voir avec le traitement de la douleur. Il s'agissait d'une « erreur de jeunesse » de la neuro-imagerie fonctionnelle, mais il est fort possible que des erreurs plus subtiles soient encore commises aujourd'hui.

4°- La construction d'une image fonctionnelle du cerveau :

Chaque étape de l'analyse de ce type d'images présente ses pièges. Rappelons quelles sont les étapes de la construction par résonance magnétique (IRM) d'une image fonctionnelle. En tout premier lieu, un chercheur ou un clinicien se pose une question précise sur un mécanisme cognitif ou sur une pathologie. La toute première étape correspond à l'élaboration d'un protocole expérimental spécifique de cette question : que va-t-on demander au sujet de faire quand il sera dans l'appareil ? Quel stimulus va-t-on lui présenter ? Pour comprendre pourquoi cette étape est importante, prenons comme exemple la *fonction cognitive* du "cerveau quand on lit un article".

Le chercheur propose d'enregistrer l'activité cérébrale dans deux conditions expérimentales : pendant la lecture, en projetant des mots sur un écran, on demande au sujet de les lire ; tandis que l'écran restera noir lorsqu'il ne lit pas. Est-ce que ces conditions expérimentales reflètent bien ce que le chercheur veut étudier ?

Apparemment oui, mais lorsque le sujet lit, la quantité de lumière reçue par la rétine est bien plus importante que lorsqu'il ne lit pas (puisque l'écran est noir). On a alors le risque de détecter des aires cérébrales impliquées dans le traitement d'un stimulus visuel quelconque, et non pas spécifiquement celles de la lecture. L'image obtenue n'est pas spécifique d'une condition de lecture stricte.

Supposons que ce biais ayant été résolu, la condition de lecture ne contienne que des mots monosyllabiques (par exemple : *chat, doux, noir, court* ...). Ces mots ne déclenchent probablement qu'une partie des phénomènes liés à la lecture : l'observation est partielle, et la sensibilité médiocre.

Rappelons-nous que les signaux enregistrés correspondent à une différence entre un *état de contrôle* et un autre *état d'activité*, et que ces deux conditions délimitent le domaine d'interprétation.

Supposons que toutes les conditions soient réunies (et favorables) pour acquérir les images. On installe le sujet dans l'appareil, et on lance l'acquisition des données selon les différentes conditions expérimentales. Les neurones de certains réseaux voient leur rythme de décharge croître et/ou se synchroniser, les quantités de neuromédiateurs varient, de l'énergie est consommée, l'extraction de l'oxygène portée par les globules rouges dans le sang augmente, le débit sanguin se régule pour apporter oxygène et glucose aux neurones activés *via* le système capillaire se trouvant à proximité.

Ainsi, un ensemble de mécanismes cérébraux électriques et métaboliques complexes se met en jeu. Or l'IRM fonctionnelle mesure une quantité liée au débit du sang, à son volume et à son oxygénation (c'est l'effet BOLD, déjà vu). Les images obtenues par IRM BOLD reflètent les propriétés magnétiques différentes du sang oxygéné et du sang privé d'oxygène, et sont reconstruites à l'aide d'algorithmes complexes.

Aujourd'hui, la résolution spatiale obtenue est de l'ordre de deux à trois millimètres sur l'ensemble du cerveau en moins de deux secondes, résolution qui devrait être encore améliorée. Par conséquent, il s'agit d'une *mesure indirecte* de l'activité des neurones, qui reflète des phénomènes métaboliques assez lents (le maximum d'effet est observé 5 à 6 secondes après la stimulation). D'autres technologies, telles que l'électroencéphalographie (EEG) ou la magnétoencéphalographie, donnent une mesure de paramètres liés à l'activité électrique des neurones, dont la précision temporelle est meilleure, mais la résolution spatiale moins bonne que celle de l'IRM.

En résumé, nous n'observons sur les images qu'un aspect partiel de l'activité cérébrale, et les chercheurs essayent de combiner les technologies d'acquisition des images pour profiter des avantages de chacune.

5°- Mouvements et autres artefacts au cours de l'expérience :

Les mouvements sont ceux du sujet dans l'imageur. Bien que le sujet soit installé aussi confortablement que possible, rester allongé dans l'imageur en gardant la tête parfaitement immobile pendant environ une heure ; cette durée moyenne d'immobilité, n'est pas simple à réaliser : il y aura des petits mouvements, ne serait-ce que ceux dus à la respiration.

La détection et la correction de ces mouvements sont difficiles : le sujet bouge à n'importe quel moment et l'information fournie par les images n'est pas assez précise pour que l'on puisse faire un recalage parfait. Dans le cas le plus favorable, ces mouvements induisent une incertitude sur la position des zones activées. Dans le cas le plus défavorable, on risque de trouver des variations du signal dues aux mouvements du sujet, et non pas de l'activité cérébrale !

Au début de l'IRM fonctionnelle, certains ont même affirmé que toutes les variations d'activité enregistrées résultaient des mouvements du sujet. Ce n'est bien sûr pas le cas et, dans de nombreuses situations, on peut confirmer les résultats par différentes technologies qui ne présentent pas cette difficulté. Pourtant, tous les expérimentateurs doivent garder cette difficulté à l'esprit.

Une méthode statistique sélectionne les régions activées qui sont ensuite superposées à l'image anatomique, ce qui permet de localiser les zones activées par une tâche donnée. Toutefois, on ne connaît qu'approximativement la forme de la réponse et le temps pour qu'elle se manifeste, paramètres qui dépendent de la stimulation, de la région cérébrale impliquée, du sujet, de son état, pour ne citer que quelques facteurs.

De nombreuses équipes cherchent à distinguer cette interaction dans des données bruitées, et à comprendre les mécanismes qui la déclenchent pour obtenir le maximum d'informations sur l'activité neurale correspondante.

Par ailleurs, les variations de débit sanguin dans le cerveau peuvent être dues à une augmentation du rythme cardiaque pour une raison totalement indépendante de l'étude menée (par exemple, le sujet a entendu un bruit qui l'a stressé). C'est pourquoi on enregistre parfois durant l'expérience (quand le sujet est dans l'appareil) des paramètres tels que le rythme cardiaque du sujet, son rythme respiratoire, ainsi que sa réponse électrodermale (quand le sujet est stressé, il transpire et la conductivité électrique, enregistrée au bout des doigts, augmente). En éliminant les signaux dus à des réactions indépendantes du stimulus étudié, on obtient des résultats plus précis.

6°- L'image d'une *fonction cognitive* du cerveau d'un sujet moyen :

Bien qu'il puisse être suffisant d'étudier l'image d'une *fonction cognitive* du cerveau d'un sujet en particulier, on cherche le plus souvent à généraliser les résultats à l'ensemble d'une population d'individus sains, ou à comparer deux groupes (malades et sujets sains). On soumet alors un ensemble de sujets (environ 10 à 30 sujets par étude) au même protocole. De nouvelles difficultés surviennent.

D'abord, si l'on souhaite résumer l'information concernant plusieurs sujets, il faut que les images du cerveau d'un sujet soient comparables à celles des autres. Pour y parvenir, on fait correspondre les structures anatomiques macroscopiques et on déforme les images de chaque sujet pour les ajuster à celles d'un cerveau modèle, comme on pourrait déformer la photographie d'un visage pour qu'elle corresponde à celle d'un autre visage (même position des yeux, de la bouche, du nez, etc.). On se retrouve alors dans un repère spatial commun, mais les structures fines sont différentes.

Ces questions touchent aussi les images fonctionnelles, de façon encore plus cruciale. Il faut pouvoir associer des régions homologues d'un sujet à l'autre pour localiser les fonctions cérébrales, mais il faut s'assurer que les fonctions cérébrales sont associées aux mêmes structures anatomiques : il n'est pas impossible que des sujets différents réalisent la même fonction en n'utilisant pas la même zone cérébrale.

Une telle utilisation spécifique à certains individus ou groupes d'individus peut correspondre à des performances différentes, et l'on aborde ici l'organisation des fonctions cognitives chez des patients atteints de handicaps. Quel peut être le rôle des cortex visuel ou auditif primaires chez les personnes aveugles ou sourdes ? Comment le cerveau de ces personnes s'est il développé et réorganisé ? Dans la population des sujets sains, de nombreuses fonctions semblent réalisées par des réseaux d'aires très similaires, bien que l'amplitude de l'activité et son étendue varient.

Mais pour de nombreuses autres fonctions, telles que le langage, le calcul, la planification, la conscience, les réseaux impliqués ne sont pas rigoureusement les mêmes d'une personne à l'autre. Présenter les résultats de la « fonction cognitive » sous la forme d'une image revient à tronquer l'observation, au point que la simplification conduit à des erreurs d'interprétation. Les outils permettant de regrouper les sujets en sous-groupes ayant des caractéristiques d'organisation fonctionnelle homogènes manquent encore.

Après avoir abordé la question de la qualité des images, du problème du mouvement, du recalage des images autorisant leur comparaison, évoquons enfin une autre question fondamentale : pour décider quelles sont les aires impliquées dans une tâche cognitive ou motrice, il faut déterminer un seuil de l'activité détectée qui ait un sens. Si le seuil est trop faible, on risque d'inclure des aires qui ne sont pas effectivement impliquées (risque de faux positifs), et si ce seuil est trop élevé, on risque d'éliminer un résultat bien réel et reproductible : c'est le risque de faux négatifs. Selon le seuil choisi, les résultats diffèrent.

Ainsi l'imagerie cérébrale des « fonctions cognitives » donne de plus en plus des moyens qui rapprochent les chercheurs des modèles explicatifs.

Aujourd'hui, l'IRM de diffusion [254] permet d'accéder aussi, en suivant les faisceaux de fibres de substance blanche, au « câblage » du cerveau. Elle indique comment les fibres nerveuses sont orientées et connectées, ce qui autorise l'étude de façon indirecte et dynamique du câblage des neurones dans le cerveau.

Les enregistrements des signaux EEG offrent une résolution temporelle de l'ordre de la milliseconde, et ces signaux sont le reflet d'une activité plus directement liée au fonctionnement des neurones. En combinant ces données, nous découvrons la façon dont le cerveau traite l'information pour donner naissance à nos émotions, à nos comportements et à nos pensées.

Si l'on ignore encore comment l'influx nerveux donne naissance à la pensée ; des images cérébrales des « fonctions cognitives », fiables et bien contrôlées, sont des outils remarquables pour étudier les signaux neuronaux. Mais l'étude de la l'esprit et la pensée conceptuelle restent à un autre niveau de recherches sur la cognition.

---

[254]- Denis Le Bihan : *Diffusion de l'eau et IRM*, Pour la Science N° 338, décembre 2005, p. 74-80.

Sous-chapitre : 2.3.3

L'apprentissage automatique des *réseaux de neurones artificiels* : un apprentissage statistique

Avec l'explosion du nombre de données numériques, *big data* [255], produites chaque jour et l'accélération des capacités de calcul des ordinateurs, la statistique et l'informatique se sont rencontrées, à un niveau supérieur. Les milliers de milliards de données numériques que les hommes produisent en permanence permettront notamment d'améliorer les systèmes de transport [256], d'éducation et de santé.

Les Big Data sont-elles porteuses d'une révolution scientifique comparable à celle entraînée par l'invention du microscope en biologie et en médecin, ou encore de la lunette astronomique par Galilée en physique ? Elles permettent effectivement de faire de la science de façon totalement nouvelle, notamment pour l'étude de phénomènes médicaux et sociaux.

Mais cela reste insuffisant, car les statistiques sur ordinateur donnent seulement une orientation des recherches ; elles n'expliquent pas les phénomènes étudiés. En plus des modèles mathématiques, il faut donc des concepts pour expliquer ces phénomènes dans leur réalité humaine. De fait, ces technologies statistiques de Big Data n'établissent pas des *lois scientifiques explicatives*, mais de simples corrélations, que seul l'ordinateur maîtrise, avec ses algorithmes.

Ainsi un algorithme peut prédire avant le médecin, et sans que l'on comprenne totalement pourquoi, qu'un patient a une probabilité élevée d'avoir un cancer. De leur côté les sciences sociales ne s'en privent pas de ces technologies pour prédire. Quoique, les Big Data touchent les sciences sociales dans lesquelles les chaînes causales d'explication sont moins claires qu'en physique, en biologie ou en médecine.

En effet, les analyses de Big Data attirent l'attention sur des corrélations détectées, afin que ces derniers recherchent ensuite des explications causales. Bien entendu, en sciences sociales, les entreprises commerciales s'intéressent à ces technologies, seulement pour mieux vendre leurs produits, les modèles explicatifs ne sont pas nécessaires. Par contre, en science, particulièrement en médecine, les Big Data peuvent bien être vues comme un outil de recherche et de pratique, à la manière d'un *microscope*, qui voit l'infiniment petit en biologie. De même les Big Data peuvent être considé-

---

[255]- Voir : Vincent Blondel (entretien) : « *Nous étudions de nouveaux objets scientifiques* », Dossier : Les promesses du Big Data, La Recherche N°482, décembre 2013, p. 28-30.
[256]- Voir : Francesco Calabrese : *Un réseau d'autobus redessiné grâce au téléphone mobile*, Dossier : Les promesses du Big Data, La Recherche N°482, décembre 2013, p. 32-35.

rées comme un *macroscope* pour faire progresser la connaissance de l'infiniment complexe, en sciences sociales et médicales.

Dans ce sens, les Big Data promettent des avancées énormes pour la société, en faisant progresser la médecine personnalisée, ou la prédiction de la propagation d'une maladie infectieuse, ou encore les modèles de croissance économique. Cela a permis l'émergence de technologies d'*apprentissage automatique* avec des réseaux de neurones artificiels qui permettent un apprentissage statistique.

Mais pourquoi une telle discipline prend-elle tout d'un coup une forme d'indépendance ? C'est davantage un phénomène social et universitaire. Un exemple historique comparable : à la fin des années 1970 et début des années 1980 [257], on a déjà assisté au même phénomène avec l'émergence des départements d'informatique et de *statistique sur ordinateur*, qui sont issus des départements de mathématiques ou de génie électrique.

C'est la raison pour laquelle on voit apparaître à l'époque un peu partout dans le monde des centres de *statistique sur ordinateur* et d'informatique, en particulier dans la Faculté de Médecine de Sfax (Tunisie) [258]. Nous avons essayé d'établir un département de médecine sociale, de statistique sur ordinateur et d'informatique médicale, à l'interface entre différentes disciplines : l'informatique, les statistiques, la biophysique, la biologie cellulaire et moléculaire, la médecine, mais aussi les sciences cognitives.

En 2018, le chercheur français Stéphane Mallat, spécialiste des algorithmes d'*apprentissage profond*, est à l'initiative d'une nouvelle chaire de *sciences des données* au Collège de France. C'est aussi le thème du cours qu'il y donne depuis janvier 2018, et dont la ligne directrice est d'approfondir les liens entre mathématiques et applications en "sciences cognitives". Il ambitionne de comprendre mathématiquement pourquoi les algorithmes d'*apprentissage* ont des résultats si spectaculaires.

1°- Les différents types d'apprentissage :

÷ L'*apprentissage supervisé* : un algorithme est entraîné sur une base de

---

[257]- C'était la période où l'auteur, Abdelkarim Fourati, a préparé sa thèse de doctorat en médecine, utilisant des statistiques et de l'informatique médicale. Il a présenté et soutenu publiquement cette thèse en médecine en 1981. Cette thèse est intitulée : *Etude épidémiologique de l'allaitement maternel, moyen de contraception* (Enquête sur 290 femmes suivies au Centre de P.M.I. Cité Zouhour, Tunis). Le Président du Jury était Monsieur le Professeur Béchir Hamza, chef service de pédiatrie, à l'Hôpital d'Enfants de Tunis.

[258]- L'auteur, Abdelkarim Fourati, a fait la fonction publique, comme biophysicien (à la Faculté de Médecine de Tunis, 1973➤1981), puis comme médecin hospitalo-universitaire (à la Faculté de Médecine de Sfax, 1982➤2009). Ses recherches depuis 1984 sont faites au début en *épidémiologie* et *statistique sur ordinateur*, puis en Philosophie et Histoire des sciences, celles de la biologie et de la médecine, à partir de 1986. Il s'est intéressé surtout aux problématiques que posent les « sciences cognitives » en « science du vivant » et en médecine (voir l'avant-propos).

données étiquetée, constituée de dizaines de milliers, voire de millions d'exemples annotés par des experts humains.

Par exemple, pour une tâche de reconnaissance visuelle, chaque image A de la base de données est associée à sa catégorie d'appartenance V. Grâce à ces nombreux exemples annotés, l'algorithme apprend à établir un lien statistique entre les entrées A (l'image) et les sorties V (la catégorie). Au terme de cet apprentissage, l'algorithme peut prédire avec précision la sortie V, pour une nouvelle entrée A qu'il n'a jamais vue.

÷ L'*apprentissage non supervisé* consiste à entraîner un algorithme sur une base de données non étiquetée. Il doit trouver par lui-même des structures inhérentes à ces données afin d'en extraire un maximum de connaissances.

÷ L'*apprentissage par renforcement* : cette méthode, inspirée du conditionnement de certains animaux, consiste à améliorer la prise de décision d'un système d'apprentissage grâce à des récompenses positives ou négatives. Après chaque décision, le système reçoit de son environnement une récompense et apprend à ajuster ses décisions futures de façon à maximiser le nombre de récompenses positives espérées.

2°- Les « sciences des données » :

La chaire au Collège de France s'intitule « sciences des données » (au pluriel) [259] ; car il s'agit d'un domaine né de l'agrégation de plusieurs disciplines scientifiques. C'est « un mélange comprenant notamment les *statistiques*, l'informatique, l'intelligence artificielle, le traitement du signal, la théorie de l'information ; mais aussi, toutes les sciences traditionnelles comme la physique, la biologie, la médecine ou les sciences sociales, qui nécessitent de modéliser et d'analyser de grandes quantités de données ».

C'est presque le même champ de recherches sur lequel nous avons travaillé depuis 1984, à la Faculté de Médecine de Sfax (Tunisie), mais en se plaçant plus du côté de la médecine et la biologie que du côté des technologies et des mathématiques.

À quels problèmes s'intéressent les « sciences des données », selon Stéphane Mallat [260] ? Il faut distinguer deux familles de problèmes : la *modélisation* et la *prédiction* :

÷ Dans le premier cas, l'objectif est de construire un modèle représentatif des données pour générer des données nouvelles, les comprimer, ou en-

---

[259]- Voir : Stéphane Mallat (entretien) : « *Le domaine des sciences des données est tout juste en train de se cristalliser* », La Recherche N°532, février 2018, p. 4-9.

[260]- Stéphane Mallat est le chercheur français le plus cité dans le domaine des sciences de l'ingénieur et l'informatique. En 2008, il s'intéresse de près aux algorithmes d'*apprentissage profond* (ou *deep learning*), dont les performances en reconnaissance visuelle impressionnent la communauté scientifique. Percer le secret de ces algorithmes, c'est comprendre mathématiquement comment ils font pour traiter les données en grande dimension.

core améliorer leur reconstruction à partir d'une information partielle ou dégradée. Par exemple, en imagerie médicale, on cherche à restituer des images de haute résolution avec le moins de mesures possible, afin de limiter l'exposition des patients aux radiations.

÷ Dans le cas de la prédiction, le but est de poser des questions sur des ensembles de données et de prédire une réponse à partir de la structure de ces données. Par exemple, on peut reconnaître un objet dans une image ; ou un diagnostic dans radiographie médicale, à partir de la valeur des pixels qui la composent ; prédire un diagnostic de cancer en utilisant des résultats d'examens médicaux et des données génomiques ; ou encore, prédire l'énergie d'une molécule biologique à partir de sa conformation.

En fait, on n'en est qu'au début des *sciences des données*. Les résultats des algorithmes d'apprentissage – en particulier ceux des *réseaux de neurones profonds* [261] – sont certes spectaculaires ; mais on comprend mal les raisons de ce succès. Progresser dans ce domaine permettrait de les améliorer et de les rendre plus fiables, notamment pour des applications comme la médecine ou la conduite de voitures autonomes, par exemple.

3°- Les réseaux de neurones artificiels :

L'évolution des réseaux de neurones artificiels depuis la fin des années 1950 avec la naissance de l'intelligence artificielle :

÷ En 1957, Franck Rosenblatt, de l'université Cornell, aux États-Unis invente le *perceptron*, un neurone artificiel capable d'ajuster la valeur de ses poids synaptiques grâce à une règle d'apprentissage simple. En 1969, Marvin Minsky, pionnier de l'intelligence artificielle, critique l'approche de Rosenblatt et expose dans un ouvrage les limites des réseaux de neurones, en particulier leur incapacité à traiter des problèmes non linéaires. Il s'ensuit une période de silence pour les réseaux neuronaux artificiels.

÷ Dans les années 1990, ces réseaux neuronaux font leur grand retour grâce à l'invention d'un algorithme d'apprentissage, mis au point par le Français Yann LeCun [262]. En 1994, il utilise cette méthode sur un réseau de neurones capable de reconnaître automatiquement des caractères manuscrits. Ses travaux donnent lieu à une technologie de lecture automatique des chèques utilisée dans de nombreuses banques américaines. Mais, pour nombre de problèmes d'intelligence artificielle, d'autres approches se révèlent beaucoup plus efficaces. Ainsi à la fin des années 1990, les réseaux de neurones entrent dans une période d'hibernation, une autre fois.

---

[261]- Un *réseau de neurones profond* est un type d'algorithme d'*apprentissage profond*, dont la structure est inspirée de l'organisation des neurones du cortex cérébral. Il se révèle très performant pour certaines lâches, comme la classification d'images, la reconnaissance de la parole et la traduction de textes.

[262]-Yann LeCun est le directeur du laboratoire d'intelligence artificielle de Facebook, 2018.

÷ Dix ans plus tard, les capacités de calculs parallèles des ordinateurs explosent, notamment grâce à l'apparition des processeurs graphiques (GPU). En parallèle, le nombre de données produites chaque jour augmente : le potentiel des réseaux de neurones s'exprime.

÷ En 2012, le système, AlexNet, surclasse tous les autres, et il est le seul à utiliser des *réseaux de neurones profonds*. Depuis, ces algorithmes sont partout : reconnaissance de la parole, des images, traduction automatique, etc. Et ils font l'objet d'investissements massifs.

4°- Applications des algorithmes d'apprentissage statistique :

Les machines avec algorithmes d'apprentissage automatique doivent être considérées comme *médiums cognitifs*, permettent de donner un sens par des cerveaux humains. Les chercheurs explorent donc à travers ces technologies de multiples domaines statistiques.

Par exemple, lorsqu'on a découvert la structure de l'ADN, comme support de l'information génétique. Certains gènes ont pu être caractérisés ; mais une grande partie du code génétique des êtres vivants n'a pas pu être déchiffrée. L'explosion actuelle de la puissance des ordinateurs, le séquençage de l'ADN à haut débit et l'amélioration technologique d'intelligence artificielle changent la donne [263].

L'apprentissage automatique, qui regroupe tout un éventail de technologies algorithmiques fondées sur des méthodes statistiques, a la capacité d'en extraire des connaissances [264].

Ainsi, en médecine pour détecter les cancers de la peau, ou en climatologie prédire des phénomènes climatiques extrêmes, les technologies d'intelligence artificielle, et en particulier l'apprentissage profond, commence à faire leurs preuves. En effet les scientifiques n'ont jamais autant d'informations à traiter ; mais ils n'ont jamais eu un outil aussi puissant à leur disposition pour les analyser et les synthétiser [265].

C'est d'ailleurs grâce à des approches empiriques, grâce à des intuitions remarquables d'ingénieurs et de chercheurs en informatique qu'ont récemment vu le jour des algorithmes aux capacités spectaculaires pour les reconnaissances visuelle et vocale, la traduction automatique ou pour jouer au go. La mise au point d'applications et la recherche expérimentale permettent de faire émerger de nouveaux problèmes et sont une source considérable d'idées nouvelles pour les mathématiques.

---

[263]- Jean-Philippe Vert : *Quand les algorithmes font parler l'ADN*, Dossier : *L'intelligence artificielle transforme les sciences*, La Recherche N° 529, novembre 2017, p. 48-52.
[264]- F. Bach : *Apprentissage statistique*, La Recherche spécial N° 500, juin 2015, p. 53.
[265]- Voir : Gautier Cariou : *L'apprentissage profond bouleverse les sciences*, Dossier : *L'intelligence artificielle transforme les sciences*, La Recherche N° 529, novembre 2017, p. 42-47.

Sous-chapitre : 2.3.4

La simulation du raisonnement médical

Les disciplines médicales constituent un champ d'application privilégié pour l'intelligence artificielle. Pour poser un diagnostic et décider d'une attitude thérapeutique, le médecin doit faire appel à de nombreuses connaissances. Depuis les années 1960 des systèmes informatiques d'aide au diagnostic fondés sur des *méthodes statistiques* ou faisant appel au calcul des probabilités imitent la démarche médicale. Puis aux années 1980, ont été réalisés des systèmes qui tentent de *raisonner comme le médecin* [266].

En dégageant les principes du raisonnement médical et en analysant comment ces systèmes informatiques parviennent à le simuler, nous pouvons envisager l'avenir de ces outils du médecin de demain.

En effet la masse des connaissances nécessaires à la pratique médicale est immense ; et dans la plupart des situations concrètes, le médecin doit se débrouiller avec des données imprécises et incomplètes, avec des symptômes qui n'ont qu'une fiabilité imparfaite : un signe donné peut être rare ou fréquent dans une même maladie, un même signe peut être présent dans plusieurs maladies différentes.

Le savoir-faire des spécialistes est de fait parfois éloigné du contenu de leur enseignement ; car le raisonnement médical est un raisonnement sous incertitude, prenant en compte l'imprécision et l'ambiguïté qui sont le fait de la médecine.

1°- Les systèmes statistiques d'aide à la décision médicale :
Très vite de nombreux médecins ont été sensibles aux possibilités qu'offrait l'informatique dans leur pratique courante. Dès 1960, on rêvait d'automates capables d'effectuer un diagnostic et c'est à cette époque que les premiers automates informatiques firent leur apparition.

L'aide à la décision en médecine s'est tout d'abord présentée au praticien sous la forme de systèmes statistiques et probabilistes. En effet, les premiers programmes calculaient la probabilité des diagnostics.

La méthode dite de Bayes est une méthode de résolution de certains problèmes inductifs. Le théorème de Bayes est un théorème élémentaire de la théorie des probabilités, pour calculer les probabilités des diagnostics possibles et proposer une décision pour le problème médical posé.

---

[266]- Anne Fagot Largeault* : *La simulation du raisonnement médical*, La Recherche N° 170, Spécial : L'intelligence artificielle, octobre 1985, volume 16, p. 1176-1187.

* Anne Fagot Largeault, médecin et philosophe, est maître de conférences de philosophie à l'université de Paris XII et médecin attaché à l'Hôpital.

A		probabilités a priori
Appendicite	APP	30.0 %
Douleur non spécifiée	DNS	21.7 %
Occlusion	OCC	7.8 %
Cholécystite	CHO	7.7 %
Perforation d'ulcère	P.U	6.5 %
Pancréatite	PAN	5.2 %
Autre diagnostic	AUT	5.1 %
Colique néphrétique	C.N	4.9 %
Poussée ulcéreuse	ULC	4.0 %
Péritonite	PER	2.5 %
Hernie étranglée	HER	2.3 %
Sigmoïdite	SIG	2.1 %
Infection urinaire	INF	0.2 %

B

$$P(D_i/S) = \frac{P(S/D_i) \times P(D_i)}{\sum_{j=1}^{n} [P(S/D_j) \times P(D_j)]}$$

FORMULE DE BAYES

Parmi un ensemble de diagnostics, exclusifs et exhaustifs, la probabilité d'observer un diagnostic donné I, compte tenu d'un signe clinique S est donné par la formule ci-dessus, dans laquelle le numérateur est représenté par le produit de la sensibilité du signe S pour le diagnostic Di et de la prévalence de ce diagnostic Di; le dénominateur est représenté par la sommation des produits de la sensibilité par la prévalence pour l'ensemble des diagnostics considérés. Rappelons que la sensibilité d'un signe est la fréquence avec laquelle ce signe est observé dans une maladie donnée, la prévalence d'un diagnostic est sa fréquence globale dans une population donnée.

(Source : La Recherche N° 170, octobre 1985)

Le système d'aide au diagnostic des douleurs abdominales aiguës présenté ici, suggère statistiquement un diagnostic des urgences abdominales. Les probabilités a priori des maladies ont été établies d'après 7000 cas d'urgences abdominales.
÷ Le tableau A représente la répartition des maladies répertoriées dans la population masculine française, quel que soit l'âge du sujet.
÷ Le tableau B représente la formule statistique de Bayes [267], pour calculer les probabilités des différents diagnostics.

En peu d'années, les « automates diagnostiques » se multiplièrent : diagnostic des goitres et de diverses affections endocriniennes, des tumeurs osseuses, des maladies pulmonaires, diagnostic neurologique, etc. Et en 1978, plus de 827 publications dans ce domaine furent recensées.

---

[267]- Thomas Bayes (1702≻1761) est un mathématicien britannique et pasteur de l'Église presbytérienne, connu pour avoir formulé le théorème de Bayes* (*Transactions of the Royal Society of London*, 53, 370, 1764).

* Le théorème de Bayes est un résultat de base en théorie des probabilités, issu des travaux du révérend **Thomas Bayes** et retrouvé ensuite indépendamment par **Laplace**. Dans son unique article, Bayes cherchait à déterminer ce que l'on appellerait actuellement la *distribution a posteriori* de la probabilité d'une loi binomiale. Ses travaux ont été édités et présentés à titre posthume (1763). *Un essai pour résoudre un problème dans la théorie des risques* (*An Essay towards solving a Problem in the Doctrine of Chances*). Les résultats de Bayes ont été étendus dans un essai de **1774** par le mathématicien français **Laplace**, lequel n'était apparemment pas au fait du travail de Bayes.

En 1985, alors que les systèmes faisant appel aux technologies les plus récentes de l'intelligence artificielle sont encore pour la plupart en phase expérimentale, des systèmes d'aide au diagnostic fondés sur des méthodes statistiques ou probabilistes sont utilisés efficacement dans plusieurs hôpitaux, depuis une vingtaine d'années. [268]

Mais parallèlement, l'enthousiasme des pionniers s'essoufflait, vu les résultats obtenus non totalement satisfaisants. Toutefois on avait surtout tiré parti de la puissance de calcul des ordinateurs, reconstruisant les raisonnements médicaux par des technologies statistiques, et se souciant plus d'atteindre des performances scientifiquement acceptables que d'imiter pas à pas la démarche du médecin praticien.

Ainsi il était prouvé qu'un système informatique convenablement programmé, dans certaines spécialités médicales, pouvait faire un diagnostic aussi bien que le meilleur médecin.

Mais l'accueil dans le milieu médical était médiocre. Il faut dire que les ordinateurs utilisés étaient d'énormes machines, qui tombaient en panne et que peu de techniciens savaient manipuler. Les médecins montraient de la réticence à perdre du temps avec des procédures de codage et des calculs statistiques dont ils comprenaient mal le principe. La profession médicale résistait à une emprise technologique qu'elle ne maîtrisait pas.

2°- L'*intelligence artificielle* pour l'aide à la décision médicale :

Un tournant important fut pris vers le milieu des années 1970, grâce à des méthodologies nouvelles faisant appel directement à l'intelligence artificielle. Deux raisons essentielles sont à l'origine de ce tournant :

÷ D'une part, l'apparition des micro-ordinateurs balaya beaucoup de réticences ou ouvrit des espoirs. La possibilité, pour une équipe ou un médecin isolé, de bricoler sur un ordinateur individuel un programme de mise en forme standard de leurs routines diagnostiques ou thérapeutiques concrétisa le succès potentiel des méthodes informatiques, en les banalisant.

÷ D'autre part, les informaticiens changèrent de stratégie : ils voulurent que le comportement des machines cognitives ressemble davantage à celui

---

[268]- H. Warner, aux Etats-Unis, proposa dès 1961 un système capable de diagnostiquer 33 maladies cardiaques congénitales d'après la présence ou l'absence de 50 signes : données les probabilités respectives des 33 maladies et la probabilité de chaque signe dans chaque maladie, le système calculait par le théorème de Bayes, les probabilités des 33 diagnostics.

÷ En Grande-Bretagne, selon ce modèle de Bayes, F.T. de Dombal mit sur ordinateur à la fin des années 1960 le diagnostic des urgences abdominales : appendicite, occlusion intestinale, colique néphrétique, etc., 8 maladies au total, identifiées d'après 50 traits. Peu après, R.P. Knill Jones et ses collègues traitèrent le diagnostic des causes de la jaunisse : leur programme sélectionnait les examens permettant de recueillir l'information la plus utile au diagnostic.

÷ Au MIT, G. Gorry et son équipe, leur programme d'aide à la décision pour les cas d'insuffisance rénale aiguë tenait calcule à chaque étape des risques et des avantages de chaque stratégie diagnostique et thérapeutique et indiquait la solution ayant la meilleure espérance mathématique.

du médecin. Pour ce faire, ils imaginèrent des systèmes plus interactifs, capables de dialoguer par écrit avec leurs utilisateurs en langage ordinaire et d'expliquer leurs raisonnements.

Ces systèmes informatiques ont apporté la grande nouveauté de séparer effectivement les connaissances (rassemblées dans la base de connaissances) du programme qui les gère (appelé *moteur d'inférence*). En cela on peut dire que leur comportement s'est approché de celui du médecin : c'est un médecin (ou une équipe) qui transmet ses connaissances au système, souvent sans l'intermédiaire d'un informaticien. Le système médical donne ensuite un conseil qui est le reflet du raisonnement d'un spécialiste simulé par la machine cognitive.

Mais pour comprendre le mode de raisonnement d'un *système médical* par l'intelligence artificielle, il est nécessaire de déterminer tout d'abord quel est précisément le comportement intellectuel du médecin lorsque celui-ci se trouve devant un malade et qu'il doit poser un diagnostic et prescrire un traitement.

Disons d'entrée que nous utilisons le terme *système médical* au sens large, recouvrant ainsi tout système informatique qui imite la démarche du médecin, c'est-à-dire de la personne compétente dans une discipline donnée, quelle que soit la méthode de raisonnement qu'il utilise.

Lors d'une consultation, quelle est la démarche du médecin ? En tout premier lieu, il recueille des signes et des symptômes, en écoutant son patient et en l'examinant. En fonction des signes observés, il évoque des hypothèses diagnostiques susceptibles de les expliquer.

Pour confirmer ou infirmer l'une ou l'autre hypothèse, il cherche des informations complémentaires en prescrivant, par exemple, des examens de laboratoire. Raisonnement fait, le diagnostic retenu oriente son choix d'une attitude thérapeutique, choix qui doit se conformer « aux données actuelles de la science », mais aussi aux souhaits du patient, et parfois à des règles collectives de prévention (vaccinations, par exemple). L'appréciation du pronostic joue un rôle dans l'élaboration de la stratégie thérapeutique.

Ainsi dans cette démarche se mêlent étroitement des procédures heuristiques qui visent la découverte d'une vérité objective et rapprochent les méthodes de pensée des médecins de celles des chercheurs, et des procédures de décision qui permettent la comparaison des lignes d'action possibles et le choix de la meilleure.

3°- Le comportement d'un "système médical" informatique :

Par rapport au médecin, comment se comportent les systèmes informatiques médicaux ? Rares sont les systèmes qui recueillent eux-mêmes les données : le plus souvent, les informations concernant le patient sont « entrées » par le médecin lui-même, ou un personnel paramédical.

Exceptionnellement, c'est le cas du monitoring cardiaque dans les unités de réanimation, le recueil de certaines données est confié au système.

Un cas étudié est celui de l'informatisation de l'interrogatoire du malade comme cela est pratiqué à un hôpital anglais, à la fin des années 1970 : dans cet hôpital un patient atteint de dyspepsie (troubles digestifs) s'assoit devant un ordinateur Apple ; il répond avec le clavier aux questions qui défilent sur l'écran. A la suite de cet interrogatoire, l'ordinateur engendre une liste de diagnostics avec leurs probabilités estimées. Les recommandations thérapeutiques sortent sur l'imprimante, ainsi qu'un résumé du cas.

Les promoteurs de ce "système médical" jugent que son utilisation systématique pour le dépistage des maladies digestives graves rendrait inutiles 40 % des consultations spécialisées de gastro-entérologie ! L'acceptabilité est excellente : une majorité de patients préfèrent l'ordinateur au médecin. L'obstacle le plus sérieux est celui du vocabulaire, qu'il a fallu simplifier à l'extrême, beaucoup de patients ne comprenant pas le sens de mots courants du jargon médical apparemment simples.

Les systèmes classiques, comme de nombreux spécialistes lorsqu'ils agissent de façon routinière, travaillent sur des hypothèses préformées. Certains systèmes médicaux évolués incluent une représentation de la façon dont le médecin évoque les hypothèses éventuellement pertinentes.

Ainsi un système médical, qui vise à mimer le déroulement d'une consultation de médecine générale, considère les hypothèses diagnostiques comme des sortes de « tiroirs » qui, au début de la consultation, se trouvent à l'état quiescent dans la base de connaissances (mémoire à long terme), chaque tiroir ayant seulement dans la mémoire à court terme un représentant schématique (*actionneur*).

Lorsque des faits concernant un patient sont entrés dans la machine ; ils sont « reconnus » par certains *actionneurs* qui « tirent » le tiroir correspondant et l'amènent dans la mémoire à court terme. En même temps, les tiroirs « voisins » du tiroir activé sont rendus « semi-actifs » (hypothèses alternatives), et l'hypothèse activée, confrontée aux faits, est évaluée. Chaque donnée nouvelle concernant le patient entraîne une réévaluation, d'où une instabilité des hypothèses actives, comparable aux associations qui se font dans la tête du médecin qui voit un patient pour la première fois et découvre plusieurs pistes diagnostiques.

Ces étapes étant franchies, le système médical doit maintenant raisonner. Tous les systèmes système médicaux ont un mécanisme de raisonnement apte à simuler la manière dont le médecin évalue ses hypothèses diagnostiques, en les confrontant aux faits.

Dans les systèmes médicaux comme Mycin [269], un raisonnement logique est mis en œuvre par le *moteur d'inférence*. Par contre, dans les systèmes fondés sur des méthodes statistiques ou probabilistes, le mécanisme de raisonnement se ramène à une règle de calcul.

Au moment de la prise de décision, la stratégie décisionnelle peut se réduire au choix de l'hypothèse la plus vraisemblable ou de la thérapeutique la plus efficace. Une analyse fine de la logique des décisions cliniques, incluant des considérations d'utilité et de coût, a surtout été faite dans un contexte probabiliste (celui de Bayes). Dans ce cas l'ordinateur redevient un outil de simple calcul, le clinicien se réservant la conception des scénarios et le choix des normes de décisions.

4°- L'heuristique et la démarche médicale :

Ce que nous venons d'énoncer montre que les systèmes médicaux simulent la démarche du médecin, raisonnent comme le médecin. Nous nous intéresserons surtout dans ce qui va suivre aux procédures heuristiques de la démarche médicale. Qu'est-ce donc qu'un raisonnement heuristique ?

L'*apprentissage* de l'enseignement médical entraîne à la solution de ce qu'en langage probabiliste on appelle des problèmes directs : donnée la maladie, décrire les signes par lesquels elle se manifeste (analogue pour un système juridique à "donné le coupable, reconstituer le crime").

Devant un patient, le médecin doit en fait résoudre le problème inverse : donnés les signes, trouver la maladie causale (analogue pour un système juridique à "donné le crime, découvrir le coupable"). Autrement dit, inférer les causes de leurs effets, remonter des particularités sémiologiques observées chez ce malade-ci (par exemple, qui se plaint de douleurs diffuses) à la forme morbide générale qui explique ces particularités (la grippe, dans notre exemple).

Le raisonnement diagnostique est donc une variété du *raisonnement investigatif* ou heuristique, celui des chercheurs et détectives en tous genres. Si tous les signes utiles au diagnostic étaient sensibles et/ou spécifiques à 100 %, et si l'information disponible était toujours suffisante, le *raisonnement investigatif* du médecin pourrait s'effectuer de façon entièrement déductive ou catégorique. Par conséquent, il serait formalisable selon les canons de la logique élémentaire.

Par exemple, lorsque chez une femme il y a suspicion de grossesse, le dosage sanguin des β-HCG est (presque) parfaitement spécifique : s'il est positif, il suffit au diagnostic. Autre exemple, une dermatose qui ne démange pas n'est pas un eczéma ; le prurit est indispensable au diagnostic d'eczéma : c'est un signe extrêmement sensible.

---

[269]- Mycin est le premier système médical informatique au sens strict, mis au point et proposé en 1974, par une équipe du Stanford Research Institute.

Le médecin méthodique envisage toutes les maladies possibles au regard des symptômes observés : par hypothèse, le patient a l'une des maladies ou aucune de celles-là. Le médecin confronte ensuite les hypothèses à l'expérience et procède par élimination.

La stratégie du raisonnement est globalement la suivante. Après avoir cherché des signes sensibles dont l'absence exclut telle ou telle hypothèse, le médecin cherche à confirmer l'une des hypothèses restantes par la recherche d'un signe (ou d'un groupe de signes) spécifique, dont la présence implique la présence de telle maladie. Les signes parfaitement spécifiques, dits pathognomoniques, sont rares et précieux. Ils permettent à qui sait les reconnaître de faire un diagnostic de certitude quasi instantané.

Dans tous les cas un solide raisonnement déductif, de l'espèce la plus rudimentaire, appuyé sur des critères simplistes mais efficaces, vaut mieux qu'un maniement incompétent de l'incertitude.

Les estimations de probabilités faites par les médecins (surtout par les débutants, car le jugement de probabilité *s'apprend*), étaient souvent si mauvaises que l'ordinateur, qui faisait mieux que les médecins lorsqu'il utilisait les probabilités réelles (fréquences), faisait pire qu'eux lorsqu'il utilisait leurs estimations subjectives.

Beaucoup de praticiens ont d'ailleurs tendance à suivre des routines catégoriques, sinon déterministes. Pour beaucoup de situations médicales, on propose actuellement des algorithmes de décision présentés sous forme de diagramme et relevant simplement d'une logique binaire (oui/non). Mais ce genre d'algorithme ne tient pas compte, entre autres, du fait que le résultat d'un test peut être faussement positif ou faussement négatif.

Les situations médicales analysables en termes « logiques » sont idéales pour le développement de systèmes médicaux simples ou de fragments de tels systèmes. Ces systèmes incluent une base de connaissances « déterministe », c'est-à-dire des règles de production du type « si ..., alors ... », reflétant les routines des spécialistes du domaine considéré, et un *moteur d'inférence*.

Le *moteur d'inférence* est capable de parcourir des chaînes d'implications en descendant des antécédents aux conséquents et/ou en remontant des conséquents aux antécédents ; pour trouver quels conséquents (hypothèses diagnostiques) sont compatibles avec un antécédent donné (symptôme), quels autres signes il faut chercher pour éliminer telle ou telle hypothèse. Et, finalement, quand les données sont suffisantes, quelle hypothèse diagnostique (ou conduite thérapeutique) elles impliquent.

Sous-chapitre : 2.3.5

Les systèmes médicaux comme "médium intelligent" du médecin praticien

Le raisonnement médical est, le plus souvent, un raisonnement *sous incertitude*. Les limites du raisonnement catégorique viennent de ce que la réalité ne s'y prête pas : un signe donné peut être rare ou fréquent dans une maladie donnée, le même signe peut être présent dans plusieurs maladies différentes. L'art de la médecine est conjectural, « le propre de la conjecture est d'être vraie plus souvent que fausse, mais de tomber parfois à côté. Un signe qui trompe une fois sur mille ne doit pas être rejeté, car il est fiable chez la plupart des gens ».

1°- La méthodologie informatique des systèmes médicaux :
Les technologies de diagnostic automatique qui simulent le raisonnement médical *sous incertitude* peuvent se distribuer schématiquement en trois grands groupes, selon qu'elles utilisent des *méthodes statistiques*, des *méthodes probabilistes* ou encore des *méthodes dites de logique floue* [270].

Mais il existe des parentés entre ces trois types de méthodes. En un sens, toutes les technologies de diagnostic automatique relèvent de la « reconnaissance de forme » ou du classement. Elles consistent en une procédure de discrimination permettant de ranger tous les tableaux sémiologiques possibles que peuvent présenter des patients dans un certain nombre de classes (de maladies), chaque classe étant définie comme un ensemble de signes élusifs ou inconstants.

Le résultat s'exprime en termes de « distance » du patient aux divers types pathologiques (analyse discriminante), de degré d'appartenance à divers sous-ensembles sémiologiques (logiques floues), de probabilité des diagnostics à partir de l'information disponible (probabilités de Bayes).

---

[270]- La théorie des *ensembles flous* est comme une généralisation de la théorie des ensembles. En théorie classique des ensembles, un élément x appartient ou n'appartient pas à un ensemble E (par exemple, une glycémie à jeun de 1,2 g est, ou n'est pas, une hyperglycémie). En théorie des ensembles flous, une fonction caractéristique assigne à x un degré d'appartenance à l'ensemble E (par exemple, une glycémie à jeun de 1,2 g est une hyperglycémie au degré 0,6). Cela permet de représenter les symptômes en tenant compte de la transition du normal au pathologique (par exemple, d'exprimer qu'une hyperglycémie est « modérée », « forte », etc.).

Une maladie est l'union d'un certain nombre de symptômes (flous). La procédure diagnostique consiste à trouver à quel degré l'ensemble des symptômes du patient entrecroise avec telle ou telle maladie. Les chiffres correspondent à des estimations subjectives. Les promoteurs des techniques floues espèrent montrer que les concepts approximatifs ont autant d'efficacité heuristique que les probabilités (précises et fondées sur des données empiriques patiemment colligées) sans lesquelles l'on ne peut raisonner correctement (selon Bayes).

Le système médical de type Mycin a un degré de certitude d'une conclusion, à partir de certaines prémisses. Ce type de système médical est interactif, sa consultation exige du temps, il est capable d'expliquer comment et pourquoi il arrive à telle conclusion, alors qu'un *système probabiliste* donne presque instantanément, et sans explication, le résultat d'un calcul. Ce sont des différences importantes mais qui ne cachent pas d'évidentes analogies de fond.

Les ensembles flous ressemblent aux nuages de points des statisticiens ; les systèmes de Bayes requièrent la quasi-indépendance des *signes* utilisés pour le diagnostic, comme les systèmes logiques requièrent la quasi-indépendance des *règles* conditionnelles, etc.

Les promoteurs de ces méthodes visent à *simuler la logique humaine*, en inculquant aux ordinateurs un mode de raisonnement inexact, présumé être le mode de raisonnement humain habituel. En effet, les médecins utilisent des *concepts vagues* et approximatifs et pourtant ils font plus ou moins des diagnostics corrects !

2°- L'ordinateur comme « *médium intelligent* » du médecin :

Le système médical, consultant réellement expert, celui dont rêvent les promoteurs de l'intelligence artificielle, et dont les médecins ne rêvent pas vraiment. Parce qu'ils croyaient que cette technologie ruinait la profession. En fait le système médical doit être considéré comme un « *médium intelligent* », un prolongement technologique de l'esprit/cerveau du médecin et de son intelligence.

Ce type de système aurait une base de données incluant non seulement la description de toutes les maladies connues et de leurs symptômes, mais encore celle de liens de dépendance connus ou soupçonnés entre les manifestations morbides. Surtout, il serait capable de mettre à jour quotidiennement ces données, en compilant lui-même la littérature publiée, ou en détectant à travers son expérience clinique les fluctuations de la pathologie, voire l'apparition d'entités morbides nouvelles, pour lesquelles on formerait des concepts nouveaux.

Appelé en consultation sur un cas, ce « *médium intelligent* » en compagnie du médecin, non seulement il raisonnerait aussi bien que les médecins eux-mêmes ; mais encore, il profiterait de son interaction avec eux pour leur emprunter des règles de raisonnement, repérer ses erreurs, améliorer ses stratégies heuristiques. Enfin son contrôle sur ses propres opérations serait tel que non seulement il saurait tirer de l'information disponible des conclusions judicieuses et déceler d'éventuelles incohérences ; mais encore, il saurait ajuster sa méthode de résolution à la nature des problèmes posés. Il passerait avec tact des schémas catégoriques aux schémas probabilistes ou flous, voire admettre son ignorance et attendre un fait nouveau.

On spécule qu'un tel système médical regrouperait des consultants médecins de toutes les disciplines médicales ; mais il ne suffit pas de juxtaposer des spécialistes pour faire un généraliste. La structure qui ferait intelligemment travailler ensemble les consultants spécialistes n'est pas encore inventée.

On dit prudemment que jamais l'ordinateur ne remplacera le médecin, mais il tient compte de sa présence et de sa compétence. Par contre, aux États-Unis, on a testé, aux admissions d'un hôpital, un système médical qui débrouille le cas des entrants. L'interview prend au malade une dizaine de minutes, au terme desquelles un *diagnostic d'orientation* est fait, avec une liste de pathologies à explorer. Le coût est bien moindre que lorsque l'interrogatoire est conduit par un médecin.

Pour rendre la *consultation d'orientation* de ce système médical plus humaine, rien n'empêche qu'une hôtesse médicale initie le malade à la fréquentation de la machine. Et il vaut parfois mieux, pour le malade, rencontrer un ordinateur qui a le temps plutôt qu'un médecin bousculé et qui aime voir les "cas sérieux". Dans quelques cliniques, des tâches médicales sont déléguées au couple infirmier/ordinateur : l'infirmier récolte certaines informations, l'ordinateur les traite et prescrit à l'infirmier les mesures à prendre, par exemple recourir au médecin. Ainsi le rôle du médecin est valorisé, puisqu'il intervient à un niveau supérieur de la consultation.

Toutefois, rien ne permet aujourd'hui de prédire que les « expertises privées » de traitement des données, élaborés par les cerveaux de millions de médecins exerçant dans le monde au fil de leurs expériences, seront bientôt remplacés par un « algorithme public » constamment remis à jour et faisant autorité. Cela supposerait qu'il existe une logique universelle des inférences médicales et une relative uniformité des types pathologiques. Les systèmes médicaux qui ont jusqu'ici fait leurs preuves sont plutôt de petits systèmes, étroitement ajustés à des situations locales et dont la « logique » est un bricolage opportun de méthodes disparates.

Ce qui est prévisible, c'est que l'utilisation de l'outil informatique, en même temps qu'une prise de conscience des incertitudes médicales, entraînera une transformation du mode de travail des médecins et une démocratisation de la décision médicale. Il est vraisemblable que, dans les années à venir, il existera dans chaque spécialité médicale des programmes d'aide au diagnostic et à la thérapeutique qui mettront les connaissances des meilleurs médecins à la disposition de tout le monde.

On dira qu'il existe déjà des livres et des revues qui font le point régulièrement sur toute la matière médicale. Mais une chose est qu'il y ait des livres (mémoire passif) exposant un ensemble des maladies, une autre chose est qu'un médecin (de façon interactif) puisse, depuis un terminal dans son bureau, interroger un ordinateur sur un problème qu'il se pose.

3°- Les systèmes médicaux de demain : l'apprentissage profond :

La médecine de demain aura besoin de *systèmes médicaux* utilisant *l'apprentissage profond* de l'intelligence artificielle, et d'une participation assez large des médecins praticiens à la recherche. Il faudra des consultants dont la compétence dépasse celle des logiciels d'interprétation standard ; il faudra des chercheurs pour améliorer, dans chaque domaine, les schémas diagnostiques et thérapeutiques ; un effort collectif sera nécessaire pour constituer des « sciences de données » efficaces.

Comme nous l'avons déjà vu, le chercheur français Stéphane Mallat [271], spécialiste des algorithmes d'*apprentissage profond*, est à l'initiative d'une nouvelle chaire de sciences des données au Collège de France. Il ambitionne de comprendre statistiquement pourquoi les algorithmes d'apprentissage ont des résultats si spectaculaires. Appliquer ces algorithmes en médecine, c'est aussi comprendre sur le plan médical comment ils font pour traiter les données en grande dimension.

Le praticien spécialiste sera un expert de haut niveau ; ou bien il sera avantageusement remplacé par un logiciel de spécialités. Quant au praticien généraliste, qui utilisera des logiciels de spécialités [272]. On peut spéculer que les systèmes médicaux agiront comme « médium intelligent », conseiller technique. Les patients seront, dans quelques cas au moins, aussi capables que le médecin d'interroger un système de données médicales et d'en recevoir des orientations diagnostiques et thérapeutiques.

Les patients attendront du système médical qu'il commente ses orientations diagnostiques et thérapeutiques, et peut-être qu'il explique les choix possibles (plutôt que de faire les choix lui-même).

Certains milieux médicaux jugent que l'informatisation des schémas diagnostiques et thérapeutiques courants favorisera le déplacement du pouvoir de décision médicale du médecin non vers la machine cognitive, mais vers le patient, surtout dans le contexte actuel des mouvements d'auto-assistance. On peut penser aussi qu'elle réhabilitera la fonction du généraliste, comme coordinateur de l'organisation des établissements de la santé.

---

[271]- Stéphane Mallat est le chercheur français le plus cité dans le domaine des sciences de l'ingénieur et l'informatique. Depuis 2008, il s'intéresse de près aux algorithmes d'*apprentissage profond* (ou *deep learning*), dont les performances en reconnaissance visuelle impressionnent la communauté scientifique.

[272]- Aujourd'hui, il y a l'interprétation automatique de l'électrocardiogramme, et demain le diagnostic cardiologique ...

Sous-chapitre : 2.3.6

L'"apprentissage automatique" en médecine clinique

À l'université d'Indiana, aux États-Unis en 2014, une machine pose des diagnostics plus sûrs que ceux des médecins. Elle propose des traitements plus efficaces de 30 % et réduit les dépenses de santé des patients concernés de moitié. Cela est au moins dans les simulations faites, car il n'est pas question de laisser un ordinateur rédiger des ordonnances [273], sans autorité sanitaire humaine.

Reste que les promoteurs sont optimistes pour la perspective de confier un jour aux systèmes médicaux, avec une grande performance d'analyse par intelligence artificielle. C'est une tâche qui n'est pas impossible. Ordinateurs et robots sont aujourd'hui capables d'évaluer les tendances politiques des journaux, d'apprendre à reconnaître seuls des objets, de s'inventer un langage ... Ces capacités, qui nourrissaient la science-fiction il y a encore deux décennies, commencent à devenir une réalité.

Certains se sont persuadés que « demain, les ordinateurs surpasseront les statisticiens, et les machines cognitives résoudront des types de problème que l'homme ne peut pas conceptualiser ». Mais comment instiller un tel degré de génie dans les circuits des processeurs ? Pour y parvenir, les chercheurs en intelligence artificielle explorent des domaines à la pointe de l'informatique et de la robotique.

1°- Les systèmes médicaux se perfectionnent par apprentissage :
Parmi ces domaines, se distingue l'apprentissage automatique (ou *machine learning*, en anglais). Cette branche de l'intelligence artificielle consiste à inculquer aux machines la capacité de s'adapter et de réaliser des prédictions en fonction des données qu'elles reçoivent. Cette aptitude est conférée par des algorithmes, autrement dit des suites d'instructions en langage informatique.

La majorité des machines et des robots exécutent leurs tâches en obéissant à des algorithmes classiques, réalisant une recette à la lettre, la machine exécute, étape après étape, les actions que lui dicte son algorithme. À moins qu'elle ne soit dotée d'algorithmes d'apprentissage. L'ordinateur devient alors capable de moduler son propre programme en considérant les données auxquelles il a accès.

---

[273]- Gautier Cariou et Alain Bousquet : *Entrez dans la fabrique des génies*, Dossiers de la Recherche N° 8 : Intelligence artificielle. Et l'intelligence vint aux robots, février/mars 2014, p. 48-58.

Il existe trois manières d'apprentissage pour une machine cognitive : « par cœur », « par l'exemple » et « par exploration et découverte » :

÷ *L'apprentissage « par cœur »* : c'est la forme la plus rudimentaire d'apprentissage artificiel. Il a été mis en œuvre en 1997 par l'ordinateur Deep Blue [274]. A l'époque, celui-ci remportait sa partie d'échecs face à Garry Kasparov, champion du monde en titre.

L'un des secrets de cette machine [275], la mémorisation préalable de millions de configurations d'ouvertures et de fins de parties, ce qui lui permettait de choisir celle qui présentait la meilleure probabilité de remporter la victoire en utilisant des algorithmes de lecture de tables. En milieu de partie, cette stratégie n'étant pas applicable du fait de l'explosion du nombre de cas possibles, le champion humain gardait encore largement l'avantage. Mais à la fin, au contraire, le nombre de coups possibles diminuait, ce qui permettait à la machine de sélectionner de nouveau la meilleure possibilité.

÷ *L'apprentissage « par l'exemple »* : c'est une voie qui a aujourd'hui le vent en poupe. Elle repose sur des algorithmes relativement généralistes qui sont configurés lors d'une phase préalable d'apprentissage *supervisée* par l'homme. Cette étape consiste à leur présenter de nombreux exemples accompagnés de leur solution. La modification du comportement de l'algorithme en fonction des exemples, des résultats qu'il obtient et des résultats attendus permet d'améliorer *statistiquement* ses performances. Ces algorithmes dont les plus connus sont les « réseaux de neurones », sont de plus en plus utilisées dans le domaine de la prise de décision complexe, tel le *diagnostic médical*, la reconnaissance visuelle en imagerie médicale.

÷ *L'apprentissage « par exploration et découverte »* : ce sont les plus ambitieux mais les moins développés : la machine s'adapte de façon autonome pendant son fonctionnement, voire appendre par découverte en générant elle-même des hypothèses à partir de règles générales d'exploration. La difficulté est alors de valider les modifications que la machine choisit

---

[274]- **Deep Blue** est un superordinateur spécialisé dans le jeu d'échecs par adjonction de circuits spécifiques, développé par IBM au début des années 1990. Pedant un match en 1996 contre le champion du monde d'échecs de l'époque Garry Kasparov, Deep Blue (surnommé alors *Deeper Blue*) bat le champion du monde lors du match revanche en 1997, mais hors des conditions exigées lors des championnats du monde.

[275]- Depuis le début des années 1960, les chercheurs de l'intelligence artificielle* ont élaboré des programmes informatiques capables d'affronter un adversaire humain dans le domaine des jeux de stratégies (échecs, dames, go, backgammon, bridge, etc.). Mais, jusqu'à 1997, bien peu d'ordinateurs ont battu les grands champions, parce que leur mémoire prodigieuse et leur rapidité de calcul ne suffisent pas. Pour que ces machines deviennent "intelligentes" et l'emportent dans les championnats, il faudra que leurs programmes disposent, comme les grands maîtres, d'une grande quantité de connaissances pratiques sur le jeu.

* Voir : Benoît Falier : *L'ordinateur et les jeux de l'esprit*, La Recherche N° 170, octobre 1985, volume 16, p. 1164-1174.

d'apporter à son propre programme pour éviter l'accumulation d'erreurs. De nouveau il faut donc *superviser* la machine par l'homme expert du domaine des connaissances considérées, dans notre cas le médecin ...

Dans l'histoire de l'informatique, c'est probablement en 1957 qu'il faut situer la naissance de l'apprentissage artificiel. Le psychologue américain Frank Rosenblatt inventait alors le Perceptron : le premier algorithme d'apprentissage capable d'élaborer une méthode de résolution à partir de données. Pourtant, ce n'est que récemment que la cote des algorithmes d'apprentissage a explosé. Parce que la capacité de calcul des ordinateurs a augmenté de façon fulgurante.

Ces machines analysent des données colossales et prennent des décisions en quelques microsecondes en minimisant leurs erreurs à l'aide de moyens statistiques complexes. Une performance dont l'homme, et sa capacité de calcul réduite, est évidemment incapable [276].

Pour autant, « *aussi efficaces soient-ils pour un usage précis, les algorithmes peuvent devenir des outils inappropriés* si *ceux qui les utilisent ignorent leurs limites* » [277].

Dans le domaine de la santé, il est un autre secteur qui génère des données foisonnantes : *l'assurance maladie*. Livré à une intelligence artificielle – les experts en sont persuadés –, ce secteur déficitaire pourrait être géré de façon plus « cohérente » et plus « économe » qu'aujourd'hui.

Deux chercheurs de l'université d'Indiana, notent de plus qu'aux États-Unis, seul un patient sur deux reçoit le bon diagnostic lors de la première consultation médicale. Mais grâce à leur automate médical, ces deux informaticiens sont parvenus à réduire de moitié les dépenses de santé concernant 500 patients. Et les malades s'y retrouvent : l'efficacité des traitements a été améliorée de 30 à 35 %, selon ces chercheurs [278].

Ce système médical permet, à partir du dossier médical d'un patient et d'une base d'informations cliniques importante, de simuler plusieurs voies

---

[276]- Ce que l'on calculait en 24 heures dans les années 1990 s'effectue aujourd'hui en une fraction de seconde. A cela s'ajoute l'utilisation généralisée d'objets connectés (microordinateurs, smartphones, tablettes, bracelets ...) qui font de chaque utilisateur un consommateur d'information – et donc de traitements algorithmiques élaborés – et on obtient un domaine incontournable des technologies de l'information.

[277]- Ces *algorithmes d'apprentissage* sont aussi utilisés dans les systèmes financiers. Des sommes considérables font l'objet de traitements par ordinateur de façon autonome, sans consulter l'homme. Ces machines reçoivent en temps réel l'état du marché financier, analysent ces données colossales et prennent des décisions en quelques microsecondes à l'aide de formules statistiques complexes. Une performance dont l'expert financier est évidemment incapable. Pourtant, une mauvaise utilisation de ces algorithmes financiers a été mise en cause dans le krach boursier de 2010, où le Dow Jones (l'indice boursier de New York) avait chuté de 9 % en 10 minutes.

[278]- Comme dans les systèmes financiers, leur ordinateur utilise l'*apprentissage automatique*. Ses algorithmes combinent deux approches statistiques : les processus décisionnels de Markov et les réseaux de décisions dynamiques.

de traitement et de prédire lesquelles seront les plus efficaces. Si on lui fournit de nouvelles données sur l'état du patient, la machine peut modifier ses diagnostics en temps réel et adapter son traitement à cette situation nouvelle.

2°- L'automate, un apprenti médecin :

D'autres systèmes médicaux sont en phase de recherche. Médecins et informaticiens "enseignent" la médecine à l'automate Watson, un supercalculateur conçu par IBM, pour tenter de mieux diagnostiquer les cancers du poumon [279]. En 2011, l'automate Watson, qui apprend la cancérologie, avait marqué les esprits en remportant le jeu télévisé américain *jeopardy!* [280], face aux deux champions humains en titre.

La capacité de cet ordinateur à comprendre le langage naturel, à aller chercher l'information dans une base de données et à synthétiser la réponse, en a fait un candidat idéal pour « apprendre » la médecine ! Il a appris à ce jour (en 2014) près de deux millions de pages d'études médicales. En entrant les symptômes du patient, il est capable de confronter ces derniers à sa base de données, puis de fournir une liste de diagnostics, accompagnée de leur traitement et d'un indice de confiance pour chaque diagnostic.

Quelle pourrait être la place d'une telle intelligence artificielle dans le futur ? Toute performante qu'elle soit, il n'est pas question qu'elle remplace le médecin ; mais elle peut être un *médium intelligent*, un prolongement technologique pour l'assister. Car un médecin argumente toujours son diagnostic et ses choix de traitements sur des faits, il fait un raisonnement qu'un autre médecin peut comprendre. La méthode de l'ordinateur, elle, repose sur une analyse statistique de données massives, sans pouvoir faire un raisonnement pour expliquer le résultat obtenu.

En outre, la machine n'est jamais à l'abri d'une erreur. Mais si le médecin analyse l'état de son patient en se fondant sur ses connaissances, son expérience et parfois son intuition, la machine s'appuie sur l'analyse froide et statistique d'études scientifiques, extrêmement nombreuses et parfois très récentes. C'est donc une démarche médicale complémentaire.

3°- Un processeur câblé comme les neurones du cerveau :

Une nouvelle technologie *inspirée de l'anatomie du cerveau* voit le jour déjà en 1986 : elle permet l'apprentissage de la machine grâce à des ré-

---

[279]- Cette expérience est faite au Memorial Sloan Kettering Cancer Center, à New York,
[280]- *Jeopardy!* est un jeu télévisé créé et diffusé depuis le 30 mars 1964, aux États-Unis. Il est présenté par Alex Trebek depuis 1984. À partir de réponses communément appelés des indices, trois candidats doivent trouver la question correspondante. Chaque bonne réponse (c'est-à-dire chaque bonne question) rapporte une somme, chaque erreur la fait perdre. Ils peuvent choisir entre six catégories et cinq valeurs d'indices par catégorie.

seaux de neurones artificiels, en tenant compte des erreurs commises par ces derniers. Ces réseaux sont des modèles théoriques dont le fonctionnement est simulé sur des ordinateurs classiques. Mais contrairement aux systèmes classiques, il n'y a pas recours à des règles de raisonnements explicites.

Ainsi le concept de « réseau d'apprentissage » était né. Autrement dit, il est possible de construire des circuits électroniques imitant les capacités exceptionnelles dont font preuve les neurones, organisés en réseaux, dont est fait le cerveau. On assiste de par le monde à un foisonnement de travaux sur ce qu'il est convenu d'appeler des réseaux de neurones formels ou des machines neuronales [281].

En 2014, un autre pas dans la technologie des réseaux de neurones est fait : un *processeur inspiré de l'anatomie du cerveau* est commercialisé, par une firme américaine. Ce processeur dit « neuro-morphique» est en effet constitué de circuits électroniques analogues aux neurones, reliés entre eux par des circuits, comme dans un réseau de cellules nerveuses.

Cette technologie est une alternative à l'approche la plus répandue en intelligence artificielle qui consiste à créer ces réseaux de neurones à l'aide de simulations numériques, sur ordinateur d'architecture classique.

Comment ça marche ? Pour ce *processeur*, chaque « neurone » reçoit en entrée un courant électrique qui, au-delà d'un certain seuil, génère une tension électrique en sortie, appelée « potentiel d'action » artificiel. À la jonction entre chacun de ces neurones, un circuit électronique, équivalent à une synapse artificiel, a pour rôle de renforcer la connexion entre deux neurones si elle repère entre eux une relation de cause à effet [282]. Ainsi, le système s'adapte en permanence aux données qu'il reçoit.

Ce processeur *inspiré de l'anatomie du cerveau* effectue des tâches équivalentes aux algorithmes de type « réseau de neurones artificiels » sans avoir à écrire une seule ligne de code informatique et en mobilisant peu de puissance de calcul. De plus, son architecture permet de traiter plusieurs données en parallèle et non de manière séquentielle (comme le font les processeurs classiques). Si bien que, lorsqu'un circuit électronique est endommagé, le processeur continue de fonctionner.

---

[281]- Voir : - Léon Personnaz et al. : *Le machines neuronales*, La Recherche N° 204 spécial : Les nouveaux ordinateurs, novembre 1988, volume 19, p. 1362-1371.
- Jean-Claude Fort et Ana Gerschenfeld : *La naissance d'un ordinateur neuronal, la machine de Boltzmann*, La Recherche N° 198, avril 1988, volume 19, p. 532-535.
[282]- Concrètement, si un potentiel d'action dans un neurone artificiel situé avant la synapse provoque un potentiel d'action en sortie d'un neurone situé après, alors le « poids » de la synapse augmente. Autrement dit, la connexion entre les deux neurones artificiels s'en trouve renforcée. Dans le cas contraire, la connexion se déprécie au profit d'une autre.

4°- La machine accède aux concepts, comme l'esprit/cerveau !
Revenons aux réseaux de neurones créés à l'aide de simulations numériques, sur ordinateur d'architecture classique. Depuis 2006, une nouvelle discipline fait fureur dans le paysage de l'apprentissage automatique : « l'apprentissage en profondeur » [283]. Il repose sur un ensemble d'algorithmes nouveaux. Ils se distinguent des autres algorithmes d'apprentissage par leur "profondeur de représentation", qui correspond aux capacités d'abstraction des ordinateurs.

Les algorithmes de « l'apprentissage en profondeur » les plus utilisés s'inspirent du modèle biologique le plus performant qui soit : la structure fine de l'histologie du cerveau. Des programmes informatiques simulent ainsi le fonctionnement de « réseaux » de neurones – ces groupes de cellules nerveuses interconnectées qui travaillent ensemble – pour permettre aux ordinateurs d'apprendre des mots ou de reconnaître des objets. En médecine, c'est pour apprendre le jargon médical et l'imagerie médicale

En réalité, les programmes de « l'apprentissage en profondeur », particulièrement efficaces dans le domaine de la *reconnaissance visuelle*, exécutent des traitements de l'information analogues à ceux du cortex visuel. Lorsque la rétine capte des images, des groupes de neurones en extraient les informations et les caractéristiques générales ; puis ils envoient l'information à une aire du cerveau qui va traiter un aspect de l'information visuelle. Ensuite l'analyse va se poursuivre dans de nombreuses autres aires.

Dans le cas des neurones artificiels, l'information est traitée elle aussi selon plusieurs « niveaux » : des niveaux superficiels, correspondants à des concepts simples, vers des niveaux plus profonds, associés à des concepts plus abstraits. Si l'on demande à l'ordinateur de reconnaître une image :

÷ Le premier niveau sera l'unité de base de cette image qui est le pixel.

÷ Le second niveau correspondra à l'interprétation statistique de ces pixels : chaque pixel est comparé à ses voisins et le réseau de neurones y cherche des régularités statistiques correspondant, par exemple, aux bords des objets (contraste différent, changement de luminosité, etc.).

÷ Après plusieurs niveaux, le réseau de neurones sera capable d'interpréter ces ensembles de pixels comme des formes ou des parties d'objets.

En 2012, Google a présenté une expérience édifiante de "l'apprentissage en profondeur" : après avoir été soumis à des millions d'images de chats extraites de vidéos You Tube, l'ordinateur de cette société américaine, doté de tels algorithmes, est parvenu à découvrir par lui-même le concept de « chat » sans que personne le lui enseigne. Son réseau de neurones artificiels a pu créer une représentation graphique simple, commune à toutes ces

---

[283]- Apprentissage en profondeur, en anglais « deep learning » : Google, Facebook et Microsoft ont vite pressenti la montée en puissance de cette classe d'algorithmes et leur potentiel pour exploiter leurs données, leurs Big Data.

photos et statistiquement stable, représentative du concept de « chat ».

Pourrait-on alors imaginer que des superordinateurs sont capables de comprendre tout seul, le monde qui les entoure. Pour l'instant, on en est très loin, les cerveaux que l'on fabrique ne sont constitués que de quelques neurones et ne dépassent pas les capacités de perception d'un insecte !

En effet, des insectes, comme les abeilles [284], classent les objets par catégories et utilisent des concepts relationnels, c'est-à-dire des relations abstraites liant les objets : nombre, configuration spatiale ... Ainsi on s'est aperçu dans les années 1990 que les abeilles sont capables de catégorisation. L'une des catégories que les abeilles distinguent est celle des objets présentant une *symétrie interne*. En effet quand on associe une récompense sucrée à différents dessins présentant un *axe de symétrie*, les abeilles apprennent que le critère récompensé est la *symétrie*. Par la suite, les abeilles choisissent préférentiellement les dessins dotés de cette propriété, même quand elles ne les ont jamais vus !

5°- L'automate expérimente, comme un enfant solitaire :

En fait, des machines comme Watson ne peuvent pas comprendre le concept associé au mot, car elles n'en ont pas fait l'expérience sensorimotrice. L'intelligence et le langage se développent avec l'expérience, comme le fait l'enfant [285]. Cette approche est celle de la *robotique développementale* [286]. Cette discipline prend sa source dans la psychologie développementale de l'enfant et elle est l'une des plus populaires du moment.

La robotique développementale est en plein essor. Le but est de faire en sorte que le robot acquière et construise par lui-même de nouvelles connaissances, en interaction avec son environnement. Comme un enfant, le robot réalise des expériences et apprend de ses erreurs. C'est le cas du petit robot iCub qui *comprend la grammaire* [287].

---

[284]- Aurore Avarguès-Weber : *L'intelligence des abeilles**, Pour la Science N° 429, juillet 2013, p. 20-27.

* Pour tester les capacités cognitives des abeilles, on les fait pénétrer dans un labyrinthe en forme "Y". Dans l'une des branches se trouve un *répulsif* et, dans l'autre, une *récompense* (une solution sucrée) associée à ce qu'on cherche à apprendre à l'insecte (ici à reconnaître une image symétrique). Après la phase d'apprentissage, l'abeille doit choisir entre de nouvelles images ayant ou non la propriété testée. Ici, elle choisira celles dotées d'une symétrie, ce qui montre qu'elle a identifié, appris et mémorisé cette propriété.

[285]- Voir : Dominique Laplane : *Controverse : existe-t-il une pensée sans langage*, La Recherche N° 325, novembre 1999, p. 62-67.

[286]- Voir : - Pierre-Yves Oudeyer : *Le roboticien des sciences humaines*, La Recherche spécial N° 500, juin 2015, p. 50-52.

- M. Chetouani: *Robotique développementale*, La Recherche spécial N° 500, juin 2015, p. 54.

[287]- Le précepteur du robot humanoïde iCub qui *comprend la grammaire*, est Olivier Sigaud, spécialiste de l'apprentissage à l'Institut des systèmes intelligents et de robotique, à Paris. Le petit robot iCub, s'il est encore loin d'accéder à toute la complexité du langage humain, a franchi un nouveau pas vers sa compréhension et son apprentissage. En 2013, cet humanoïde est

Comme de ***vrais neurones,*** ces programmes informatiques permettent la circulation d'une information d'un "neurone" vers ceux auxquels il est connecté. L'astuce développée par ces chercheurs consiste à fournir au petit robot le contexte de la phrase qu'il vient d'entendre. Ainsi, on s'est arrangé pour que, au sein du réseau de neurones qui compose son cerveau simplifié, certains d'entre eux forment des boucles récurrentes. Elles permettent aux mots de persister dans le cerveau du robot (en tournant en rond). De cette manière, les mots perçus par iCub sont traités en même temps par le réseau au lieu d'être interprétés un par un.

Grâce à ce cerveau rudimentaire, iCub s'est amélioré. Cependant l'apprentissage du langage est aussi lié aux interactions sociales, à la conscience de soi et des autres, c'est pourquoi les chercheurs travaillent sur une mémoire autobiographique qui rappellerait au petit robot iCub ce qu'il a fait dans le passé. Les chercheurs poussent le robot à réaliser des expériences sensorielles et motrices qui lui permettent de mieux prédire les conséquences de ses actions. Ainsi, comme un petit scientifique, le robot choisit des expériences dont il pense qu'elles vont réduire ses incertitudes sur le monde qui l'entoure.

Un autre type de robots apprend tout seul, sans programmation informatique. Les robots utilisés par les chercheurs n'ont pas besoin d'ingénieur pour les aider ou les guider. Il suffit de les laisser se développer dans un environnement simple, avec des objets de différentes formes ; et au bout de quelques heures, ils apprennent seuls à saisir des objets sans que personne ne les ait programmés pour cela. Ces expériences n'ont pour l'instant jamais duré plus de quelques jours, mais on prévoit améliorer ses algorithmes et mieux comprendre les mécanismes de développement des capacités cognitives chez le robot. Pour l'heure, ces robots développent des capacités qui apparaissent chez l'enfant au cours de sa première année, comme la marche ou la découverte des tout premiers mots ...

En fait, les progrès de l'intelligence artificielle dans la construction d'une intelligence « générale » comparable à celle des humains sont très lents. Quant aux émotions, elles constituent une forme d'intelligence qui paraît encore à des lieues de ce que peut faire un robot ou un ordinateur. Toutefois, aujourd'hui, lorsqu'on lui confie des tâches précises (diagnostic, jeux d'échecs, finance ...), ces machines cognitives surpassent le maître !

---

parvenu à comprendre des phrases dont les structures grammaticales lui étaient pourtant inconnues. Ainsi, iCub, qui savait quel geste faire lorsqu'on lui disait « *touche le cube, puis touche le cube encore* », a aussi réagi correctement après qu'on lui a demandé de toucher le cube « *à deux reprises* » ou « *deux fois* », des expressions qu'il ne connaissait pas. Pour parvenir à cette prouesse, on a développé un cerveau simplifié pour iCub. Il s'inspire du fonctionnement du cortex cérébral de l'homme : les neurones qui le composent normalement sont ici simulés par des programmes informatiques.

Sous-chapitre : 2.3.7

Le "médium intelligent" sensorimoteur en chirurgie

Nous abordons maintenant le domaine du robot en chirurgie. Apparus au début des années 2000, les robots ont fait la preuve de leur efficacité pour assister les chirurgiens. Depuis leurs capacités ne cessent de se développer. Pour des raisons d'éthique médicale, peut-on leur permettre bientôt d'opérer seuls ? Pour l'instant, les robots ne sont pas autonomes et permettent juste au médecin qui les contrôle d'amplifier et améliorer ses gestes, et mieux voir ce qu'il fait sur les organes du patient.

Né sur les cendres d'un projet militaire (un appareil permettant d'opérer à distance, sur le champ de bataille ou sur les porte-avions, les soldats blessés), le robot dispose actuellement dans sa dernière version, de 3 bras porte-instruments et d'un quatrième doté d'une caméra endoscopique.

Dans la salle d'opération, l'ensemble prend la place du chirurgien, près du patient, tandis que le praticien est installé sur une console déportée, reliée aux bras par fibre optique. En position assise, il commande le robot via deux joysticks, grâce auxquels il "manipule" les instruments (scalpel, pinces, etc.), avec un temps de réponse inférieur à 100 millisecondes. Tout en ayant accès, sur un écran intégré à la console, à l'image 3D captée par l'endoscope [288].

La robotique s'engage de plus en plus dans les opérations logistiques et matérielles à l'hôpital : pour préparer et livrer les plateaux-repas des patients, distribuer le linge propre et les médicaments aux unités de soins grâce à des véhicules à guidage automatique, gérer les stocks en temps réel, ou envoyer des courriers. L'objectif est de gagner en productivité tout en réduisant la pénibilité et en évitant aux employés des tâches à faible valeur ajoutée. Mais le robot s'implique dans des activités proprement médicales, dans les opérations chirurgicales.

Ainsi, en plein essor, la chirurgie robotique est appelée à prendre une place considérable au XXIe siècle. Une ascension irrésistible, dictée par l'arrivée de nouveaux acteurs qui ont un insatiable désir d'innovation, suivie par la demande accrue des patients.

La chirurgie est le secteur médical où la robotique s'est fait une place dans les centres hospitaliers universitaires (CHU), les grands établissements de soins privés et cliniques. Actuellement les robots sont principalement utilisés en chirurgie urologique et gynécologique. La chirurgie robotique du foie n'en est qu'à ses débuts.

---

[288]- Pierre-Yves Bocquet : *Robots : les chirurgiens de demain ?*, Science&Vie Hors-série N° 282 : Chirurgie : tout à changer, avril 2018, p. 70-81.

Le terme "robot" n'est pas le plus approprié : le robot chirurgical n'est que le prolongent des mains du chirurgien, qui reste à la manœuvre depuis une console située à distance de la table d'opération. En fait le robot est un « médium intelligent » *sensorimoteur* pour le chirurgien qui opère [289].

Par définition, un *médium* est un prolongement technologique du corps humain qui amplifie son action sur son environnement. Par exemple, le bistouri amplifie l'action de couper par la main du chirurgien ; le microscope amplifie la vision du biologiste des structures anatomiques des tissus biologiques du patient ; l'endoscope amplifie la vision de ses cavités internes ; le microphone amplifie l'audition. Mais ces médiums sont passifs.

Mais le robot joue le rôle d'un "médium intelligent" et actif multicanal : pour le canal de l'action de la main à la place du bistouri, pour le canal de l'œil du chirurgien à la place de l'endoscope, etc. Ainsi, à la console du robot, des manettes reproduisent la mobilité du poignet et des doigts, en éliminant tout tremblement parasite.

Le chirurgien commande les bras du robot qui pénètrent dans le corps du patient à travers de petites incisions, pour y introduire des instruments manipulés ensuite sous contrôle visuel du chirurgien. A distance de la console, côté patient, se trouve un chariot équipé de trois ou quatre bras robotisés selon les modèles qui forment le « médium intelligent ». A leur extrémité, des instruments qui possèdent six, sept, voire huit degrés de liberté, contrairement à la main qui n'en possède que trois.

L'un des bras est équipé d'une caméra haute définition qui transmet en temps réel une image en 3D. La caméra permet au chirurgien d'avoir accès à des angles de vue inaccessibles ou à des structures trop petites pour être bien examinées à l'œil nu, telles que de fins filets nerveux, de petites artères ou de petits foyers de tissu cancéreux.

Ainsi le robot aide à une meilleure ergonomie de travail. Le chirurgien opère assis, dans un confort qui lui permet d'être plus concentré et moins fatigué. Tous les patients sont donc opérés dans les mêmes conditions quelle que soit l'heure de la journée, dans la mesure où il y a une reproductibilité du geste opératoire.

---

[289]- Le secteur est dominé par la société californienne *Intuitive Surgical* qui fabrique les robots Da Vinci. On en compte en 2018, un peu moins de 4000 dans le monde, dont 66 % aux Etats-Unis et 17 % en Europe. Intuitive Surgical développe depuis peu des solutions robotiques pour la chirurgie oto-rhino-laryngologie (ORL), vasculaire et cardiaque. En France, on estime à environ 120 le nombre de robots Da Vinci. Le Pr Morgan Roupret est parmi les premiers chirurgiens qui utilisent ce type de robot (robot Da Vinci Xi de dernière génération et son prédécesseur, le robot Da Vinci X), dans le service d'urologie de l'hôpital de la Pitié-Salpêtrière, à Paris.

Intuitive Surgical aura cependant bientôt un concurrent. La société Medtronic (Dublin, Irlande) s'apprête à lancer une plate-forme chirurgicale robotique. Par ailleurs, plusieurs robots chirurgicaux sont en développement en Allemagne, au Royaume-Uni, en Corée du Sud, au Japon, au Canada. Certains pourraient être commercialisés fin 2020. D'autres dispositifs encore au stade de prototypes, ont été conçus aux Etats-Unis, aux Pays-Bas, en Turquie et en France.

L'un des avantages du robot [290] est de pouvoir atteindre des zones difficiles d'accès aussi bien en chirurgie ouverte classique qu'en chirurgie à l'aide de la laparoscopie mini-invasive. Cette dernière consiste à introduire par de mini-incisions des instruments manipulés sous contrôle visuel directement par le chirurgien, qui se trouve à proximité immédiate du patient allongé sur la table d'opération. La chirurgie par un « médium intelligent » permet d'accéder plus facilement à des régions profondes, comme le pelvis (petit bassin). Elle se révèle d'une aide précieuse en chirurgie gynécologique, notamment lors de l'ablation de l'utérus et des ganglions lymphatiques dans le cancer de l'utérus.

Le robot, comme « médium intelligent », est d'une aide appréciable lorsqu'il s'agit, par exemple, de retirer une tumeur du rein pas forcément facile d'accès et que la réparation par sutures doit alors se faire par un angle d'un abord compliqué.

Dans la chirurgie du rein, les résultats obtenus avec un robot ont été comparés à ceux de la chirurgie ouverte. Une étude française a inclus 1800 patients porteurs d'une tumeur du rein. La moitié d'entre eux ont été opérés par chirurgie robotique, l'autre moitié par chirurgie rénale par voie ouverte. L'intervention consistait en une néphrectomie partielle, autrement dit en l'ablation d'une partie du rein [291].

Dans les prochaines années, il serait possible, grâce à des algorithmes d'apprentissage automatique couplés à de puissantes capacités de calculs informatiques, d'augmenter les capacités de diagnostic en temps réel du « médium intelligent ». Par ailleurs, à partir d'ordinateurs qui auront fait l'apprentissage avec des images enregistrées lors de milliers d'opérations, le chirurgien pourra apprendre de l'expérience de collègues du monde entier ayant rencontré des cas similaires.

L'intelligence artificielle apportera une assistance en temps réel dans des cas rares ou complexes. Elle conseillera le chirurgien d'introduire son instrument par ici plutôt que par là. Elle pourra même instantanément bloquer ses ciseaux s'il devait s'approcher dangereusement d'un vaisseau ou d'un nerf qu'il faut épargner. On n'en est pas encore là, mais on en prend le chemin dans cette direction.

---

[290]- Marc Gozlan : *Le chirurgien opère assis*, Dossier : Dans la tête des robots, Le Monde Hors-série N° 60, mars/mai 2018, p. 78-81.

[291]- Publiés en décembre 2016, les résultats ont montré que les patients ayant bénéficié d'une néphrectomie partielle, avec un robot « médium intelligent », ont eu un moindre taux de complications que ceux opérés par voie mini-invasive (18 % contre 28,6 %). La chirurgie robotique a réduit les pertes sanguines ainsi que le temps pendant lequel le rein n'est plus vascularisé en cours d'intervention ; car la circulation dans l'artère rénale doit être interrompue. Par ailleurs, la durée d'hospitalisation est raccourcie par rapport à la chirurgie ouverte (4 jours, contre 10 jours, en moyenne). D'où une réduction des coûts indirects de l'intervention robotisée.

Autre technologie sur laquelle travaillent des start-up, c'est doter les instruments du sens du toucher [292]. Disposer d'un système robotique permettant au chirurgien d'apprécier la consistance de certaines structures serait un plus en termes de précision et de sécurité.

Le stade ultime est-il le robot autonome, capable d'effectuer une intervention chirurgicale, indépendamment du chirurgien ? Pour certains, « une fois que l'on aura gavé une intelligence artificielle avec des milliers de vidéos de néphrectomie partielle, le système sera capable de pratiquer cette opération mieux que n'importe quel chirurgien sur la planète ». Mais on oublie alors le côté éthique de l'utilisation de l'intelligence artificielle.

En effet les machines autonomes progressent considérablement dans la manière de traiter les signaux fournis par leurs capteurs et dans la capacité à prendre des décisions sur la base de ces informations. Les tâches qu'elles peuvent effectuer sont ainsi de plus en plus nombreuses et donnent lieu à des dilemmes moraux. Ceci nécessite d'introduire des valeurs humaines dans le processus de prise de décision des machines autonomes, afin de leur interdire d'accomplir des actions contraire à la morale [293].

La progression de la chirurgie robotique est également liée à la demande des patients. Les jeunes médecins connaissent l'existence des robots, en regardant les vidéos de chirurgie robotique sur Internet. Cela signifie, pour eux, que la chirurgie vit avec son temps des nouvelles technologies. Mais cette génération a un peu trop tendance à oublier que, derrière un robot, il y a un chirurgien expérimenté qui manipule la machine pour faire l'opération chirurgicale. Ainsi la machine n'est qu'un « médium intelligent » pour augmenter les compétences du chirurgien, tout en tenant compte de ses valeurs éthiques.

---

[292]- Clément Delorme : *Rendre les rebots sensibles au toucher*, La Recherche N° 480, octobre 2013, p. 56-57.

[293]- Jean-Gabriel Ganascia* : *Les machines autonomes par-delà le bien et le mal*, La Recherche N° 537-538, juillet/août 2018, p. 97-100.

* Jean Gabriel Ganascia est professeur d'informatique à l'université Pierre-et-Marie-Curie (Paris VI). Il préside le comité d'éthique du CNRS.

Sous-chapitre : 2.3.8

"Médium intelligent" sensorimoteur et robot d'assistance paramédicale

Dans le domaine du paramédical, les robots revêtant les formes les plus diverses sont de plus en plus présents. Ces robots, qu'ils soient exosquelettes, d'assistance ou de compagnie ont prouvé leur utilité et se développent de plus en plus pour aller s'intégrer dans la vie des personnes dépendantes. Bien que non encore testé à grande échelle, le marché des robots paramédicaux est déjà vaste. De nombreux modèles, le plus souvent humanoïdes, sont en cours de test avant mise sur le marché.

Déjà, les robots paramédicaux se sont vus attribuer plusieurs rôles :
- Aide aux personnes dépendantes dans la vie quotidienne (personnes âgées, malades, handicapées …)
- Aide à l'apprentissage des personnes souffrant de troubles psychiques (autisme, etc.)
- Aide morale auprès de personnes atteintes de maladies neuro-dégénératives (Alzheimer, etc.) ou aux enfants en longue hospitalisation.
- Rééducation ou aide à la mobilité.
- Les tâches pénibles (bains des patients, accompagnement aux toilettes)

La robotique est donc utilisée dans l'assistance à la marche de personnes souffrant d'un handicap moteur. Elle a surtout sa place dans la rééducation neuro-motrice, notamment après un "accident vasculaire cérébral" (AVC) et autres lésions cérébrales [294]. Dans ce domaine médical, l'exosquelette [295] fait l'objet de recherches, de la part d'équipes académiques et industrielles. Beaucoup de personnes vivent avec un handicap lié à un traumatisme médullaire et des millions d'individus dans le monde ont des séquelles fonctionnelles après une lésion cérébrale.

L'exosquelette, comme « médium intelligent » robotisé, possède un nombre important d'articulations motorisées, qui sont des *prolongements technologiques sensorimoteurs* du patient. Il doit être assez puissant et solide pour aider une personne à effectuer des mouvements, mais aussi compact et léger pour ne pas entraver ses gestes et donc se faire oublier.

Chez un paraplégique dont la moelle épinière est définitivement lésée, le port d'un exosquelette vise à l'aider à marcher en mobilisant ses articulations tout en soutenant le poids du corps. Mettre debout un paraplégique

---

[294]- Marc Gozlan : *Des exosquelettes pour marcher de nouveau*, Dossier : Dans la tête des robots, Le Monde Hors-série N° 60, mars/mai 2018, p. 82-83.
[295]- La start-up MyoSwiss, issue du laboratoire de robotique de l'Ecole polytechnique de Zurich, travaille sur des textiles et une électronique souple pour des exosquelettes portables.

est par ailleurs bénéfique sur le plan cardiovasculaire, du transit intestinal et du fonctionnement de la vessie.

Les exosquelettes, conçus à l'origine comme une aide à la marche à domicile, sont finalement employés dans des centres de rééducation, et ce d'autant que leur prix est prohibitif pour un usage personnel. On peut penser, du fait d'une offre diversifiée et d'un vaste marché, que le prix des exosquelettes robotisés va grandement baisser. Ils seront un jour utilisés au domicile pour permettre à des patients de se tenir debout et de marcher.

Des études ont montré que les chances de remarcher un jour sont plus grandes pour un hémiplégique, incapable de marcher en phase initiale d'un AVC, lorsqu'un robot de rééducation est utilisé dans les 3 mois suivant l'AVC pour mobiliser les membres inférieurs de manière intensive et répétée. Chez les patients atteints d'une pathologie neurologique sévère et ne pouvant pas mobiliser leurs membres contre la pesanteur ou tenir debout entre les barres parallèles, il est très difficile de travailler la marche sans une aide d'un « médium intelligent » ; car cela représente une tâche épuisante pour le kinésithérapeute, alors que le robot permet d'augmenter la quantité et l'intensité de la rééducation.

L'objectif est que les exosquelettes robotisés puissent être capables de décoder et d'anticiper les intentions motrices. En plus, il faudra parvenir à maîtriser les coordinations interarticulaires. Cela passe par des algorithmes dont la mise au point dépendra d'une meilleure compréhension des relations dans le temps et dans l'espace entre les articulations du corps. La médecine de rééducation personnalisée dépendra donc des progrès en neurosciences [296].

Les *robots de service* sont employés dans le secteur médical, à distraire les pensionnaires des maisons de retraite, à accueillir les patients des hôpitaux ou à renouer le lien avec des enfants autistes, etc. [297].

En 2017, une première mondiale s'est déroulée dans un établissement de soins implanté au cœur d'un parc verdoyant d'une petite ville à proximité de Paris. Là, quinze patients volontaires, en rééducation à la suite d'un AVC, de traumatismes ou d'opérations chirurgicales, ont vécu 24 heures sur 24, durant une semaine avec un robot dans leur chambre. C'était l'humanoïde Pepper se déplaçait grâce à ses trois roues, interagissait avec

---

[296]-Des géants du high-tech se sont lancés dans le développement d'exosquelettes pour les patients et même pour les seniors. Samsung Electronics a développé un exosquelette portable, fixé à la hanche, pour faciliter la démarche de personnes âgées. Honda R&D Corporation a conçu un dispositif robotisé portable d'assis-tance à la marche pour les patients ayant fait un AVC. L'université Yale (Connecticut) et l'Ecole polytechnique fédérale de Zurich (ETH), en Suisse, travaillent chacune sur des textiles et une électronique souple pour exosquelettes portables.

[297]- Pedro Lima : *L'infirmière, le patient et l'ami Pepper*, Dossier : Dans la tête des robots, Le Monde Hors-série N° 60, mars/mai 2018, p. 70-71.

ses hôtes à l'aide d'un écran connecté à Internet, et savait réagir à une vingtaine de questions ou consignes de base.

L'objectif de cette expérience, dont le protocole a été approuvé par deux instances médicales, est d'évaluer la perception du robot par des personnes en situation de fragilité et déterminer, à plus long terme, s'il offre une solution satisfaisante pour le maintien à domicile des personnes âgées. Car d'ici à 2050, le nombre de personnes âgées de plus de 85 ans en France va quadrupler, avec un besoin accru d'aide et d'assistance à domicile.

Indépendamment des questions éthiques, sociales et économiques que poserait l'introduction de tels robots d'assistance à domicile, cette expérience a fourni, pour la première fois, des indications concrètes.

Premier enseignement, et contre toute attente, les patients et leurs familles ont majoritairement accepté la présence du robot. Pour les deux tiers d'entre eux, une relation empathique s'est mise en place, sa présence étant jugée rassurante et réconfortante. Pour certains patients, en particulier les plus âgés, cette relation est même devenue affective.

Autre signal positif, la bonne réception de l'humanoïde par les équipes soignantes, dans un contexte général de surcharge de travail. Elles ne l'ont pas perçu comme une menace sur leur emploi, mais comme un soutien présent continuellement auprès des patients, alors que les soignants passent de chambre en chambre en permanence.

Cette expérience a également montré le long chemin qu'il reste à parcourir avant qu'un robot assiste en toute sécurité une personne dépendante à son domicile. Il doit encore apprendre à se déplacer dans un environnement de type domestique sans percuter les tables et les lits, mieux reconnaître la voix et le visage des humains pour fixer son attention sur son interlocuteur, acquérir un langage plus complexe pour pouvoir dialoguer, réussir à manipuler des objets ...

En attendant de franchir ces étapes, les robots ont déjà occupé en bonne partie le secteur de la santé. Ainsi l'humanoïde est devenu une figure familière dans des dizaines de maisons de retraite en France. Equipé d'un logiciel spécialement conçu pour la gériatrie, il assiste les soignants en entretenant la forme des personnes âgées au moyen de mouvements de danse et de gymnastique que les pensionnaires sont invités à imiter.

Autre fonction du robot, le "robot coach" qui stimuler la mémoire en posant des questions simples et en réagissant aux réponses des seniors.

Une autre fonction des robots assistants dans le monde hospitalier, l'accueil et l'orientation des patients et de leurs familles dans le hall des hôpitaux, comme le font pour la première fois au monde deux robots Pepper, en Belgique, depuis 2017. Quand ils ne sont pas agents d'accueil, les humanoïdes aident les enfants hospitalisés à maintenir un lien précieux avec le monde extérieur. Destiné à réduire le stress des patients et de leurs parents en focalisant leur attention sur le jeu, il distrait le jeune malade grâce à des applications ludiques présentées sur sa tablette, qui seront renouvelées toutes les semaines par les promoteurs du robot.

Ces robots se révèlent également précieux pour renouer un lien qui s'est souvent distendu avec des enfants atteints de troubles du comportement, en particulier autistes. C'est la démarche que poursuit depuis 2014 l'association Autistes sans frontières, proposant aux jeunes patients d'interagir avec le robot au cours d'ateliers encadrés par des soignants, avec des résultats probants. Toutefois le Robot ne remplace pas l'humain, mais facilite et restaure sa relation avec l'enfant autiste, qui se sent plus en sécurité.

Toutefois, on note que certains problèmes subsistent, gênant le développement et la mise sur le marché de ces nouveaux robots. La robotique dans le paramédical rencontre des obstacles financiers et technologiques. Un des principaux obstacles est encore le coût. En effet, par exemple, le prix d'un robot HRP-4 est de plus de 300 000 euros et le petit robot Nao est vendu 6000 euros. Une fois encore, c'est la démocratisation de ces robots et l'abaissement des coûts de production qui permettra la baisse des prix.

Autre difficulté, les robots d'aide aux personnes ont besoin de mains aussi efficaces que celle humaine ; or les mains sont des organes difficilement reproductibles mécaniquement et c'est une partie parmi les plus difficiles à réaliser. Les mains humaines sont en effet un instrument merveilleux ; et les concepteurs de robots ont les plus grandes peines à en faire une version mécanique.

Cependant certains robots, comme Twenty-One, dispose de mains assez agiles ; il est en effet capable de casser un œuf à la manière d'un cuisinier. En contrepartie, ses mains sont assez lentes.

Les robots paramédicaux sont actuellement limités par leur programmation. En effet, ils ne sont pas encore capables de raisonner par eux-mêmes. Ils peuvent déjà remplacer les humains pour des tâches simples et prédéfinies. La limite que constitue les programmes ne sera franchie qu'avec l'utilisation de l'*intelligence artificielle*, sur laquelle tant de scientifique travaillent. Lorsqu'ils disposeront de cet apport technologique, les robots gagneront en autonomie.

D'autres facteurs peuvent réduire l'efficacité des robots, comme leur taille. On l'a constaté avec Nao, mais les concepteurs de robots n'ont aucun mal à y remédier. La taille (Nao ne mesure que 58 cm) d'un robot doit être assez importante surtout s'il doit apporter une aide équivalente à une grande force musculaire. Aussi, les robots actuels sont gênés par leur autonomie énergétique relativement faible en énergie électrique (batterie).

Chapitre : 2.4

LA « COGNITION BIOLOGIQUE », NOUVEAU CONCEPT BIOMEDICAL

L'élargissement des notions de cognition/information par la biologie moléculaire a entrainé la naissance de la "cognition biologique" ou *biologie cognitive*. Ainsi les diverses disciplines biologiques, qui constituent les fondements de la recherche sur le vivant, s'expriment dans le même langage. Celui de la *cognition* à l'échelle cellulaire, qui est un nouveau concept prenant pour champ d'étude l'ensemble des phénomènes biologiques réglés par des échanges de signaux, de la neurobiologie à la bactériologie en passant par l'endocrinologie et l'immunologie, etc.

La *biologie cognitive* décrit les mécanismes communs à toutes les fonctions biologiques : émission de signaux à l'échelle moléculaire et cellulaire, reconnaissance par leurs récepteurs transduction et acheminement des messages à l'intérieur et à l'extérieur de la cellule. Aussi, les grandes pathologies, comme le Cancer ou le Sida, peuvent être analysées à la lumière de ces mécanismes comme résultant de perturbations de la communication cellulaire et moléculaire.

Les théories de la *communication cellulaire* rénovent les concepts de la physiologie, de la pharmacologie et de la pathologie des fonctions. Elles ouvrent la voie à de nouvelles approches expérimentales et à de nouvelles méthodes de conception des médicaments. C'est une tentative de synthèse sur l'ensemble des aspects normaux et pathologiques de la communication intra et intercellulaire.

En effet, l'adaptation au milieu et la survie supposent chez les êtres vivants, la coordination rigoureuse de fonctions complexes. Cette coordination passe par la communication extraordinairement performante entre les cellules, à l'intérieur de ces cellules et entre organes et fait appel à un grand nombre de *signaux* émis et de messages reçus. Ces signaux se retrouvent dans tous les tissus.

A l'origine les diverses disciplines biologiques ne considéraient pas toujours ces signaux de la même manière. Leur exploration systématique conduit aujourd'hui à l'émergence d'une théorie unifiée transdisciplinaire, des mécanismes impliqués dans la production, le traitement et la reconnaissance des signaux biologiques.

Sous-chapitre : 2.4.1

Naissance et développement de la "biologie cognitive"

Il existe plusieurs classes d'organisations biologiques, autres que le système nerveux, comme le système immunitaire par exemple, dont le comportement est clairement *cognitif*. Lorsque nous élargissons notre perspective pour inclure toutes ces formes biologiques de comportement *cognitif*, le traitement de l'information pourra être envisagé comme une forme de cognition très étroite, ou comme une forme spéciale de processus cognitif.

Ainsi nous assistons à l'émergence d'un paradigme nouveau, d'un nouveau pôle de théorisation qui s'étend à toutes les disciplines biologiques. Jusqu'à présent, la seule théorie explicite des sciences de la vie était celle de la biologie moléculaire. L'établissement d'un cadre conceptuel cohérent dans le domaine de la *biologie cognitive* devait présenter un grand intérêt pour la recherche biologique. La physiologie classique en particulier s'est parfois sentie, au cours des années récentes, en état d'infériorité par rapport aux technologies de la *génétique moléculaire*, considérées comme plus performantes et scientifiquement plus gratifiantes.

L'évolution actuelle de la biologie devrait conduire à un certain rééquilibrage de ses différentes composantes. Un tel rééquilibrage permettra peut-être de dépasser l'impasse conceptuelle que connaissent aujourd'hui les stratégies de recherche sur les fonctions supérieures des organismes vivants. En effet, le postulat selon lequel la *dynamique du vivant* deviendrait intelligible, dès lors que serait appréhendé l'ensemble des interactions moléculaires qui la sous-tendent, paraît de plus en plus illusoire.

L'abord des problèmes en termes de cognodynamique contribuera à désamorcer le conflit qui oppose les tenants d'une théorie réductionniste à ceux qui défendent une vision holistique de la biologie.

D'autre part, un nouveau type de chimie, la chimie supramoléculaire s'est développe ces dernières années [298]. Au-delà du bouleversement qu'elle apporte dans les méthodes et les objectifs des chimistes, son impact est déjà considérable dans de nombreux secteurs, de la biologie et de la médecine. En quoi cette chimie est-elle vraiment nouvelle ?

Classiquement on élabore un composé chimique en assemblant des atomes pour former des molécules. Dans la chimie supramoléculaire, on crée de nouvelles entités, les super-molécules, en associant non plus des atomes mais des molécules elles-mêmes.

---

[298]- Hervé Arribart et Bernadette Bensaude-Vincent : *Les beautés du vivant défient les chimistes*, La Recherche N°325, novembre 1999, p. 56-61.

- J. M. Lehn : *La chimie supramoléculaire*, La Recherche N°127, novembre 1981, volume 12, p. 1213-1223.

La chimie des super-molécules est fondée comme la *chimie du vivant* sur la notion de *reconnaissance* : c'est une *chimie cognitive*. Elle entretient d'étroites relations avec la biologie à travers ses deux sous-disciplines, la *chimie biomimétique* et la *chimie abiotique* :

1°- La *chimie biomimétique* se donne comme but de mettre au point des systèmes synthétiques reproduisant des structures, des réactions, des fonctions présentées par des *organisations biologiques*. Il s'agit donc d'identifier, de simplifier, d'imiter, de reproduire la *chimie du vivant* pour mieux la comprendre et mieux l'utiliser.

Ces modèles permettent d'isoler de son contexte biologique un site réactionnel donné et d'étudier son fonctionnement en dehors des fortes contraintes imposées par l'interdépendance de multiples fonctions dans le système biologique complet. La chimie biomimétique s'efforce donc de reproduire in vitro un processus biologique en entier ou en partie. Elle permet aussi de tirer, des systèmes extrêmement efficaces mis en place dans les organismes vivants au cours de l'évolution, les enregistrements qui faciliteront le développement de systèmes synthétiques aussi performants et, de plus, ajustables à un problème donné.

2°- L'objet de la *chimie abiotique* en revanche n'est pas d'imiter la chimie de la vie pour la mieux comprendre, mais d'élaborer des structures, des catalyseurs [299], des transporteurs synthétiques effectuant d'autres fonctions que celles connues dans les systèmes biologiques avec une efficacité et une sélectivité comparables. Elle s'appuie sur les résultats acquis par les études biomimétiques pour aller au-delà.

La *chimie abiotique* en tire argument pour développer des systèmes artificiels, dont on contrôlerait les fonctions par la structure, l'agencement, etc., des molécules qui les composent. Ne subissant que les contraintes qu'on décide de lui imposer, la *chimie abiotique* et plus libre d'inventer des systèmes et des processus nouveaux. Nous retrouvons l'idée de Marcelin Berthelot, que le champ de la chimie est plus vaste que celui des systèmes réalisés dans la Nature.

Les multiples échanges entre les recherches biomimétiques et abiotiques devraient jouer un rôle important dans l'évolution vers une chimie très efficace, très sélective, peu consommatrice en énergie et non polluante, une chimie douce, vivante, qui sera espérons-le, la chimie de demain : la *chimie cognitive*.

Comme exemple de cette nouvelle chimie, nous citons : les *abzymes*. Les anticorps et les enzymes ont en commun la capacité de reconnaître des structures moléculaires et former avec elles des complexes spécifiques.

---

[299]- Mir Wais Hosseini : *La catalyse supramoléculaire*, La Recherche N°206, Janvier 1989, Volume 20, p. 29-32.

Tout en exerçant de façon similaire leur fonction de *reconnaissance*, ces protéines se distinguent par des activités biologiques radicalement différentes. Alors que, l'enzyme, comme on l'a vu, est un catalyseur qui augmente de manière remarquable la vitesse d'une réaction chimique. La diversité des anticorps leur confère une capacité illimitée de *reconnaître* des molécules *étrangères* à l'organisme (les antigènes) ; en revanche, les anticorps sont incapables, à la différence des enzymes, de participer à une réaction chimique [300].

Au cours de la réponse immunitaire, les anticorps interviennent uniquement comme signaux spécifiques permettant l'entrée en jeu des cellules ou des protéines spécialisées dans la destruction de l'antigène. Une étape considérable pourrait être franchie dans la recherche de catalyseurs de spécificité nouvelle si l'on réussissait à associer à la prodigieuse capacité de reconnaissance des anticorps l'activité catalytique des enzymes : cela a été réalisé avec les abzymes ou anticorps convertis en enzymes [301].

L'utilisation possible de ces nouveaux outils-moléculaires que pourraient être les anticorps catalytiques, semble être immense aussi bien dans le domaine de la recherche théorique que dans celui des applications médicales. Les applications apparaissent aussi intéressantes que variées.

Les applications thérapeutiques sont nombreuses depuis la dissolution des caillots sanguins ou la fragmentation de l'enveloppe des virus jusqu'à l'élimination des cellules cancéreuses. Cependant, ces perspectives sont encore quelque peu théoriques. Toutefois, cela montre la différence entre les molécules vivantes, donc cognitives, et les molécules inertes de la pharmacologie classique.

Dans cette optique, la fabrication de molécules cognitives artificielles représente donc un enjeu conceptuel formidable. Bien que les molécules cognitives artificielles produites jusqu'à présent sont encore loin de posséder les propriétés des molécules naturelles ; la fabrication de ces molécules nous fait avancer dans la compréhension de la vie.

---

[300]- A. L. Lecocq : *Génétique de la diversité des anticorps*, La Recherche N°93, Octobre 1978, volume 9, p. 906-909.

[301]- A. Lethuillier : *Les abzymes : des anticorps convertis en enzymes*, La Recherche N° 187, Avril 1987, Volume 18, p. 516-517.

Sous-chapitre : 2.4.2

La reconnaissance moléculaire et communication cellulaire en biologie

Comment les molécules cognitives et les cellules peuvent-elles se *reconnaître* et ignorer d'autres partenaires ? Le premier à percevoir ce problème et à en saisir clairement la nature fut un éminent chimiste Emile Fischer. La spécificité de la réaction d'une enzyme avec son substrat (la molécule qu'elle va transformer) l'amena dès 1894, à la conclusion que « pour se *reconnaître* et entrer en réaction, les molécules de substrat et récepteur devaient s'ajuster, comme clé et serrure ».

Ainsi Emile Fisher jetait les premières bases d'une nouvelle conception de la *chimie du vivant* dont le domaine s'étend de plus en plus, tendant vers l'avènement de la *biologie cognitive*.

Jacques Monod [302] insistait beaucoup sur l'aspect cognitif des molécules enzymatiques. Ce problème, considéré dans le cadre plus général de la spécificité biologique, constitue pour lui l'idée-maîtresse pour la compréhension de la base *chimique de la spécificité*, des mécanismes par lesquels les *configurations moléculaires spécifiques* sont développées, conservées et différenciées les phénomènes de la vie.

Pour Monod, la *reconnaissance* autorise une liberté complète dans le choix des mécanismes chimiques, n'obéissant qu'aux contraintes physiologiques imposées par la cohérence du système et soumis à l'action de la sélection naturelle. Pour cette raison, le concept de *reconnaissance moléculaire* était considéré par Monod *le deuxième secret de la vie*, le premier étant l'ADN et le code génétique.

Parmi les secteurs dans lequel, grâce à la nouvelle conception de la *chimie cognitive*, on effectue actuellement des progrès est celui des récepteurs membranaires, qui sont des *éléments cognitifs* de la membrane cellulaire [303]. On sait actuellement que l'action physiologique des molécules, qu'elles appartiennent normalement à l'économie de l'organisme comme les hormones, ou qu'elles soient médicamenteuses, passe par une étape primaire, celle de leur *reconnaissance* par un mécanisme stéréochimique spécifique [304].

---

[302]- J. Monod : *Le hasard et la nécessité. Essai sur la philosophie naturelle de la biologie moderne*, Editions du Seuil 1970.

[303]- J. Bockaert : *Les récepteurs membranaires*, La Recherche N° 179, juillet/août 1986, Volume 17, p. 892-900.

[304]- A. Dauchin : *L'étrange monotonie des récepteurs membranaires*, La Recherche N°185, février 1987, Volume 18, p. 262-264.

Cette *reconnaissance* se fait par d'autres molécules présentes au niveau des membranes cellulaires, appelées récepteurs membranaires [305]. Par exemple, dans le domaine du cerveau, il semble que certaines maladies mentales puissent être liées à une perturbation du nombre et/ou de l'affinité de certains récepteurs membranaires [306].

Un autre secteur est celui de l'immunologie. Une importante recherche en immunologie consiste, en l'étude de la *reconnaissance* spécifique de structures moléculaires (les antigènes) étrangères ou propres à l'organisme par des molécules (les anticorps) ou des cellules (les lymphocytes) de cet organisme.

En 1980, le prix Nobel de physiologie et de médecine est partagé entre le Français Jean Dausset et les américaines G. Snell et B. Benacerraf. Les lauréats ont montré que les vertébrés possèdent un système de *reconnaissance de soi* qui s'attaque non seulement aux cellules venant d'une autre espèce, mais même à celles d'autres individus de la même espèce.

Snell établit que la compatibilité cellulaire chez la souris est sous le contrôle de plusieurs gènes situés dans une région du génome qu'il appelle H-2. Puis Jean Dausset trouve un système semblable chez l'homme, le système HLA qui est une découverte essentielle en immunologie [307].

L'étude du système HLA éclaire d'un jour nouveau le vieux problème d'incompatibilité tissulaire, qui n'est en fait qu'un problème de reconnaissance moléculaire. Première conséquence de ces découvertes : un progrès spectaculaire dans les greffes de tissus.

Mais le problème essentiel en immunologie, c'est de comprendre comment l'organisme peut reconnaître individuellement et spécifiquement des millions de molécules distinctes. Le prix Nobel de physiologie et de médecine de 1984 a récompensé les travaux théoriques et expérimentaux de Niels Jerne et César Milstein pour avoir résoudre le problème du mécanisme de la *reconnaissance* des molécules immunologiques [308].

L'attribution du prix Nobel de physiologie et de médecine de 1987 au japonais Susumu Tongwa, consacre des travaux d'une extraordinaire ampleur par leur protée théorique et leurs conséquences méthodologiques et pratiques : la découverte des mécanismes moléculaires responsables de la diversité quasi illimitée des anticorps.

---

[305]- J. L. Popot : *La structure des protéines membranaires*, La Recherche N°192, octobre 1987, Volume 18, p. 1170-1181.

[306]- Voir par exemplee, G. Chopouthier : *Des molécules pour la mémoire*, La Recherche N°192, octobre 1987, Volume 18, p.1258-1260.

[307]- J. F. Bach : *Prix Nobel de médecine 1980 : Les pionniers de l'immunogénétique*, La Recherche N°117, décembre 1980, Volume 11, p.1434-1435.

[308]- P. Truffa-Bachi et G. Bordenave : *Prix Nobel de médecine 1984 : l'immunologie de nouveau à l'honneur*, La Recherche N° 161, décembre 1984, Volume 15, p.1570-1571.

Cela constitue sans aucun doute l'une des plus belles pages de l'histoire de la génétique moléculaire et de l'immunologie [309]. La question majeure qui se pose maintenant en immunologie est de comprendre le "*dialogue*" entre les différents composants du système immunitaire et la manière dont s'établit l'état de tolérance vis-à-vis du *soi*.

Après la grammaire, il faut élucider la sémantique du système immunitaire. Pour cela, on a pris quelques sémioticiens et linguistes, qui, eux du moins, maîtrisent le contenu des mots qu'ils utilisent, et on a mélangé à un grand nombre d'immunologistes tentés par l'analogie ou pire encore par la projection de leurs connaissances sur le langage ou les sociétés. On leur a demandé de se servir des mots des susdits linguistes et sémioticiens pour parler d'immunologie. Le produit des discussions est un ouvrage [310] qui prouve essentiellement la nécessité d'une articulation entre les sciences biologiques et les sciences de l'homme.

Prenons un exemple concret : Comment une hormone, comme l'adrénaline ou le glucagon, communique-t-elle avec les cellules du foie pour les inciter à produire le glucose dont l'organisme a besoin ? La découverte des protéines G et de leur rôle dans la transmission des signaux au sein d'une cellule a constitué un véritable tournant dans l'élucidation des mécanismes en jeu. Elle a valu le prix Nobel de médecine aux Américains Martin Rodbell et Alfred G. Gilman [311].

La portée de la découverte de ces prix Nobel a été considérable puisque ces protéines G ont été mises en évidence depuis dans toutes les cellules, des bactéries à l'homme, et qu'elles sont impliquées dans le contrôle de multiples fonctions biologiques : métaboliques, humorales, neuronales et développementales.

Lorsqu'au début des années 1970, Rodbell étudie comment le glucagon agit sur la production de glucose par les cellules hépatiques, on sait déjà que les *messagers*, comme les hormones ou les neuromédiateurs, ne pénètrent pas dans la cellule mais se lient à des *récepteurs* situés dans la membrane cellulaire.

On sait également, grâce aux travaux réalisés par Earl Sutherland [312] et

---

[309]- F. Rougeon : *Prix Nobel de médecine 1987 : La grammaire du système immunitaire*, La Recherche N°194, Décembre 1987, Volume 18, p. 1524-1525.

[310]- E.E Sercarz et al.(eds) : *The semiotics if cellular communication in The immune system*, Springer-Verlag 1988.

[311]- Françoise Breton : *Les prix Nobel 1994 * : Les protéines G, substances clés de la communication cellulaire*, La Recherche N° 271, décembre 1994, volume 25, p. 1300.

* Les deux prix Nobel 1994 : Martin Rodbell est professeur à l'Institut national des sciences de la santé et de l'environnement en Caroline du Nord. Et Alfred G. Gilman est directeur du département de pharmacologie de l'université médicale du Texas à Dallas.

[312]- Earl Sutherland reçut pour cela le prix Nobel de médecine en 1971

ses collègues dans les années 1950, qu'un *messager* (l'AMP cyclique) est responsable de la cascade d'événements menant à la libération de glucose. Ce *messager* est produit par une enzyme de la membrane (l'adenylyl-cyclase), que l'on pense directement activée par le *récepteur*.

La contribution majeure du prix Nobel Rodbell et ses collègues a été de montrer que la *transmission du signal* par le *récepteur* au premier effecteur de la cellule (dans ce cas particulier l'adenylyl-cyclase), appelée transduction, fait intervenir un troisième acteur, le *transducteur* : protéine G [313].

Comme tout concept unificateur, *la proposition de Rodbell va féconder et rapprocher des secteurs de la biologie* a priori *éloignés comme l'endocrinologie et la neurobiologie*. Depuis, on a découvert d'autres protéines G. Certaines ne participent pas à la transmission des signaux externes mais contrôlent de nombreux mécanismes cellulaires : contrôle de la synthèse des protéines sur les ribosomes, régulation de la différenciation et la prolifération cellulaire, etc.

On découvre que les protéines G sont aussi impliquées dans certaines maladies : elles sont la cible de toxines bactériennes comme celle du choléra et contribuent à l'origine de certains cancers.

---

[313]- Ce *transducteur* a la propriété de se lier et d'hydrolyser un nucléotide, une guanine triphosphate (GTP), ce qui lui vaudra le nom de protéine G (G pour guanine). Lorsqu'un messager se lie au *récepteur*, la protéine G échange le nucléotide auquel elle est liée, le GDP, pour une GTP. Elle devient active et se déplace sur la surface interne de la membrane cellulaire pour se fixer sur l'adenylyl-cyclase et la stimule.

Sous-chapitre : 2.4.3

L'"information biologique" une nouvelle percée en « science du vivant »

La « science du vivant » a fait des progrès rapides au cours de ces dernières années. La biophysique, la biochimie, la biologie moléculaire, la cybernétique commencent à donner une idée plus précise du phénomène *vie*. Jacques Monod et les biologistes moléculaires firent reculer les limites de la biologie, en direction des molécules qu'étudient chimistes et physiciens. Pour la première fois dans l'histoire de la science, il devenait ainsi possible de comprendre et d'interpréter les mécanismes fondamentaux de la vie en termes de *reconnaissances* et d'interactions se produisant à l'échelle des molécules et des cellules. C'est la théorie de la communication cellulaire.

La révolution de la *science du vivant* se place dès lors au cœur de la cellule bactérienne, végétale, animale ou humaine. C'est un monde fascinant peuplé de messages codés, de récepteurs, de réseaux de communication et de stockage de l'information.

Ainsi, en quelques trente années, la biologie cognitive a connu une extraordinaire *révolution* : découverte du code génétique, des mécanismes de régulation du fonctionnement des cellules, de la structure de la cellule et des organes moléculaires qui la constituent, du rôle des *récepteurs* de la membrane cellulaire dans les communications entre cellules. Une percée de disciplines nouvelles prend de l'avance : immunologie, neuroendocrinologie, chimie du cerveau, génie génétique, etc.

Et une meilleure compréhension de l'origine moléculaire et cellulaire des maladies malignes, comme le cancer ou le sida, devient possible.

Qu'est-ce qui a permis une telle *révolution*, un tel développement ? La révolution de la *science du vivant* que nous vivons depuis quelques décennies est en fait une révolution dans la compréhension de l'*information biologique*. L'homme a commencé à comprendre le langage de base de tous les êtres vivants. Cette *information biologique* est stockée à l'échelle moléculaire sous forme d'acides nucléiques (ADN et ARN). Elle se prête particulièrement bien au traitement par des macromolécules de protéines (enzymes). Ces molécules cognitives et actives exécutent des actions et des mouvements à partir de messages codés écrits à l'aide des *alphabets chimiques* à l'échelle cellulaire !

Cette révolution en *science du vivant* s'est opérée en trois grandes étapes suivantes [314] :

---

[314]- Joël de Rosnay : *L'aventure du vivant*, Editions du Seuil 1988.

1°- L'avènement de la *biologie moléculaire* (1955➤1965) qui a permis de mieux comprendre les processus de la vie en termes moléculaires ;

2°- La *biologie cellulaire* (1965➤1975) qui s'est focalisée sur la cellule et ses capacités de communications ;

3°- L'*ingénierie biologique* (1975➤1985), comprenant le génie génétique, l'immunotechnologie [315], les biotechnologies [316].

Ces trois étapes se chevauchent et s'interpénètrent aujourd'hui, mais chacune a joué un rôle déterminant dans la révolution de la *science du vivant* : la compréhension des communications et interactions moléculaires dans et entre les cellules. Déchiffrer, lire, écrire, mémoriser, traiter, sélectionner, trier, reprogrammer l'information biologique, telles sont les fonctions déterminantes pour les chercheurs, et ceci avec l'aide de plus en plus efficiente de l'informatique. Il existe en effet une grande complémentarité entre les outils informatiques et les outils du laboratoire.

La révolution de la *science du vivant* n'est pas seulement une révolution dans la compréhension du traitement de l'information biologique. Elle l'est aussi dans la compréhension des codes, mémoires, réseaux et systèmes de régulation qui permettent le fonctionnement des êtres vivants.

La cellule est devenu une organisation à communiquer constituée de macromolécules porteuses d'information capables de se *reconnaître* mutuellement ; les acides nucléiques (support d'information) et les protéines (organisation de cognition), au premier chef, mais aussi celles que l'on oublie souvent, les sucres polysaccharides : ils jouent un rôle chef dans la *reconnaissance* des cellules entre elles.

C'est le cas, par exemple, des globules rouges dont la membrane est *hérissée* de chaînes de polysaccharides, principaux déterminants des groupes sanguins (A, B, AB, O, etc.).

Sans communications à l'échelle moléculaire et cellulaire, la vie est impossible. Des signaux de régulation sont échangés en permanence dans les cellules pour assurer la coordination des myriades d'*interactions cognodynamiques* qui s'y déroulent. Les éléments essentiels de la communication cellulaire sont les réseaux, les molécules-signaux et les récepteurs.

L'information portée par ces macromolécules est écrite sous une forme linéaire, comme les lettres alphabétiques qui constituent les mots d'une phrase. Mais la manière dont ces chaînes s'enroulent dans l'espace constitue aussi une information globale qui permet de nombreuses communications intermoléculaires.

---

[315]- Voir : *Les défenses du corps*, La Recherche N° 177 (numéro spécial), volume 17, 1986.

[316]- Voir : *L'avenir des biotechnologies*, La Recherche N° 188 (numéro spécial), volume 18, 1987.

On a découvert que les molécules ainsi exportées étaient étiquetées au préalable avec un *code postal* moléculaire spécifiant l'endroit où elles devaient être envoyées [317].

La circulation d'informations se fait par l'intermédiaire de molécules-signaux, reconnues par des récepteurs. Ces molécules, comme les hormones, sont à la fois messager et message. En effet, leur forme est en elle-même une information. C'est cette forme qui est reconnue par le récepteur de l'information : la molécule-signal est reconnue par le récepteur de la même manière qu'une clef est reconnue par la serrure qu'elle ouvre.

Les récepteurs, généralement placés sur la membrane des cellules, sont des molécules de protéines possédant des cavités de forme complémentaire de celle de la molécule-signal qu'ils reconnaissent. Celle-ci viendra s'y encastrer, maintenue par des liaisons chimiques faibles, et déclenchera la réponse du récepteur.

En quelques années, les biologistes ont réussi à intercepter les signaux que s'envoient les cellules et à comprendre peu à peu *ce qu'elles se disent*. Leurs informations servent à toutes les fonctions de base de la vie. Particulièrement à la communication à distance (neurobiologie, hormonologie), à la différenciation cellulaire lors du développement d'un être vivant (embryologie), à la mobilisation des défenses de l'organisme en cas d'agression ou pour éliminer des cellules anormales (immunologie). La cellule cancéreuse, quant à elle, est sourde à ces informations : elle perturbe le réseau de communication de la vie cellulaire.

Alors que l'étude de l'aspect énergétique des échanges au niveau des êtres vivants a commencé avec la naissance de la thermodynamique au début du XIXe siècle, l'aspect informationnel n'a commencé qu'avec la cybernétique au milieu du XXe siècle, et plus particulièrement avec la biologie moléculaire, à partir des années 1950. De fait, c'est la biologie moléculaire qui a fait basculer la biologie des descriptions purement énergétiques, phénoménologiques à celles des mécanismes informationnels.

Jacques Monod (1910➤1976) est la figure emblématique de ce grand tournant. Et s'il n'en fut pas le seul artisan, son rôle a cependant été central dans cette mutation des méthodes de recherche en biologie, parce qu'il réalisa en lui-même une synthèse intellectuelle exceptionnelle, celle d'être un modélisateur et un philosophe, hanté par l'empirisme, l'expérimentation et la théorie [318].

---

[317]- R. Durand : *Le code postal des protéines mitochondriales*, La Recherche N°194, Décembre 1987, Volume 18, p. 1542-1543.

[318]- J. Monod : *Le hasard et la nécessité. Essai sur la philosophie naturelle de la biologie moderne*, Editions du Seuil 1970.

La biologie moléculaire, dans sa recherche des *secrets de la vie*, est à l'origine d'une véritable révolution scientifique qui a changé l'image de l'homme et de la Nature, la définition même de la vie, en fondant la « science du vivant » sur le *concept d'information génétique*.

La construction théorique de cette nouvelle discipline a été le résultat des recherches d'un petit nombre de savants de formation différente, travaillant en un petit nombre d'institutions dans différents pays.

Trois points sont fondamentaux dans cette structure théorique, et ces points marquent une coupure nette avec la tradition scientifique et philosophique précédente : l'explication des propriétés fondamentales des systèmes biologiques en termes de structures moléculaires ; l'utilisation de modèles formalisés abstraits du transfert de l'*information génétique* et les structures matérielles qui en assurent la conservation, la transmission et la traduction.

La construction de cette nouvelle image de la vie et du vivant a été récompensée par l'attribution du prix Nobel de physiologie et de médecine en 1965 à trois chercheurs français de l'Institut Pasteur, Jacques Monod, François Jacob [319] et André Lwoff. De plus elle avait amorcé le grand bond en avant des sciences de la vie dans la seconde moitié du XXe siècle [320]. D'autre part, le prix Nobel de physiologie et de médecine de 1985 a récompensé en la personne de Michaël Brown et celle de Joseph Golstein, de l'université de Dallas, une discipline en pleine évolution, la *biologie cellulaire* [321].

A l'échelle de l'organisme entier, ces réseaux de communication moléculaire, cellulaire et intercellulaire s'intègrent en permettant à un être vivant de s'ouvrir sur son environnement et de se développer.

Le développement harmonieux de l'embryon à partir d'un œuf fécondé, la transmission des informations entre organes du corps par le système nerveux ou par les hormones, la défense de l'organisme contre les organismes étrangers (parasites, bactéries, molécules étrangères, etc.) sont autant de fonctions essentielles à la vie, fondées sur la communication moléculaire et cellulaire.

Chez l'homme, le système nerveux, le système hormonal et le système immunitaire constituent ainsi trois réseaux de communication interconnectés qui *s'informent* mutuellement. Ces réseaux de communication jouent ainsi un rôle d'intégration sans lequel il n'y aurait pas de vie possible.

---

[319]- F. Jacob : *La logique du vivant. Une histoire de l'hérédité*, Fayard 1978.

[320]- B. Fantini : *Jacques Monod et les origines de la biologie moléculaire*, La Recherche N°218, février 1990, Volume 21, p. 180-187.

[321]- Voir : Daniel Louvard : *Les prix Nobel 1985 : La biologie cellulaire pivot de la médecine expérimentale*, La Recherche N°172, décembre 1985, Volume 16, p. 1517-1518.

Sous-chapitre : 2.4.4

Dialogue intercellulaire : de la communication humaine à la communication cellulaire

Les messages moléculaires et la communication cellulaire peut-ils être modélisés ? La communication cellulaire serait-elle apparentée à d'autres types de communication, en particulier humaine, en linguistique, en sociologie ? Existe-t-il des lois de la communication cellulaire ? Il a paru intéressant de soumettre ce processus de formalisation de la communication cellulaire à des spécialistes de la communication humaine : épistémologue, linguiste, sociologue et ethnologue. Est-il possible, pour étudier des phénomènes physiologiques, de recourir à des méthodes, à des concepts élaborés par les sciences humaines ? [322].

En guise d'introduction et pour pouvoir répondre à ces questions, il est utile de rappeler quelques concepts qui constituent les fondements de notre problématique :

÷ D'une part, les signaux de la communication cellulaire sont présents dans tous les organes et utilisés dans tous les grands systèmes de communication de l'organisme (système nerveux, système hormonal, système immunitaire, etc.). Ces signaux sont très nombreux, mais bien d'autres restent à découvrir : messagers intercellulaires et signaux intracellulaires.

÷ D'autre part, la transduction d'un signal s'accompagne d'un processus d'intégration de l'information dans la mesure où une cellule reçoit simultanément plusieurs signaux à la fois. Le mode d'intégration des différentes chaînes de couplage représenterait le programme latent, une sorte de grille de lecture spécifique de chaque type cellulaire qui, de surcroît, présente à sa surface membranaire un répertoire limité de récepteurs également spécifiques.

÷ Enfin, l'émission et la réception d'un message complexe, composé de multiples signaux, supposent l'existence d'un code signifiant. En immunologie, par exemple, la réponse cellulaire au signal externe qu'est un antigène conduit à la sélection et à l'amplification d'un récepteur spécifique de l'antigène. En neurobiologie, le *dialogue* entre système pré- et post- synaptique conduit de proche en proche à la constitution d'un réseau de neurones qui sera ensuite stabilisé en fonction de l'expérience.

Les rapports entre *signifié*, la fonction physiologique, et *signifiant*, le signal moléculaire, constituent une grande question posée par la phylogenèse et l'ontogenèse des systèmes de communication dans les organismes.

---

[322]- Voir par exemple, Max Cecatty : *Conversations cellulaires et communications humaines*, Editions du Seuil, 1991.

Au delà de l'émission et de la réception du message, il faut rechercher les règles du *dialogue* entre émetteur et récepteur. Les signaux, étant omniprésents, leur répartition est-elle aléatoire ou, au contraire, présente-t-elle un certain degré de spécialisation fonctionnelle ?

Omniprésence des signaux, intégration de l'information biologique, existence d'un code, redondance des signaux, telles semblent être les caractéristiques générales de la communication cellulaire. La confrontation avec les sciences humaines n'est qu'une première tentative pour l'élaboration d'une théorie de la communication cellulaire.

Les spécialistes des sciences humaines présents dans le colloque national organisé en 1986, par l'INSERM sur le thème *Communication cellulaire et pathologie* [323], ont souligné l'insuffisance de l'emploi des concepts issus de la linguistique ou de la théorie de l'information de Shannon pour décrire des phénomènes de la biologie cellulaire. A partir des notions de communication humaine d'information ou de code, ils ont dégagé certaines critiques : la communication dépasse le code ; ce dernier ne suffit donc pas pour comprendre les règles de la communication.

Il n'est pas forcément nécessaire ni pertinent, de leur point de vue, d'imaginer un modèle général de la communication qui s'appliquerait à la fois à la communication humaine animale ou cellulaire. Ces auteurs regardent donc d'une manière critique les tentatives de décryptage du *langage cellulaire*, tout en soulignant l'intérêt des sciences humaines pour les nouveaux corps de concepts qu'élabore le biologiste.

Les commentaires méthodologiques et conceptuels, qu'ils nous apportent, marquent bien la distance qui nous sépare encore d'une vraie formalisation des propriétés cognitives de la cellule. Mais ils nous suggèrent également les voies de recherches pour atteindre cet objectif : par le biais d'un certain nombre de problématiques.

La première problématique, les règles élémentaires de l'émission et de la réception des messages biologiques sont-elles réellement universelles, ou ne s'agit-il pas que d'une illusion d'universalité ? D'emblée, on répandrait *oui* à la présomption d'universalité des règles de la communication biologique. L'usage de concepts similaires par toutes les disciplines biologiques et médicales représente une confirmation.

D'autres problématiques, comment ces règles universelles peuvent-elles évoluer et adapter leur degré de sophistication à la complexité croissante des organisations vivantes ? Comment la coordination des fonctions vitales peut-elle être assurée malgré, ou à travers cette augmentation de complexité ?

---

[323]- C. Kordon et L. Degos : *Communication cellulaire et pathologie*, INSERM, John Libbey Eurotext, London-Paris 1988.

Comment s'est créée l'extrême complexité de systèmes de communication biologique à partir d'éléments apparemment aussi simples ? Tout se passe comme si les mécanismes de reconnaissance et de transduction s'étaient diversifiés au cours de l'évolution à partir d'archétypes moléculaires. Mais, à ce stade se pose une question encore plus difficile : comment la communication cellulaire peut-elle produire de *sens* à partir d'une telle complexité ?

En d'autres termes, la cellule peut-elle déchiffrer, sans en perdre la signification, des messages constitués de signaux aussi diversifiés ? Comment peut-elle en tirer une stratégie de réponse qui intéresse l'ensemble de ses fonctions : mobilisation d'énergie, régulation du trafic intracellulaire, sécrétion, contrôle de l'expression des gènes spécifiques ? La multiplicité des signaux contraint la cellule à intégrer les signaux complexes qu'elle reçoit et à en assurer un véritable décryptage ? Que sait-on des règles de ce décryptage ?

La diversification et l'augmentation de la complexité des systèmes de communication cellulaire ne peuvent se concevoir sans le maintien de la cohérence entre émission et réception des signaux. Sous peine d'être contre sélectionnés, les organismes en évolution doivent préserver la compatibilité de leurs signaux et de leurs récepteurs.

En d'autres termes, l'évolution de la cellule émettrice et de la cellule réceptrice doit être concertée. L'ontogenèse du système nerveux nous offre l'exemple d'une telle concertation. Il y a là un modèle intéressant de concertation : tout se passe comme si, avant de stabiliser leur connexion définitive, deux neurones avaient la propriété de se mettre d'accord sur l'expression de signaux et de récepteurs cohérents.

La connaissance des règles qui président à l'émission et à la réception d'un signal n'est pas suffisante pour comprendre la *sémantique* de la communication intercellulaire. Existe-t-il des éléments communs aux principaux systèmes de régulation des grandes fonctions physiologiques ?

L'une des règles de communication vérifie dans plusieurs cas, au niveau de populations cellulaires interactives est celle d'une organisation en *boucles*. Ces boucles sont fortement redondantes : une cellule envoie aux autres éléments de son système plusieurs messages de *même sens* ou parfois de *sens inverse* ; elle transmet en outre le même message à plusieurs éléments du réseau.

Cette organisation permet de minimiser le risque de perte du message. Il semble que, plus une fonction est vitale plus la pression de sélection multiplie les redondances entre les éléments cellulaires qui en sont responsables.

Ces concepts d'évolution, diversification, concertation des mécanismes de communication cellulaire pour s'adapter à la pression de sélection, évoquent les stratégies de l'immunité, qui permettent aux cellules immunitaires (les lymphocytes) de faire face à des agressions totalement imprévisibles de corps étrangers, les éléments du *non soi*.

Ces stratégies passent par des réarrangements géniques qui suivent des règles précises ; leur élucidation, on l'a vu, a valu à leur auteur Tone-gawa [324] le prix Nobel de médecine 1987. On peut se demander si de telles stratégies exploratoires, dont on ne connaît pour l'instant d'exemples que dans le domaine des défenses immunitaires, ne pourraient pas également rendre compte de l'évolution des systèmes de communication.

La diversité croissante des signaux, des récepteurs et des mécanismes de couplage pourrait ainsi résulter de réarrangements géniques similaires à ceux du lymphocyte, mais intervenant à une échelle de temps de l'ordre de la centaine de millions d'années. Cette hypothèse pourrait nuancer la théorie de la téléonomie telle que l'a exprimée Jacques Monod dans son livre *« Le hasard et la nécessité »*.

Grâce à la créativité du Prix Nobel de médecine Susumu Tonegawa [325], les neurobiologistes disposent aujourd'hui d'une méthode pour étudier les circuits neuronaux de la mémoire chez l'animal. Avec son équipe, il a mis au point un modèle de souris pour expérimenter les bases neurobiologiques des souvenirs. C'est un coup de maître, qui marque une étape importante dans la recherche sur les circuits cérébraux de la mémorisation.

Chez la souris, on sait visualiser, depuis quelques années, les neurones correspondant au souvenir d'un environnement donné [326]. Formé à la biologie moléculaire en immunologie au Japon, son pays d'origine, il a mis ses connaissances au service de disciplines variées décloisonnées [327].

En effet, Susumu Tonegawa a abandonné l'immunologie dans les années 1990 pour se consacrer à la neurobiologie. Après avoir étudié la mé-

---

[324]- F. Rougeon : *Prix Nobel de médecine 1987 : La grammaire du système immunitaire*, La Recherche N°194, décembre 1987, Vol. 18, p. 1524-1525.

[325]- **Susumu Tone-gawa** (né au Japon, en 1939) est un scientifique du MIT, aux États-Unis, qui a obtenu le prix Nobel de médecine en 1987 pour « sa découverte du principe génétique de la génération de la diversité des anticorps ». Bien qu'il ait obtenu le prix pour son travail en immunologie, Tonegawa est un biologiste moléculaire de formation. Plus tard, il s'est intéressé aux bases moléculaires et cellulaires de la formation de la mémoire.

[326]- Placée dans une cage, une souris l'explore. Au moment où elle mémorise ses caractéristiques (sa forme, son odeur, sa couleur ...), un ensemble de neurones, situés dans le gyrus denté de l'hippocampe, s'activent. Ces neurones s'activeront chaque fois que la souris se rappellera ce « souvenir ».

[327]- Voir : Anne Debroise : Neurobiologie : *Les faux souvenirs ressemblent aux vrais*, La Recherche N° 483, numéro spécial : Le Top 10 des découvertes de l'année 2013, janvier 2014, p. 36-40.

moire du système immunitaire, il allait étudier celle du système nerveux ; en tirant parti de toutes les possibilités offertes par la transgénèse animale. Car au cœur de l'expérience sur les souvenirs se trouvent des souris génétiquement modifiées, de sorte que l'expérimentateur puisse faire rejaillir chez elles des souvenirs à la demande.

Les études sur la mémoire des rongeurs et leurs souvenirs sont produits par des expériences de *peur conditionnée* [328]. Au cours de ces expériences, les animaux apprennent à associer un lieu à un souvenir déplaisant, par exemple un choc électrique délivré sur leurs pattes. À l'issue de cet apprentissage, ils s'immobilisent de peur dans le lieu où elles ont reçu un tel traitement, même en l'absence de ce dernier.

Le type de souvenirs concernés par cette expérience relève de la *mémoire épisodique* [329], ou mémoire des expériences personnelles. Celles-ci sont codées de manière dispersée dans le cortex cérébral, la couche la plus externe du cerveau : les composantes visuelles du souvenir dans le cortex visuel, ses composantes auditives dans le cortex auditif, etc. Les signaux des neurones activés convergent ensuite vers l'hippocampe, où ils sont traités. Puis, ils sont renvoyés aux aires corticales. Lors du rappel d'un souvenir, c'est tout ce circuit qui est réactivé.

Pour mener à bien leurs travaux, Susumu Tonegawa et ses collègues ont utilisé des souris transgéniques : ce sont des souris chez lesquelles les neurones activés lors de l'enregistrement d'un souvenir peuvent être visualisés. Pour parvenir à ce résultat, on a utilisé un témoin de l'activation neuronale la c-fos (une protéine *fluorescente*), produite naturellement par les neurones en activité. Le but visé était de repérer quel circuit de neurones était activé par une expérience donnée (non pas de repérer tous les neurones activés au cours de la vie de la souris).

Aussi l'équipe de recherche a associé un interrupteur au gène codant la protéine fluorescente. Un interrupteur commandé par un antibiotique ajouté à la nourriture de l'animal. Tant que l'antibiotique est présent, cet interrupteur est en position « off », et les neurones activés ne sont pas visualisables. Dès qu'on l'enlève, il passe en position « on » : les neurones activés à ce moment-là deviennent fluorescents. Après avoir sacrifié les animaux, l'expérimentateur observe alors au microscope des coupes de leur cerveau et y détecte les zones activées.

---

[328]- S. Ciocchi et al. : *La peur, un mode d'apprentissage*, La Recherche N° 449, Dossier : Comment le cerveau apprend, février 2011, p. 44-47, d'après Nature, 468, 277, 2010.

[329]- En science cognitive, la **mémoire épisodique** désigne le processus par lequel l'humain se souvient des événements vécus avec leur contexte (date, lieu, état émotionnel). Cette sous-partie de la mémoire à long terme est différente de la mémoire sémantique qui est la mémoire des faits et des concepts.

On a utilisé ces souris pour identifier les neurones qui s'activent chez une souris lorsqu'elle mémorise un nouvel environnement. On suffisait de ne plus fournir d'antibiotiques aux animaux au moment où ils exploraient un endroit et d'observer, après leur mort, les neurones fluorescents. En particulier dans l'hippocampe, une zone du cerveau très impliquée dans la mémoire spatiale. Or on a remarqué que, dans une sous-partie de l'hippocampe, chaque nouvel environnement semblait activer un ensemble de neurones qui lui était propre.

Puis on a doté ces souris d'une « option » supplémentaire : la possibilité, pour l'utilisateur, d'activer à la demande l'un de ces « circuits du souvenir». Il a pour cela recouru à la technique de l'opto-génétique. Les souris ont été pourvues d'un gène codant une protéine sensible à la lumière, dont l'expression est couplée à celle de la protéine fluorescente. Elle n'est donc produite que dans les neurones préalablement marqués.

Cette protéine forme un canal dans la membrane des neurones. Lorsqu'elle est illuminée, elle laisse entrer massivement des ions sodium à l'intérieur du neurone, ce qui déclenche la propagation d'un signal nerveux. Pour activer le circuit de neurones caractéristique d'un souvenir, il suffit donc de les illuminer simultanément, grâce à une fibre optique implantée dans le cerveau de l'animal.

Ainsi, « *l'information est stockée par des assemblées de neurones. Lorsque cette assemblée de neurones décharge des impulsions électriques en même temps, le souvenir est rappelé. On parle alors d'assemblées synchroniques. Quelques dizaines de neurones suffisent pour encoder un environnement complexe, comme une pièce avec des repères dans l'espace. C'est ce que l'on appelle l'"engramme mnésique"* ».

C'est au niveau de l'hippocampe, point de convergence des signaux lors de l'encodage et du rappel du souvenir, que l'on a manipulé cet engramme. Ainsi l'*engramme* est l'unité de la mémoire cérébrale, comme le *gène* est l'unité de la mémoire génétique.

Sous-chapitre : 2.4.5

Communication cellulaire et pathologie médicale

Toutes les disciplines biologiques et médicales peuvent désormais s'exprimer en termes de communications cellulaires et d'intégration des messages reçus par la cellule : le *langage cellulaire* est donc universel. C'est à la description et à l'application de cette théorie à la pathologie qu'est consacré un ouvrage publié en 1988 : *Communication cellulaire et pathologie* [330]. Cet ouvrage reproduit les interventions du colloque national d'animation de la recherche organisé en 1986 par l'INSERM.

Reflet d'une révolution conceptuelle de la démarche biologique et médicale, ce colloque est très largement multidisciplinaire : ont participé au colloque des spécialistes de l'épistémologie, philosophie, linguistique, ethnologie, sociologie, biophysique, médecine clinique, endocrinologie, embryologie, physiologie, biochimie, immunologie, oncologie, pharmacologie moléculaire, neurobiologie moléculaire, physiologie neurosensorielle, biologie moléculaire, biologie des membranes, physiopathologie, biologie générale, neurosciences de la vision, traitement d'images et reconnaissances de formes, Intelligence artificielle, informatique, électronique, etc.

Ce colloque a représenté, d'après ses organisateurs, à la fois une aventure et un pari. L'aventure était de faire vivre ensemble plusieurs disciplines qui se côtoient rarement. Le pari était de croire que ces confrontations pourraient naître des conclusions généralisables à chacune d'elles. Plusieurs disciplines biologiques et médicales, chacune dans son domaine, on fait progresser nos connaissances sur la communication cellulaire :

÷ Les neurosciences [331] et l'endocrinologie [332] se sont attachées d'abord à étudier les signaux de transduction qui, en aval des récepteurs membranaires contrôlent les processus sécrétoires et la transcription de gènes codant pour des signaux.

÷ L'immunologie [333] s'est attaché en priorité aux mécanismes de reconnaissance et à la structure des récepteurs, les disciplines cardio-vasculaires en cherchant d'emblée à définir une communication déjà plus intégré.

---

[330]- C. Kordon et L. Degos : *Communication cellulaire et pathologie*, INSERM* John Libbey Eurotext, London-Paris 1988.
* L'INSERM est l'Institut National de la Santé et de Recherche Médicale (français).
[331]- J. P. Changeux : *Neurosciences et pathologie*, Colloque INSERM 1988, p.12.
[332]- R. Assan : *Les diabètes sucrés: les maladies métaboliques par erreur de l'information*, Colloque INSERM 1988, p. 22.
[333]- M. Seligmann : *Diversité des anticorps et phénomènes de reconnaissance*, Colloque INSERM 1988, p. 36.

Ce type d'approche batte en brèche les conceptions traditionnelles de la physiologie et de la pathologie cellulaire [334]. Le langage cellulaire universel peut, par *trouble* de l'information biologique causer certaines maladies.

Ainsi des maladies connues peuvent s'expliquer dans la nouvelle conception de la médecine par une altération des communications cellulaires : les signaux aberrants par anticorps auto-immuns [335], les courts-circuits provoqués par des virus [336], les leurres de signification émis par des parasites [337], en sont des exemples.

La connaissance du récepteur, l'élucidation de sa complémentarité avec des signaux, la conception assistée par ordinateur de molécules, permettent d'imaginer maintenant de nouvelles stratégies pour la découverte de médicaments [338].

Les progrès du génie génétique bouleversent les moyens dont dispose la médecine pour aborder le diagnostic et le traitement de maladies héréditaires. Pour la première fois dans l'histoire de la médecine, les hommes tentent de traiter les maladies génétiques en s'attaquant directement à l'information biologique, les gènes défectueux.

On sait aussi depuis peu de temps, que des maladies mentales et certains cancers sont liés à des malformations ou à des modifications de gènes. Certaines affections largement répandues, comme les allergies, le diabète, des déficiences immunitaires, seraient dues elles aussi au fonctionnement défectueux de gènes.

Ainsi les deux fléaux du siècle le sida et le cancer ne seraient qu'un problème de trouble d'échange de l'*information biologique*. Le prix Nobel de physiologie et de médecine de 1989 a récompensé des travaux concernant l'information génétique du cancer [339]. Il a couronné les Américains Michael Bishop professeur de microbiologie à l'université de Californie, et Harold Varmus, professeur de virologie moléculaire dans la même université, pour leurs travaux sur les *gènes oncogènes* (du grec, *onkos* = tumeur) ou *gènes du cancer*.

---

[334]- K. Schwartz : *Expression génétique des cellules cardiaques et signaux mécaniques*, Colloque INSERM 1988, p.57.

[335]- J. F. Bach : *Auto-immunité de la reconnaissance du soi*, Colloque INSERM 1988, p.180.

[336]- J. P. Levy : *Courts-circuits du mécanisme du couplage : les oncogènes*, Colloque INSERM 1988, p.200.

[337]- A. Capron, J. P. Dessaint : *Parasites : leurres de la communication cellulaire*, Colloque INSERM 1988, p. 211.

[338]- B. Roques : *Médicaments et mimes de signaux*, Colloque INSERM 1988, p. 217.

[339]- P. Tambourin : *Prix Nobel de physiologie et de médecine 1989 : La percée des gènes du cancer*, La Recherche N° 216, Décembre 1989, Volume 20, p.1517-1518.

Sous-chapitre : 2.4.6

Le mimétisme moléculaire et *maladies dites auto-immunes*

Les maladies auto-immunes humaines sont assez fréquentes et souvent assez graves. Certaines sont spectaculaires, comme le lupus érythémateux disséminé, maladie dans laquelle une atteinte auto-immune des tissus cutanés du visage se traduit par un masque caractéristique. L'origine de ces maladies n'est pas en général connue. Le modèle dit du *mimétisme moléculaire* permet peut-être d'en rendre compte. Selon ce modèle, les maladies apparaîtraient lors d'une confusion par le système immunitaire entre un antigène porté par une molécule étrangère (une bactérie par exemple) et une molécule de l'organisme du sujet [340].

1°- La *cognition* pour distinction entre le « soi » et le « non-soi » :
Depuis sa découverte, à la fin du XIXe siècle, le système immunitaire est défini comme un ensemble de cellules et de molécules, spécialisées dans la défense de l'organisme contre des « agressions » extérieures. De fait, on le trouve à l'œuvre dans la défense de l'organisme contre les bactéries et les virus ou dans le rejet d'organes greffés, provenant d'un organisme étranger à l'hôte lui-même [341].

La propriété fondamentale du système immunitaire est donc de *reconnaître* les molécules qui appartiennent au « soi » du sujet (et alors il les laisse intactes) de ce qui n'y appartient pas (et dans ce cas, il tente de les neutraliser, et y arrive, d'ailleurs, assez souvent).

Comme le système immunitaire est capable de *reconnaître* des millions de structures moléculaires différentes, incluant les composants normaux du sujet ; ce que l'on appelle son « soi » immunologique. Une question tout à fait fondamentale de l'immunologie est de comprendre : sur quoi repose cette capacité de *cognition* pour distinguer entre le « soi » et le « non-soi » ? Ou de déterminer : comment l'organisme ne se détruit pas lui-même ?

Répondre à ces questions est essentiel au plan de la recherche fondamentale dans cette discipline, mais aussi au plan médical, puisque la règle de la tolérance aux composants du « soi » n'est parfois plus respectée. Dans ce cas apparaissent des maladies dans lesquelles le système immunitaire attaque des composants normalement tolérés, des *maladies dites auto-immunes*. Chez l'homme, les exemples les plus connus de telles maladies

---

[340]- Voir : Alain Gressentis : *Le mimétisme moléculaire*, La Recherche N° 199, mai 1988, volume 19, p. 670-671.

[341]- Voir : Dossier : *Les défenses du corps humain*, La Recherche N° spécial, mai 1986.

sont le lupus érythémateux disséminé, certains diabètes, des maladies de la glande thyroïde ou encore nombre de maladies rhumatismales où la contribution de l'auto-immunité est essentielle.

Les modèles pour rendre compte de ces maladies ne manquent pas. Leur inconvénient est qu'aucun ne se trouve vraiment vérifié expérimentalement. C'est ce qui fait l'intérêt du modèle dit du « mimétisme moléculaire ». Ce modèle se trouve renforcé par un nombre croissant de travaux.

L'idée de départ est simple : que se passe-t-il quand un anticorps ou une cellule du système immunitaire, qui sait *reconnaître* avec une très grande précision une molécule ? Cette molécule a un diamètre de quelques dizaines de nanomètres (1 nm = 10^{-9}) et de structure dans l'espace bien précise : ce que l'on appelle un *motif antigénique*. Elle est mise en présence d'autres molécules qui ne diffèrent de la précédente que par quelque infime détail. Dans le cas le plus général, ces secondes molécule est *reconnue*, plus ou moins efficacement, mais enfin *reconnue*. Si elle appartient à un composant « non-soi », elle est neutralisée.

Ceci est connu depuis des décennies sous le nom de « réaction croisée ». Mais que se passe-t-il si ce « mime » moléculaire est un composant du « soi » ? Alors ce pourrait être le déclenchement d'une *maladie auto-immune*, qui serait donc issue d'une confusion de reconnaissance entre différentes molécules.

Toutefois on est encore dans la phase des hypothèses sur l'origine exacte des *maladies auto-immunes*. Par exemple, une maladie comme spondylarthrite ankylosante apparaît surtout chez des sujets qui expriment à la surface de leurs cellules une certaine molécule, l'antigène d'histocompatibilité HLA B27 ; la présence du gène qui code pour cet antigène prédispose à la maladie. Mais cette association, observée pour la première fois en 1973, n'est pas suffisante, puisque tous les sujets HLA B27 ne sont pas frappés par la maladie.

2°- Les maladies auto-immunes, une erreur de reconnaissance ?

Une autre catégorie d'études suggère qu'une infection par un microorganisme de type *Klebsiella* est aussi un facteur qui favorise la maladie. Celle-ci apparaîtrait préférentiellement chez des sujets HLA B27 atteints d'une infection à *Klebsiella*.

Mais on est aussi dans une situation expérimentale qu'il faudrait pouvoir concilier avec des situations de réalité comme, par exemple, le rôle apparemment coopératif des antigènes HLA B27 et des *Klebsiella* dans l'apparition de la spondylarthrite ankylosante. En fait, une telle coopération est possible si les *Klebsiella* ont des motifs antigéniques qui ressemblent à certains motifs antigéniques de l'antigène HLA B27. Dans ce cas, la réponse immunitaire contre *Klebsiella* confondra ce micro-organisme avec l'antigène HLA B27. Les cellules qui portent ce dernier pourraient alors être attaquées par le système immunitaire.

Le fait nouveau est que l'on a montré en 1987 que des anticorps anti-Klebsiella reconnaissent certaines régions de l'antigène HLA B27. Que le système immunitaire se trompe entre les deux entités est donc possible. Cette observation n'est pas isolée. Déjà, en 1985, on avait montré que le peptide responsable des encéphalites auto-immunes existait dans certaines protéines virales, dont le virus de l'hépatite B. On avait montré en outre que la vaccination contre ces protéines virales était susceptible de déclencher au moins les premières étapes de la réaction auto-immune. Les similitudes entre composants du soi et composants d'agents infectieux, et en particulier de virus, sont fréquentes.

En tout état de cause, on est donc en mesure d'affirmer que la réponse immunitaire contre certains agents infectieux est de nature à mimer une réponse contre un composant normal du soi, donc comme une réponse auto-immune. Dans la mesure où les cellules du système immunitaire ont répondu contre une structure moléculaire qui se bornait à mimer un composant du soi du sujet, on s'attend à ce que cette réponse transgresse la tolérance, et qu'elle soit même maintenue par le composant du soi du sujet qu'elle reconnaît.

Un scénario tout à fait voisin, associant une molécule du gluten, un composant du pain (l'A-gliadine), et un virus humain, l'adénovirus 12, pourrait rendre compte de la maladie auto-immune connue sous le nom de maladie cœliaque, caractérisée par une intolérance au gluten et menant à une atrophie de l'intestin. Dans ce cas également, des anticorps contre l'adénovirus réagissent également avec l'A-gliadine. Est-ce la cause de la maladie ? Mais c'est probablement un des phénomènes qui contribue à l'éclosion de la maladie. Car selon toute vraisemblance, le mimétisme moléculaire n'est qu'un élément de la genèse de maladies auto-immunes, une contribution sans doute essentielle, mais pas unique.

On a admis que l'existence de différences ténues entre la molécule immunisante et son mime parmi les composants du soi étaient suffisante pour provoquer une rupture de la tolérance. C'est vrai dans les vaccinations expérimentales. Est-ce vrai dans d'autres circonstances ? Existe-t-il d'autres raisons à cette rupture de tolérance ? C'est presque certain quand on connaît la complexité des mécanismes qui contrôlent l'activité du système immunitaire. Et puis, toutes les maladies auto-immunes n'ont pas nécessairement le même type d'origine.

Sous-chapitre : 2.4.7

Le cancer et le sida, un problème médicale de communication cellulaire

Aujourd'hui, que sait-on des conditions qui amènent une cellule normale à devenir cancéreuse ? La réponse à cette question fait appel à de nombreux domaines de la biologie moderne : biologie moléculaire, biochimie, biophysique, génétique, virologie, immunologie, endocrinologie. Ceci démontre la nécessité d'une approche multidisciplinaire. Essayons de résumer les principales conclusions des biologistes. En commençant par ce que l'on connaît de l'inflammation et de la cicatrisation.

1°- L'inflammation et les *molécules d'adhérence* :
Lors d'une inflammation, comment les globules blancs transportés par la circulation sanguine parviennent-ils à gagner les tissus endommagés ? La *signalisation* de la zone enflammée et la traversée de la paroi des vaisseaux sont pilotées par des molécules particulières, les *molécules d'adhérence*. Le rôle de l'endothélium dans le trafic des cellules entre le sang et les tissus n'apparut qu'au début des années 1980. Il devient évident que l'endothélium porte des *molécules d'adhérence* de piéger les leucocytes circulant au voisinage de l'inflammation.

Ce mécanisme suscite un intérêt croissant car ces molécules d'adhérence pourraient expliquer non seulement l'inflammation mais aussi des pathologies encore mal comprises, comme les maladies auto-immunes et la propagation de métastases cancéreuses. Une découverte essentielle : les cellules cancéreuses détournent à leur profit la stratégie des globules blancs [342]. Elles interagissent avec les mêmes molécules d'adhérence, dévoyant ainsi le processus pour envahir d'autres régions du corps.

Par un jeu complexe de liaisons en cascade, ces molécules *freinent* les leucocytes puis les ancrent à la paroi avant de les inciter à se déformer pour s'immiscer entre les cellules de la membrane. Le freinage des leucocytes augmente la fréquence et la durée de leurs contacts avec l'endothélium.

---

[342]- Dominique Dunon et Beat A. Imhof* : *Inflammation et cancer : les cellules « passe-muraille »*, La Recherche N° 283, janvier 1996, p. 64-68.
* Dominique Dunon est professeur à l'université Pierre-et-Marie-Curie et chercheur au CNRS. Beat A. Imhof est membre de l'Institut d'immunologie de Bâle, en Suisse, et chargé de cours à l'université de Constance, en Allemagne. Tous deux étudient les mécanismes qui gouvernent la migration des cellules lymphoïdes au cours du développement embryonnaire ainsi que les phénomènes d'adhérence impliqués dans l'invasion métastatique.

Ainsi ils sont davantage exposés aux *molécules chimiotactiques* [343] qui activent des molécules d'adhérence particulières. Ainsi ces *molécules chimiotactiques* se lient à des récepteurs spécifiques sur les leucocytes. Ces récepteurs sont eux-mêmes couplés à des protéines G chargées de fournir le signal pour activer les molécules d'adhérence [344].

Une piste pour lutter contre le développement des métastases d'un cancer, est d'empêcher la fixation des globules blancs sur la paroi des vaisseaux qui pourrait être un moyen de lutter contre le cancer ; ou encre, contre le rejet de greffes.

Les recherches laissent penser qu'empêcher la fixation des leucocytes à l'endothélium pourrait être un bon moyen d'interrompre la dissémination des métastases ainsi que la réaction inflammatoire. L'approche thérapeutique la plus facile et la plus directe est de neutraliser les molécules d'adhérence avec des anticorps. Aussi des expériences ont d'ores et déjà été tentées chez l'animal et chez l'homme après transplantation d'organe, pour éviter que les cellules immunitaires de l'hôte ne rejettent la greffe. Les résultats ne sont toutefois satisfaisants que sur une courte période car le système immunitaire du receveur fait tout pour contrer l'effet bénéfique escompté.

Aussi d'autres stratégies sont-elles explorées. Ces stratégies sont encore loin d'être applicables à des pathologies complexes telles que l'athérosclérose, l'inflammation aiguë, l'ischémie, ou des maladies auto-immunes telles que le diabète, l'arthrite ou certaines encéphalites. Mais les perspectives qu'elles offrent sont pour le moins séduisantes car leur spectre d'application pourrait être très large ; les mêmes *molécules d'adhérence* peuvent en effet servir de récepteurs pour des virus, des bactéries ou des parasites.

2°- La cicatrisation, "facteurs de croissance" cellulaire et cancer :

Quand on se coupe par un couteau, les cellules des tissus de la peau sont brusquement séparées les unes des autres. Elles ne sont plus en contact direct. Cet événement provoque la synthèse des "facteurs de croissance" cellulaire, une substance chimique (généralement un peptide), qui *informe* les cellules situées de part et d'autre de la blessure qu'elles peuvent désormais se diviser. En effet, ces facteurs de croissance sont *reconnus* par des *récepteurs* placés à la surface des cellules. Les récepteurs ainsi stimulés envoient dans les cellules des signaux capables de déclencher les mécanismes de la division. Ainsi, les cellules se produisent jusqu'à combler le *fossé* créé par la coupure : c'est la *cicatrisation*.

---

[343]- Les *molécules chimiotactiques* attirent les cellules qui présentent des *récepteurs membranaires* à ces molécules. Elles provoquent ainsi la migration de ces cellules contre un gradient de concentration.

[344]- Françoise Breton : *Les prix Nobel 1994 : Les protéines G, substances clés de la communication cellulaire*, La Recherche N° 271, décembre 1994, volume 25, p. 1300.

Le prix Nobel de physiologie et de médecine de 1986 a récompensé des travaux sur ces substances restées longtemps mystérieuses, les *facteurs de croissance* (GF) en la personne de R. Levi-Montalcini et S. Cohen [345].

Depuis 1984, un rôle supplémentaire a été attribué aux *facteurs de croissance* : des *troubles* d'information biologique à ce niveau sont au cœur de la cancérisation. En effet, après une cicatrisation, les cellules sécrètent une substance qui inhibe leur reproduction : une sorte de régulation automatique des naissances. C'est cette inhibition qui conduit des cellules *vivant en société cellulaire* à ne se reproduire que pour réparer des tissus abîmés.

Mais, les cellules cancéreuses, quand à elles, sont *insensibles* à ces signaux d'inhibition de la reproduction. Elles se comportent comme des cellules en train de cicatriser une plaie, mais qui ne s'arrêteraient plus. Une cellule cancéreuse se multiplie sans que les mécanismes normaux de contrôle et de régulation puissent intervenir.

Il semble que les cellules normales se comportent selon deux *modes* :

÷ Soit, elles sont *socialisées* dans la société des cellules ; elles exercent une spécialisation (un "métier" dans la société des cellules) ; alors elles communiquent entre elles, subissent l'inhibition et ne se reproduisent plus.

÷ Soit elles sont *embryonnaires*, non spécialisées, en reproduction active ; donc capables de proliférer. Certains gènes contrôlent cette prolifération embryonnaire essentielle à la vie. Ils *s'endorment* ensuite quand les cellules deviennent adultes.

Il semble que la cellule cancéreuse soit une cellule embryonnaire, subitement *réveillée*, donc dotée du pouvoir de prolifération nécessaire à la vie. Mais désormais incontrôlable : la cellule cancéreuse est une cellule *désocialisée* qui n'obéit à aucun ordre de la communauté cellulaire dans laquelle elle vit, en ce qui concerne la prolifération.

Qu'est-ce qui peut conduire une cellule normale à enfreindre toutes les règles de la vie en *société cellulaire* ? Depuis quelques années les biologistes, comme ou l'a vu, ont découvert les *gènes du cancer* ou oncogènes".

Qu'est-ce qu'un oncogène ? C'est un gène cellulaire semblable à ceux qui sont responsables de l'information génétique en général, à ceci près que lorsqu'il est altéré (mutation par exemple), il transforme la cellule qui le contient, celle-ci devenant progressivement une cellule cancéreuse. Ces gènes existent dans les cellules normales (on les appelle alors *protooncogènes*) et dans le génome de virus cancérigènes : les oncogènes portent alors l'information génétique *codée* de certaines protéines aujourd'hui identifiées.

---

[345]- P. Brachet et Y. Courtois : *Prix Nobel de physiologie et de médecine 1986 : Les facteurs de croissance à l'honneur*, La Recherche N° 183, décembre 1986, volume 16, p. 1554-1556.

Question fondamentale : comment les oncogènes et les protéines qu'ils *codent* peuvent-ils transformer une cellule normale en cellule cancéreuse ? Tout commence probablement au niveau d'une seule cellule. Trois principales hypothèses sont aujourd'hui proposées par les chercheurs : la perturbation des mécanismes de régulation peut affecter le *signal*, le *récepteur* ou le *transmetteur*.

÷ Le *signal moléculaire* qui commande les mécanismes de division cellulaire est, on l'a vu, un facteur de croissance (GF).

÷ Les *récepteurs* portés par la membrane de cette même cellule sont stimulés en permanence et la cellule fabrique encore plus de facteurs de croissance. Le récepteur modifié envoie ainsi en permanence à la cellule des signaux de stimulation de croissance. Celle-ci devient une cellule cancéreuse.

÷ Les informations émises par les récepteurs sont décodées par des *transmetteurs* agissent souvent au niveau de l'ADN. Cependant, ils peuvent être modifiés et envoyer des signaux de division même en l'absence de stimulations venant des récepteurs. Une fois encore la cellule va échapper à tout contrôle et se mettre à proliférer indéfiniment.

La conséquence la plus importante de la découverte des oncogènes sera peut-être la mise au point pour la première fois de traitements réellement spécifiques et *pertinents* de la maladie cancéreuse ce que nous ont apporté les oncogènes, c'est la mise en évidence de la possibilité d'une thérapeutique *vitale*.

Bien entendu, tout n'est pas encore réglé, beaucoup reste à découvrir sur les gènes du cancer. Mais on le comprendra, ces découvertes constituent pour la première fois un fil conducteur qui permet d'aller de plus en plus en profondeur dans nos connaissances sur la maladie cancéreuse.

Depuis les années 1980, une protéine nucléaire, appelée p53, suscite une abondante littérature. Elle participe en effet au réseau très complexe qui contrôle le bon déroulement de la division cellulaire [346]. Le gène qui code cette protéine, dit suppresseur de tumeur, est altéré dans près de la moitié des cancers. La protéine p53 serait la clé de nouveaux traitements.

En effet, par exemple, lorsqu'on s'expose au soleil, les rayons ultraviolets agressent les gènes des cellules de la peau et provoquent des lésions de leur l'ADN. La présence de ces anomalies active la protéine p53, qui empêche les cellules abîmées de se diviser et de transmettre les défauts de leur génome à leurs cellules filles. En principe, cette protéine p53 aux multiples fonctions cellulaires est localisée à l'intérieur du noyau cellulaire. Mais lors d'une mutation du gène, cette protéine perd son pouvoir suppresseur de tumeur et peut se retrouver à l'extérieur du noyau.

---

[346]- Patrick Chène : *Une molécule au cœur des mécanismes du cancer*, La Recherche N° 323, septembre 1999, p. 46-50.

3°- Le sida et l'échec des approches traditionnelles :

Le deuxième fléau de l'humanité, le *sida* [347], est lui aussi, un problème d'information biologique et de communication cellulaire. Il n'est plus nécessaire de présenter le sida (syndrome d'immunodéficience acquise) aujourd'hui. Le sida est une maladie infectieuse causée par le virus de l'immunodéficience humaine (VIH). On estime que 1,2 millions de personnes sont décédées du sida l'année 2015 ; et qu'il y a près de 35 millions sont aujourd'hui infectées par le virus, plaçant le sida en tête des maladies infectieuses les plus meurtrières au monde (OMS, 2015).

L'apparition du syndrome d'immunodéficience acquise est liée à la présence dans l'organisme d'un virus qui se propage d'individu à individu par le sang ou lors de rapports sexuels exclusivement. Que faire devant la dissémination difficilement contrôlable du virus? Que faire devant l'extension mondiale du sida ? Il faut d'abord rejeter toute attitude fataliste ou de culpabilité. Le sida n'est pas un châtiment divin et ce n'est pas par l'ostracisme des malades ni par leur isolement que le problème sera résolu.

Des mesures de ce genre prises au XIXe siècle pour lutter contre l'extension de la syphilis en Europe se sont révélées particulièrement inefficaces. L'approche que nous devons choisir est celle de l'analyse scientifique de la maladie : une connaissance approfondie des mécanismes pathologiques impliqués dans le développement du sida est le meilleur moyen de contrôler ou d'arrêter son évolution chez les malades. C'est, de façon encore plus significative, la voie la plus rationnelle pour freiner la propagation du virus parmi la population saine.

Les premiers cas du sida enregistrés aux Etats-Unis en 1981, indiquaient que l'on était en présence d'une maladie infectieuse prenant pour cible spécifique le système immunitaire. En trois ans, les virus responsables de l'épidémie furent isolés et leurs *informations biologiques* déterminées. Actuellement, la recherche sur la structure et les fonctions du virus du sida, sa multiplication au sein de l'organisme ainsi que sur les traitements de la maladie sont en pleine expansion dans les laboratoires et hôpitaux du monde entier. Le virus du Sida (isolé en 1983 par Luc Montagnier) s'appelle HIV (humain immunodéficience virus). Le HIV, est essentiellement de l'*information génétique* sous forme de brins d'ARN emballés dans une double enveloppe de protéines. Que faire pour que le virus n'échappe pas aux défenses immunitaires de l'organisme ?

---

[347]- Voir : Françoise Barré-Sinoussi* (entretien) : « *Pour guérir un jour du sida, il faudrait éliminer les réservoirs viraux des cellules* », La Recherche N° 530, décembre 2017, p. 5-9.

* Françoise Barré-Sinoussi, Prix Nobel de médecine en 2008, a co-découvert le virus de l'immunodéficience humaine (VIH). Elle revient sur les nombreuses stratégies visant à l'éliminer des cellules qui l'abritent, et nous parle de la recherche d'un vaccin contre le sida et de ses avancées pour les autres vaccins du futur.

Théoriquement, toutes les étapes du cycle peuvent être interrompues et les événements majeurs de la vie du HIV ont été suffisamment identifiés pour être l'objet d'une attaque thérapeutique [348]. Qu'en est-il alors du développement d'un vaccin antisida ?

Dans la lutte contre cet envahisseur qu'est le HIV, l'organisme met en jeu toutes ses défenses habituelles, il sécrète des anticorps spécifiques, produit des cellules tueuses et stimule la concertation entre cellules à fonctions immunes, mais en vain. En toute logique, pour accélérer et accentuer ces défenses, on est tenté de stimuler le système immunitaire à l'aide d'un vaccin avant que l'infection ait lieu.

La *mémoire immunologique* développée par l'antigène vaccinant se traduirait par une réponse beaucoup plus intense lors d'une agression par le virus porteur de l'antigène vaccinant. De façon générale, quel que soit le type de vaccin employé, des problèmes restent posés dans cette démarche classique. Faut-il abandonner tout espoir d'obtention d'un vaccin efficace ?

Nous n'en sommes pas là, il faut simplement dire que les *approches traditionnelles*, celles qui ont si bien protégé contre l'infection pour d'autres virus, sont inefficaces dans le cas de l'infection par le HIV.

La solution se trouve dans le développement de *nouveaux concepts* dans le cadre de la théorie de la *communication cellulaire* : de nouvelles tactiques, au carrefour des disciplines aussi diverses que l'immunologie, la génétique moléculaire, la biochimie et la biologie cellulaire.

En effet, devant l'échec ou le peu de succès de la vaccination protectrice contre le HIV par des *approches traditionnelles*, il est donc nécessaire de trouver de nouvelles idées. Ces nouveautés devront viser le virus dans ses *fonctions vitales*, en suivant son propre exemple lorsqu'il attaque le système immunitaire. Autrement dit, les recherches doivent s'orienter dans le sens de l'*information biologique* et la *communication cellulaire* [349].

Pour combattre cette maladie, des traitements antirétroviraux existent mais, faute de moyens, seulement 16 sur les 35 millions de personnes y ont accès en 2015. De plus, le virus n'est pas complètement éliminé par ces traitements : il peut se multiplier à bas bruit et constituer ce qu'on appelle un réservoir viral. En cas d'interruption du traitement anti rétroviral, ce réservoir peut être la source d'une nouvelle multiplication virale dans l'organisme, même après de nombreuses années de thérapie. Il est donc important de mieux comprendre les mécanismes qui régulent la formation de ce réservoir et de déterminer des stratégies pour l'éliminer.

---

[348]- Matias Germain : *Des ciseaux moléculaires contre le sida*, La Recherche N° 500, juin 2015, p. 13.

[349]- F. Plata et S. Wain-Hobson : *Sida : immunité et vaccins*, La Recherche N°193, Novembre 1987, volume18, p. 1320-1331.

En 2016, des chercheurs de l'Institut Pasteur, du CNRS et du Vaccine Research Institute (ANRS/Inserm) viennent de montrer que certains anticorps très performants peuvent *reconnaître* les cellules infectées par le virus du sida (VIH) et entraîner leur destruction par le système immunitaire. Cette découverte permet de mieux comprendre le mécanisme d'action de ces *anticorps particuliers* qui sont en cours d'essai clinique [350].

Chez certains patients infectés, des *anticorps particuliers* ont été identifiés pour leur capacité à bloquer la réplication de très nombreuses souches de VIH-1. En étudiant le mécanisme d'action de ces anticorps dits « neutralisants à large spectre » (ou bNAbs), des chercheurs [351] ont démontré qu'ils agissent de façons complémentaires. Tout d'abord, les bNAbs neutralisent la propagation du virus, et notamment son passage de cellule à cellule. Mais ils sont également capables, pour les plus efficaces d'entre eux, de *reconnaître* directement les cellules infectées et d'entraîner leur destruction par les cellules Natural Killer (NK), cellules du système immunitaire chargées d'éliminer les cellules anormales de l'organisme.

Pour cela, les bNAbs peuvent *reconnaître* différentes parties de l'enveloppe virale exposées à la surface des cellules humaines. Les scientifiques ont observé que l'exposition de ces différentes parties de l'enveloppe est très variable à la surface des cellules infectées, et dépend de la souche de VIH, modulant donc la réponse des cellules immunitaires. Ils ont observé que la combinaison de différents bNAbs permet d'augmenter leur efficacité pour recruter des cellules NK. Enfin, les chercheurs ont montré que les cellules provenant du réservoir viral de patients sont également *reconnues* par les bNAbs, à des niveaux généralement suffisants pour entrainer leur élimination.

D'après Olivier Schwartz, Responsable de l'unité Virus et immunité (Institut Pasteur / CNRS) : « Ce travail représente une étape importante dans la compréhension du mécanisme d'action des anticorps neutralisants à large spectre. Il définit les paramètres contrôlant les capacités de ces anticorps à recruter des cellules immunitaires et conforte l'idée qu'ils pourraient réduire le réservoir chez les patients infectés par le VIH ».

---

[350]- Ces résultats sont publiés dans *Nature communications* le 3 mars 2016. Voir : *Sida : des anticorps capables d'éliminer les cellules* infectées, Communiqué de presse, 03.03.2016. https://www.pasteur.fr/fr/sida-anticorps-capables-eliminer-cellules-infectees

[351]- L'équipe d'Olivier Schwartz de l'unité « Virus et immunité » (Institut Pasteur / CNRS), cofinancée par le Vaccine Research Institute (VRI, ANRS/Inserm) et du groupe « Réponse humorale aux pathogènes » (Institut Pasteur / CNRS), dirigé par Hugo Mouquet, en collaboration avec l'équipe d'Olivier Lambotte (Hôpital Bicêtre).

TROISIEME PARTIE

ESSAI SUR LA REDEFINITION DU CONCEPT D'INFORMATION

Chapitre 3.1 :
Critiques du concept d'information

Chapitre 3.2 :
L'information/cognition de la théorie cognodynamique

« L'*information* est donc un concept qui établit le lien avec la physique tout en étant le concept fondamental inconnu de la physique. Il est inséparable de l'organisation, et de la complexité biologiques.

Il opère l'entrée dans la science de l'objet spirituel qui ne pouvait trouver place que dans la métaphysique. C'est bien une notion cruciale, un nœud gordien, mais comme le nœud gordien, embrouillé, indémêlable. L'information est un concept indispensable, mais, ce n'est pas encore un concept élucidé et élucidant.

Ainsi le concept d'information présente de grandes lacunes et de grandes incertitudes. Cela est une raison, non pour le rejeter, mais pour l'approfondir. Il y a, sous ce concept, une richesse énorme, sous-jacente, qui voudrait prendre forme et corps ».

Edgar Morin [352]

---

[352]- E. Morin : *Introduction à la pensée complexe*. Collection communication et complexité, dirigée par Jacques-Antoine Malarewicz, ESF éditeur, Paris 1990, 5e tirage 1994, p.37-38.

Chapitre : 3.1

CRITIQUES DU CONCEPT D'INFORMATION

L'information est devenue une notion qui prétend à l'empire sur toutes choses physiques, biologiques et sociales. Il est certes légitime que l'information, notion à l'origine non seulement physique mais aussi psycho-sociale (communication humaine), lie un vaste champ qui va de la physique aux sciences de l'esprit, avec pour clé de voûte la cognodynamique. Il est actuellement un concept important de la communication cellulaire de la « science du vivant ».

Ainsi le concept de l'information revendique dès lors l'univers de la jonction des deux royaumes dont elle se dit héritière. Dans le premier régnait la *Matière,* dans le second régnait l'*Esprit* et l'*Ame*. L'information prétend au premier par son caractère physique, au second par son caractère cognitif, à l'un et à l'autre par son aptitude universelle au commandement. Toutefois sa vertu, son efficacité sont garanties seulement, par les technologies de l'information et de l'ordinateur. Est-ce que l'on peut considérer tout se qui est bon pour l'ordinateur est bon pour l'homme ?

A l'origine l'information est synonyme de *nouvelle* apprise par une personne : au sens usuel, l'information est ce qui apporte des connaissances nouvelles, le mot est donc à peu près synonyme de *renseignement*. Cependant, on emploie le terme *information* en des sens multiples. Il faut avouer que l'on se désespère parfois de trouver l'unité des divers emplois de ce mot. H. von Foerster disait que « *l'information* est le plus vicieux caméléon conceptuel ».

Pour éviter de choisir arbitrairement l'une ou l'autre des significations possibles du terme information, nous allons non seulement critiquer le concept d'information dans les sciences contemporaines, mais aussi étudier son évolution à travers l'histoire des technologies de l'intelligence.

Nous constatons que, jusqu'à une époque récente l'homme ignore, ce qu'il faut aujourd'hui appeler l'information à l'état pur indépendante de son *support*. La transmission d'un message exigeait le transport matériel des personnes, des textes ou d'objets (papiers, livres, moyens de transport, lignes de télécommunication, etc.).

Sous-chapitre : 3.1.1

L'information en médecine

Si l'humanité a construit son histoire par l'échange de l'information ; c'est parce qu'elle dispose de l'extraordinaire outil de mémoire et de propagation des représentations qu'est le *langage*. C'est aussi parce qu'elle a cristallisé une multitude d'informations sur des supports qui retiennent ces informations en lieu et place des humains. Ainsi, se conservent du même coup les agencements sociaux et les représentations cognitives. Langage et technique contribuent à produire et moduler le temps historique.

L'information médicale est conservée, que ce soit dans les esprits des médecins par des procédés mnémotechniques, que ce soit sur le papyrus du scribe ou le parchemin du copiste, les *inscriptions* de tout ordre, et au premier chef l'écriture elle-même, jouent le rôle de communication. Elles obligent le temps historique à ne couler que dans un sens ; elles produisent de l'histoire, ou plutôt des histoires aux rythmes divers.

L'information est la *matière première* utilisée par le médecin dans son travail quotidien [353] : pour prendre des décisions diagnostiques ou thérapeutiques, ce qui constitue l'essence de son métier, le médecin utilise des informations. Ces informations, les unes sont acquises au cours de son apprentissage (cours, manuels, travaux pratiques, stages hospitaliers, etc.), les autres recueillies sur le malade ou auprès de son entourage au cours de l'examen : interrogatoire, examen clinique, examen complémentaire, etc.

Toutefois, la médecine emploie encore le mot *information* au sens banal et usuel du terme, celui de *renseignement*. Ainsi, l'information médicale se limite à l'aspect sémantique sans se préoccuper de son aspect matériel/énergétique (son support), qui est l'apanage du *technicien* ou le technologue. Bien que le médecin baigne dans un environnement dense de technologies informationnelles : les *médiums cognitifs* aussi bien les *médiums d'observation* que les *médiums de communication*.

Certaines informations utilisées par le médecin reflètent les connaissances médicales qu'il a acquises, ou auxquelles il peut avoir facilement accès (livres, articles, Internet, etc.). Elles se trouvent dans son cerveau/esprit, dans ses documents écrits, dans les mémoires des ordinateurs qu'il utilise, etc. Elles reflètent les acquis de la recherche et l'expérience médicales depuis les débuts de la médecine au cours de l'histoire.

---

[353]- Abdelkarim Fourati : *Introduction à l'étude de l'information médicale*, Tunis : Centre de Publication Universitaire, 1ère édition, 1998, 306 pages. [Livre broché, publié à compte de l'éditeur, ISBN: 9973-937-25-2, Code: M 05501].

C'est cette connaissance médicale qui nous fait dire que la coexistence de fièvre, d'un catarrhe, d'un énanthème bucco-pharyngé ainsi que quelques macules ou papules derrière les oreilles permettent de diagnostiquer la *rougeole* à son début ; ou la présence d'une céphalée et d'une raideur de la nuque incitent à pratiquer une ponction lombaire pour suspicion de méningite, etc.

D'autres informations utilisées par les médecins reflètent les renseignements recueillis sur les malades par des technologies informationnelles ou *médiums cognitifs d'observation* : ce sont les faits sur lesquels est bâti le processus intellectuel qui va amener le médecin à poser son diagnostic et proposer sa thérapeutique.

L'origine et le type des informations recueillies sur le malade sont divers. Il peut s'agir d'informations provenant de l'interrogatoire, par exemple l'histoire de la maladie ou les antécédents personnels et familiaux ; de l'examen physique et des diverses analyses de laboratoire, par exemple des examens biochimiques ou histologiques ; de tracés électriques divers, par exemple EEG ou EEG ; d'imageries médicales, comme par exemple la radiographie, l'échographie, la scintigraphie, le scanner, l'IRM.

Il est classique de graduer les informations recueillies sur le malade selon leur degré d'élaboration. Au niveau le plus élémentaire se trouvent les *données brutes* [354]. Mais ces résultats élémentaires des techniques d'exploration n'ont de sens que s'ils sont interprétés ; par exemple on parle d'hyperglycémie, de galop proto-diastolique, d'onde de nécrose du myocarde, etc. Ces informations ne sont pas identiques aux précédentes. A un degré de plus, un regroupement de ces données élémentaires aboutit à une description plus synthétique : un syndrome, une maladie, un pronostic, un protocole de traitement ...

Il va de soi que ces interprétations et ces synthèses ne peuvent se faire qu'en fonction des connaissances médicales. Mais il faut comprendre que même les données *brutes* reflètent des connaissances dont la mesure où leur recherche reflète un choix parmi toutes les données brutes qu'il serait possible d'observer sur le patient. Devant le même malade, deux spécialistes de spécialités différentes ne recueilleront pas les mêmes signes : par exemple, un cardiologue et un neurologue appelés auprès d'une femme atteinte de rétrécissement mitral (une maladie cardiaque) compliqué d'hémiplégie (maladie neurologique), etc.

Les informations médicales sont variables dans le temps, (alors que le temps et absent ou presque dans la théorie et le raisonnement médical), et ceci de deux façons :

---

[354]- Par exemple, une glycémie à 8 mmol/1, 3e bruit cardiaque, onde Q de 3 mm en D2 à l'E.C.G., etc.

1°- D'une part, l'état de santé étant un processus évolutif, la valeur des données recueillies varie au cours du temps : par exemple, la fréquence cardiaque au décours d'un infarctus du myocarde et le sens et la rapidité de l'évolution ont en eux-mêmes une valeur d'information pour le pronostic ; un autre exemple, la *médecine prédictive* où le temps prend tout son importance.

2°- D'autre part, la connaissance médicale a elle-même une histoire de plus en plus rapide depuis quelques décennies. Certaines informations peuvent ainsi perdre leur valeur, alors que de nouvelles informations les détrônent ; par exemple, la sémiologie clinique pulmonaire a perdu beaucoup de son intérêt depuis l'avènement de la radiologie du thorax, la naissance de la *médecine prédictive* avec l'avènement de la génétique médicale ...

A côté de cette variabilité, l'information connaît dans le domaine de la médecine une *inflation extraordinaire* : surabondance vertigineuse des connaissances médicales. Comment les problèmes de l'information médicale ont été remédiés ?

÷ Un des remèdes à l'*inflation* de l'information est la fuite vers une *spécialisation de plus en plus étroite*. Cette tendance à la médecine en miettes a bien entendu d'autres causes ; par exemple, le fait d'être un spécialiste en quelque domaine de la médecine a de nos jours un grand prestige social, en sous-estimant la médecine générale ou la médecine de famille, considérée comme secondaire !

÷ Aussi, l'idée parfaitement fausse, mais encore très ancrée dans l'esprit du médecin et du grand public, que plus grande est la quantité d'information disponible, plus facile est la décision. D'où la stratégie de multiplication des examens complémentaires : d'où la spécialisation excessive qui peut devenir désastreuse en pratique médicale. Ainsi la médecine est rentrée dans ce cercle vicieux de la spécialisation / accumulation des informations ...

÷ De plus, la segmentation de la médecine rend de plus en plus difficile la communication entre les divers professionnels de la santé chargés de suivre un même malade, ou même dans leurs relations de tous les jours. De même l'échec presque universel des systèmes d'enseignement médical est dû lui aussi en grande partie à l'incapacité de maîtriser l'information médicale, même en utilisant l'ordinateur et autres nouvelles technologies.

Sous-chapitre : 3.1.2

L'information en informatique

L'informatique a été définie comme étant « l'ensemble des disciplines et des technologies concourant au traitement automatique et rationnel de l'information », aux fins de leur conservation dans le temps et de leur communication dans l'espace. Comme nous l'avons vu, l'informatique a réellement pris son essor au lendemain de la Seconde Guerre mondiale avec l'invention de l'ordinateur. L'informatique est appliquée à toutes les activités humaines : scientifiques, administratives, industrielles, commerciales, médicales, et artistiques. Les principaux moyens matériels mis en œuvre dans un ordinateur sont à base d'électronique à fin de traiter, mémoriser, communiquer l'*information*.

En informatique, les *éléments premiers* sur lesquels portent les transformations effectuées par les ordinateurs est donc l'*information*. Cette information est constituée par la juxtaposition de symboles représentant des informations visuelles ou auditives, destinées à représenter des objets, des événements, ou encore des relations entre ceux-ci.

Avec le modèle d'ordinateur de von Neumann, il existe donc deux catégories de symboles utilisées pour la représentation de l'information, chacune s'appuyant sur la perception de l'un des sens de l'ouïe (et de l'acoustique) et des graphismes très divers, perçus par le sens de la vue (et de l'optique). C'est cette seconde catégorie de symboles visuels qui sont actuellement la plus utilisés en informatique ; bien que la première catégorie fasse une apparition dans des procédés limités aux audiovisuels.

En ce qui concerne les symboles graphiques linguistiques, chaque civilisation utilise un ensemble de symboles constituant son écriture et liés de manière étroite à une forme parlée constituant sa langue, comme par exemple les hiéroglyphes égyptiens et les alphabets latin ou arabe.

Pour les civilisations occidentales l'ensemble des graphismes couramment utilisés est constitué par les 26 lettres de l'alphabet, les 10 chiffres décimaux et un certain nombre de signes de ponctuation et de symboles mathématiques. Cependant il existe d'autres types de symboles graphiques en dehors du langage : par exemple, la *reconnaissance des formes* des objets traite une information graphique, ...

En linguistique, les mots sont formés par des groupements de lettres, et les phrases par des assemblages de mots régis par les lois de la grammaire. Alors que les assemblages de chiffres constituent des nombres, qui sont soumis aux lois de l'arithmétique ou qui peuvent simplement représenter certains faits ordonnés.

Ainsi, si nous restreindrons au cas où cette information est véhiculée par un texte écrit, c'est-à-dire une chaîne de caractères (lettres, chiffres, ponctuations, symboles mathématiques ...) portés par un support matériel/ énergétique des technologies de l'informatique ; nous dirons qu'en informatique, une information est simplement une entité énergétique (électrique) qui circule dans les circuits électroniques du système informatique.

Jacques Arsac précise [355] : « l'information est un *contenant*, le fait qu'elle puisse véhiculer une connaissance, avoir un *contenu* c'est un accident hors du domaine de l'informatique ».

De ce fait, contrairement à l'information en médecine qui tient compte seulement de l'aspect sémantique, l'information en informatique tient compte seulement de l'aspect matériel/énergétique indépendamment de sa signification.

Au sens de l'informatique, l'information est une chaîne de symbole manipulable à travers l'énergie électrique des circuits électroniques. Cette chaîne de symboles obéit à des règles formelles lesquelles en constituent la syntaxe : syntaxe d'une langue naturelle comme le français, ou syntaxe d'une formule mathématique par exemple. C'est la syntaxe, ou l'organisation de chaînes de symboles, que traite l'informatique.

Pour le cerveau humain, la même information a une sémantique ou signification : ainsi se précise la dualité cogno-énergétique de l'information.

Finalement, au sens de l'informatique utilisant l'ordinateur de von Neumann, on appelle information « toute chaîne de caractères quel que soit le renseignement qu'elle véhicule ». Cette formule écrite peut être stockée, transmise, manipulée indépendamment de sa signification.

Il est à remarquer que cette distinction préexistait avant l'ère informatique. Par exemple, quand nous faisons la multiplication : 21 x 30 = 630 nous manipulons les caractères 2,1, x, 3,0, de façon purement formelle, selon des règles parfaitement définies (celle que nous avons appris à l'école), sans se soucier du sens attaché à ces symboles. Ce n'est qu'une fois l'opération terminée que nous restituons son sens à l'opération : calcul d'un prix (21 Kg à 30 dinars), ou d'une distance (21 étapes de 30 Km) ...

---

[355]- Jacques Arsac : *A propos de l'informatique*, Communio, 1983, VIII, 4, p. 54-61.
- Jacques Arsac : *Les machines à penser. Des ordinateurs et des hommes*, Editions du Seuil, 1987.

Sous-chapitre : 3.1.3

L'information un concept de la physique

L'information est un concept physique nouveau qui surgit dans un champ technologique. Le concept théorique d'*information* a été introduit à partir de recherches théoriques sur les systèmes de télécommunication. L'origine de ces recherches remonte aux études entreprises dès la fin du XIXe siècle, en *physique statistique* par Boltzmann, et Markov sur la notion de *probabilité* d'un événement et les possibilités de mesure de cette probabilité.

Plus récemment avant la Seconde Guerre mondiale, les contributions les plus importantes sont dues à la collaboration des mathématiciens et des ingénieurs des télécommunications, qui ont été amenés à envisager les propriétés théoriques de tout système de signaux utilisé par les *êtres vivants* ou les techniques, à des fins de communication. Suite aux travaux de Hartley (1928), Shannon détermine l'information comme grandeur observable et mesurable (1948) ; et celle-ci devient la poutre maîtresse de la *théorie de l'information* qu'il élabore avec Weaver [356]. C'est ce que nous appelons la « théorie de l'information de Shannon ».

En effet, cette *théorie de l'information* était au départ, une théorie mathématique appliquée aux techniques de télécommunication. Elle a été élaborée plus spécialement par Claude Shannon, ingénieur à la Compagnie des Téléphones Bell et reste jusqu'à nos jours la base du *concept* dit *scientifique d'information*.

Cette théorie est donc née de préoccupations technologiques pratiques. La société Bell cherche à transmettre les messages de la façon à la fois la plus économique et la plus fiable. Aussi, le cadre originaire de la théorie est celui d'un système de communications où un émetteur transmet un message à un récepteur à travers un canal matériel/énergétique donné. Emetteur et récepteur ont par hypothèse un répertoire commun, un code qui contient les catégories de signaux utilisables. Ainsi le message codé est transmis de l'émetteur au récepteur à travers le canal, sous forme de signes ou signaux portés par de la matière/énergie.

Cependant cette définition purement mathématique de l'information ne pourrait s'appuyer ni sur la forme matérielle/énergétique, ni sur le contenu intellectuel des messages émis : leur contenu sémantique est laissé de côté, de même que leur contenant physique.

---

[356]- C. E. Shannon et W. Weaver : *The mathématical Theory of communication*, University of Illinois, Urbana III, 1949.

Dans sa conception originale, la théorie de l'information de Shannon s'est limitée à analyser les moyens à mettre en œuvre dans les techniques de télécommunication pour transmettre l'information le plus rapidement possible et avec le maximum de sécurité. Elle s'est efforcée donc de développer des méthodes susceptibles de minimiser la probabilité d'erreur dans la reconnaissance du message. Une notion fondamentale sera nécessaire pour développer ces méthodes : la *mesure de l'information*, au sens mathématique du terme.

Pour Shannon, l'information présente un caractère essentiellement aléatoire. Un événement aléatoire est par définition incertain. Cette incertitude est prise comme mesure de l'information. Une information sera donc uniquement définie par sa *probabilité* (I = - log p). Donc l'information est une *mesure de l'incertitude* calculée à partir de la probabilité de l'événement.

Shannon a donc confondu la notion d'information avec la *mesure d'incertitude*. Il faut remarquer que dans cette définition l'information est bien synonyme de mesure d'incertitude. Dans cette ordre d'idée, plus une information est incertaine, plus elle est intéressante, et qu'un événement certain ne contient aucune information. Il s'agit donc de raisonner en *probabilité* et non en logique pure.

L'information se mesure en unités d'information dites *bits*. Le bit (et ses multiples : kilobit, Mégabit, Gigabit) peut être défini comme un événement qui dénoue l'incertitude d'un récepteur placé devant une alternative dont les deux issues sont pour lui équiprobables. Plus les éventualités que peut envisager ce récepteur sont nombreuses, plus le message comporte d'événements informatifs, plus s'accroît la quantité de bits transmis.

Il est clair que nul récepteur ne mesure en bits l'information obtenue dans un message. C'est seulement le constructeur d'un canal de télécommunication qui a besoin de la théorie, et mesure l'information en bit pour rendre la transmission de message la plus économique et la plus fiable.

La notion d'information d'après Shannon est nécessairement associée à la notion de redondance et à celle de bruit. Par exemple, en linguistique l'information n'est ni dans le mot, ni dans la syllabe, ni dans la lettre. Il y a des lettres voire des syllabes qui sont inutiles à la transmission de l'information que contient le mot : il y a dans une phrase, des mots inutiles à la transmission de l'information. La théorie de Shannon appelle redondance tout ce qui dans le message apparaît comme en surplus. Aussi, est-il économique de ne pas transmettre la redondance.

L'information chemine à travers un canal matériel/énergétique : fil téléphonique, onde radio, etc. Or, dans son cheminement, l'information rencontre du *bruit* qui la parasite et la dégrade.

Le bruit est constitué par les perturbations aléatoires de toutes sortes qui surgissent dans le canal de transmission et tendent à brouiller le message. Le problème de la dégradation de l'information par le bruit est donc un problème inhérent à sa communication.

Ici, l'idée de redondance présente une face nouvelle ; alors qu'elle apparaît comme un surplus inutile sous l'angle économique, elle devient, sous l'angle de la fiabilité de la transmission un fortifiant contre le bruit, un préventif contre les risques d'ambiguïté et d'erreur à la réception.

Très vite de multiples applications de la théorie de l'information de Shannon sont apparues dans le domaine des sciences humaines [357] : les modèles mathématiques élaborés ont permis de préciser certains concepts utilisés couramment dans les analyses linguistiques structurales, en même temps qu'ils faisaient apparaître les limites inhérentes à ce type d'analyse et provoquaient des recherches nouvelles (en traduction automatique et en psycholinguistique). Tandis que se développait un champ scientifique nouveau : la *cybernétique*.

La *cybernétique* naquit en happant le concept scientifique d'information naissant pour l'intégrer dans la théorie des machines. La *cybernétique* est une discipline entamée par Norbert Wiener en 1948. Elle est définie comme étant l'étude de la théorie de la commande et de la communication tant dans la machine que dans les êtres vivants.

En effet, dans la conception de Wiener, la *cybernétique* n'est pas seulement une science des machines mais s'intéresse à tout système, vivant ou non-vivant, capable d'autocontrôle et de communication [358]. Ainsi Wiener fonda la *cybernétique* en liant la commande à la communication de l'information.

En fait, les conditions économico-politiques, en favorisant le développement des machines plus que celui des sciences biologiques et sociales, ont contribué largement à réduire la *cybernétique* à une science des machines. L'information, traitée dans des machines est soumise à un *programme* et par là, acquiert un caractère nouveau.

Désormais l'information n'est plus seulement une entité dont on organise l'échange entre partenaires (émetteur et récepteur) par l'intermédiaire d'un canal. Elle devient le centre de la commande, organisatrice et ordonnatrice. Le message a la force d'obligation : dès lors l'information-programme asservit, contrôle, répartit, stocke, etc. Il peut déclencher une action sur la matière/énergie.

---

[357]- Voir par exemple, R. Escarpit : *Théorie générale de l'information et de la communication*, Hachette 1980.
[358]- L. Couffignal : *La cybernétique*, PUF, « Que sais-je? », Paris 1968.

L'information semble pouvoir régenter la matière/énergie. Cette notion semble être localisable matériellement comme la masse et l'énergie, mais elle n'a pas de dimension.

La vertu première de la théorie de Shannon est de donner à la notion d'information un statut physique à part entière. En effet, l'information acquiert les caractères fondamentaux de toute réalité physique organisée : abandonnée à elle-même, elle ne peut évoluer que dans le sens de sa désorganisation. Elle suit le second principe de la thermodynamique, celui de l'accroissement d'entropie. De fait, selon Shannon, l'information subit dans ses transformations (codage, transmission, décodage, etc.), l'effet irréversible et croissant de la dégradation.

Par conséquent Shannon définit comme *entropie d'information* la mesure « H ». De façon étonnante, l'équation par lequel Shannon définit l'entropie de l'information coïncide, mais de signe inverse, avec l'équation de Boltzmann-Gibbs définissant l'entropie « S » en thermodynamique [359].

Certains ont soutenu avec raison que la coïncidence est sans signification : l'application de la fonction de Shannon à la thermodynamique et à l'information est un hasard de rencontre de l'application d'une même formule mathématique, sans plus. Certes, il peut y avoir rencontre de deux équations de probabilité provenant d'univers différents.

Dès lors, nous pouvons inscrire pleinement l'information dans la physique. La citoyenneté physique de l'information est d'importance considérable. Désormais une relation de principe fait communiquer, sur le plan scientifique, ce que la science disjoignait impérativement jusqu'alors : le royaume de la physique et celui de l'esprit.

L'information enracine dans la physique ce qui se recherchait jusqu'alors uniquement dans la métaphysique, sous les auspices de l'Idée ou de l'Esprit. En effet, comme nous l'avons vu, il existe une dualité cogno-énergétique dans le concept d'information reliant l'esprit à la matière/énergie véhiculant cette information.

L'information s'enracine dans la physique. Mais sans qu'on puisse la réduire aux maîtres-concepts de la physique classique, masse et énergie. Comme le dit Wiener : « l'information n'est ni la masse, ni l'énergie, l'information est l'information ». C'est un *concept irréductible*, autoréférentiel, comme l'énergie ou la matière. L'information est la troisième dimension basique au-delà de la masse et de l'énergie, échangeable à travers l'espace/temps.

---

[359]- Les formules mathématiques sont : $H = -K \log p$; et $S = K \log p$. Toutefois Brillouin prétendait établir une relation logique entre le « H » de Shannon et le « S » de Boltzmann.

Sous-chapitre : 3.1.4

L'information en communication humaine et communication cellulaire : le cerveau et le noyau

Comme le dit Edgar Morin [360] : « le concept d'organisation est le concept fondamental qui rend l'information intelligible, l'installe au cœur de la physique, brise son isolement, reconnaît sa relative autonomie. Les traits les plus remarquables et les plus étranges de l'information ne peuvent se comprendre physiquement qu'en passant par l'idée d'organisation ».

On ne peut pas sous-estimer l'importance de l'introduction de la théorie de l'information de Shannon dans la théorie biologique. Elle balaya aussi bien les conceptions purement mécanicistes et énergétistes, que le mysticisme du *principe vital*. Du même coup, l'information fait un bond formidable en passant de la machine artificielle, l'ordinateur, à l'être vivant, à deux niveaux : au niveau du *noyau cellulaire* et du *cerveau*.

Le *programme* ne gère pas seulement le fonctionnement de l'ordinateur, il gère à la fois la reproduction (le génome de la cellule) et l'existence de l'être vivant (le réseau des neurones du cerveau), c'est-à-dire toutes les activités organisationnelles de l'individu et de l'espèce. L'information a donc un caractère organisationnel et anti-dégénérescent tout à fait inconnu et ignoré dans la « théorie de Shannon de l'information ».

1°- L'information et le cerveau humain :

Le concept de l'information scientifique, qui est apparu avec la technologie de l'ordinateur accomplissant des *opérations intelligentes,* était transféré vers le cerveau humain. Il est ainsi considéré comme un *ordinateur biologique*. L'idée d'information a donc envahi l'explication du fonctionnement du cerveau humain.

Mais quel type d'information ? Le cerveau *traitait de l'information*, certes, mais non de la même façon qu'un ordinateur de von Neumann. De plus, l'information de Shannon ne pouvait donner la clé de l'organisation hypercomplexe du cerveau humain.

2°- L'information et le noyau cellulaire :

Le concept d'information domine aussi les explications génétiques au niveau cellulaire. En effet Watson et Crick (1953) découvraient la structure chimique et le structure informationnelle de l'entité nommée gène. Les gènes sont portés par la macromolécule d'ADN agencée en double hélice.

---

[360]- Edgar Morin : *La méthode 1. La nature de la Nature*, Editions du seuil 1977.

Mais l'organisation de la molécule chimique porteuse du gène pouvait être identifiée à un message codé : alors que les mots sont porteurs de sens dans le langage humain, les *mots* dans l'organisation génétique, sont porteurs apparemment d'instructions et sont dès lors assimilés à un *programme*. Ce qui est à la fois le patrimoine héréditaire de l'être vivant, son principe d'organisation et son principe de reproduction est donc de nature informationnelle.

3°- Théorie de la communication humaine et cellulaire :

Peut-on donc essayer de développer une théorie de la communication biologique ? Est-il possible pour étudier des phénomènes biologiques de recourir à des méthodes et à des corps de concepts élaborés par la théorie de la communication des sciences humaines ?

On a publié un ouvrage, qui reproduit les interventions du 2e colloque national d'animation de la recherche organisé en 1986 sur le thème *"Communication cellulaire et pathologie"*. Les objectifs de ce colloque sont de présenter, par des exemples, une théorie de la communication qui reste à construire, suivant laquelle « toutes les disciplines biologiques et médicales peuvent désormais s'exprimer en termes de communication intercellulaires et d'intégration des messages reçus par la cellule ».

En effet, dans les échanges de la matière entre le milieu intracellulaire et le milieu extracellulaire, une partie au moins relève de la communication ; en d'autres termes, les systèmes cellulaires présentent les caractères de communication de l'information.

Dans ce colloque, le linguiste Calvet [361] remarque « qu'il est amusant pour un linguiste de constater qu'il existe entre les sciences biologiques et les sciences humaines deux mouvements parallèles, mais de sens contraire: les sciences humaines sont à la recherche de modèles formalisés et les cherchent du côté de ce qu'il est convenu d'appeler les sciences exactes ; et la biologie se tourne maintenant vers les sciences anthropo-sociales pour éventuellement découvrir un modèle » !

Toutefois la confrontation avec les sciences sociales n'est qu'une première tentative pour l'élaboration d'une théorie de la communication cellulaire qui est encore en construction.

---

[361]- C. Kordon et L. Degos : *Communication cellulaire et pathologie*, INRSERM, Londres/Paris 1988, p.244 : L.-J. Calvet : *Communication cellulaire et sciences humaines : le point de vue du linguiste.*

Sous-chapitre : 3.1.5

Critiques de la théorie de l'information de Shannon

Ainsi l'information devient notion maîtresse : elle est maîtresse de la matière et de l'énergie. Cependant, le concept d'information est un concept mutilé : c'est le *programme* et/ou le *bit* des machines artificielles (les ordinateurs et les robots). La cybernétique avait perverti sa propre théorie en réduisant les organisations vivantes au modèle schématique et insuffisant des machines artificielles, alors que ces machines artificielles sont des produits psycho-sociaux.

Il ne s'agit pas de rejeter purement et simplement la théorie de Shannon : l'information de Shannon a ses vertus technologiques. Mais elle est insuffisante dans sa forme digitale mesurable pour l'étude du vivant : elle a d'énormes carences dans ce domaine.

On a beaucoup critiqué la théorie de Shannon en ce que ce n'est pas une vraie théorie de l'information, puisqu'elle laisse de côté quelques caractéristiques très importantes de ce qu'est l'information. Schématiquement, Henri Atlan [362] remarque que la théorie de Shannon dans sa forme maintenant classique laissait de côté trois sortes de problèmes qu'on ne peut pourtant que difficilement éviter dès qu'on parle d'information :

1°- Ceux qui sont liés à la création d'information : le deuxième théorème de Shannon, de la voie avec bruit, énonce explicitement que l'information transmise dans un canal ne peut pas se créer, puisqu'elle ne peut qu'être détruite par les effets du bruit, et au mieux, se conserver.

2°- Ceux qui sont liés à la signification de l'information : la formule de Shannon ne permet de qualifier l'information moyenne par symbole d'un message qu'à la condition de négliger le sens éventuel de ce message.

3°- Enfin, ceux qui sont liés aux formes hiérarchiques d'organisation : dans la mesure où la formule de Shannon a pu servir de mesure ; elle ignore les problèmes d'emboîtements de différents niveaux d'organisation plus ou moins intégrés (le cerveau et les noyaux cellulaires).

Mais Henri Atlan malgré la constatation de ces insuffisances reste fidèle à la théorie de l'information de Shannon. Il écrivait : « la puissance de la théorie de Shannon, comme outil quantitatif, est suffisante pour que non seulement on ne la rejette, mais, qu'on essaie de l'étendre à ces domaines ». On peut évidemment contester cette démarche en disant que si la métaphore est fausse, si l'information en biologie ne se réduit pas à cette de la théorie ; il n'y a pas de raison de rester accroché à cette théorie.

---

[362]- H. Atlan : *Entre le cristal et la fumée. Essai sur l'organisation du vivant*, Editions du Seuil 1979.

Il vaut mieux tenter de définir l'information à partir de nouvelles bases de façon directement plus adéquate ... En effet, Edgar Morin n'est pas de l'avis d'Henri Atlan. Pour lui, « ce qu'a fait surgir Shannon par sa théorie de l'information, ce n'est pas une réponse pour délimiter le concept de l'information. Ce qui a surgi de sa théorie est la problématique du concept de l'information ».

L'ethnologue D. Sperber [363] ajoute : « Le concept de communication est déjà très large dans les sciences humaines et en éthologie animale. Ce concept, naguère flou mais flasque, a cessé d'être séduisant. Ce qui serait peut-être intéressant maintenant serait d'essayer de développer des concepts nouveaux, plutôt que de se servir des concepts usés dont nous disposons. Ce serait de réfléchir de façon plus abstraite, plus théorique, sur tous les modes d'interactions possibles qui mettent en cause l'information. Il se pourrait qu'émergent de nos travaux des cadres conceptuels nouveaux qui trouvent des applications en sciences humaines ».

Il nous faut donc affronter ce très vicieux caméléon conceptuel selon l'expression de von Foerster, et cela au niveau où les problématiques sont béantes des différentes problématiques :
÷ La mesure de l'information.
÷ La création de l'information.
÷ La signification de l'information.
÷ La hiérarchie des organisations biologiques et sociales.

1°- La *mesure de l'information* : d'après Shannon, le bit est l'unité élémentaire de mesure convenant à l'information conçue comme grandeur, la quantité d'information contenue dans un message ou programme peut être évaluée dans le résultat « H » (du nom de Hartley) de l'équation : $H = -k \log p$ (où p est la probabilité de l'événement).

Voyons les limites de cet instrument de mesure [364]. Tout d'abord, le bit ne mesure rien en dehors de la transmission des signaux : « la seule information mesurable est strictement liée à l'acheminement de signaux ». Même dans ce domaine, la mesure est de portée limitée ; elle se tient à un niveau statistique : la probabilité d'occurrence d'unités discrètes. Par là elle neutralise ce qu'ont de spécifique les divers modes informationnels : mémoire, savoir, savoir-faire, règle, norme, programme, imagination, etc.

L'information ainsi uniformément mesurée n'est pas seulement dépourvue de sens : elle est indéterminée. Quand on transporte l'information hors de la transmission des signaux, la mesure de Shannon disparaît.

---

[363]- C. Kordon et L. Degos : *Communication cellulaire et pathologie : le point de vue de l'Ethnologue*, par Dan Sperber, INSERM, London-Paris 1988, p. 243.

[364]- D'après Edgar Morin : *La méthode 1. La nature de la Nature*, Editions du Seuil 1977.

Certains ont pu penser que l'information mesure l'organisation : c'est une divergence par rapport à la distribution au hasard des éléments constitutifs ; mais même une organisation informationnelle ne saurait être seulement traduite, c'est-à-dire réduite, en termes d'information de Shannon.

Ainsi l'organisation de l'être vivant est trop complexe pour que la mesure Shannon ait pertinence ou intérêt. Le génome d'homo sapiens contient moins de bits que celui du blé par exemple. De même, il serait vain de mesurer l'information cérébrale ou sociale. La numération en bits des tables de la Loi, du Code civil, des pensées de Pascal, etc., n'a de sens ni intrinsèque ni comparatif.

Ce n'est pas la quantité d'information qui importe, mais c'est la forme et la signification (au sens large du mot) de l'information relatives à un système cognitif donné. Le bit ne peut donc mesurer un degré d'organisation, car l'information est un concept dont la mesure crée une autre information différente de la première !

L'information de Shannon relève du calcul numérique. Cet aspect est réductible à un calcul binaire par tout ou rien. Mais on ne peut réduire l'information à son aspect numérique. Les ordinateurs nous ont appris au moins une chose sur le cerveau : c'est que ce dernier ne fonctionne pas comme un ordinateur de von Neumann pour traiter l'information. Car le cerveau utilise l'analogie et la logique (concepts, idées, théories, etc.).

Nous revoici ramenés au mystère de l'appareil cérébral dont le fonctionnement est complexe. La réduction de l'information au numérique ignore, détruit quelque chose d'autre. Ceci pour dire que le numérique, notion indispensable à l'information, est incapable d'en rendre compte à elle seule, et, considérée comme le seul caractère de l'information, devient mutilante. René Thom dit fort bien que « toute information est d'abord une forme qu'on ne saurait réduire à sa mesure scalaire ».

2°- La *création d'information* : à la différence de l'énergie et de la matière l'information se crée et ne se conserve pas (que dans certains cas particuliers). Mais l'information de Shannon est toujours dégénérative. Elle ne peut que décroître, de l'émission à la réception. Ce qui a été reçu ne peut jamais être supérieur en informations à ce qui a été émis.

L'information selon Shannon obéit donc au principe de l'entropie croissante (comme l'énergie) ; et ce qu'elle permet, c'est éventuellement, par un bon usage de la redondance, de retarder l'effet inéluctable du bruit. L'information de Shannon est toujours pré-générée : on ne peut concevoir ni comprendre sa naissance, ni sa croissance.

Et pourtant, l'information a dû naître : elle s'accroît, donc elle continue à être générée. Il y a là un problème clé que non seulement la théorie, mais la logique de l'entendement classique empêche de comprendre : comment l'information peut être générée à partir de la non information ?

Il est surprenant qu'un problème aussi énorme ait été presque totalement invisible. La solution apportée par von Foerster, Bateson et Atlan insistant sur le rôle génésique du désordre n'est pas satisfaisant : car le désordre en lui-même ne peut créer l'information. Ce qui crée l'information c'est un *système cognitif* en interprétant des signaux externes ou internes. C'est l'information qui crée l'information.

3°- La *signification de l'information* : la conception de Shannon de l'information tourne autour du sens du message : en effet, l'utilisation d'un code et d'un répertoire, le besoin de communiquer, les précautions à l'égard du bruit supposent et concernent le sens de ce qui est transmis. Et pourtant, le "bit" n'est pas une unité de sens.

L'information de Shannon est même tout à fait muette ou aveugle sur la signification, la qualité, la valeur, la portée de l'information pour le récepteur. Sous cet angle, l'information de Shannon est insensée : aveugle sur le sens, l'intérêt, la vérité de l'information. Elle peut considérer comme de très grandes quantités d'information des conglomérats de lettres ou mots assemblés de façon incohérente, mais hautement improbable. Cette carence a été bien sûr remarquée et dénoncée par un certain nombre d'auteurs.

La carence de la mesure de Shannon en ce qui concerne le sens, la portée, etc. de l'information n'a nullement gêné l'utilisation de la théorie dans les technologies de la communication. Pourquoi ? Parce que l'émetteur sait qu'il y a quelque chose à dire à quelqu'un capable de comprendre ce quelque chose à dire. Cela veut dire que le sens fonctionne en dehors de la théorie.

La théorie, elle ne s'intéresse qu'au coût de communication de l'information, tout le reste lui est inutile. Le sens est évacué par la théorie parce qu'il se décide dans la pratique psycho-sociale. Du reste, la théorie de Shannon a bien posé le cadre relationnel dans lequel le sens de l'information doit être cherché et trouvé. C'est la relation entre l'émetteur du message et récepteur, relation qui peut être psychologique affective, professionnelle, etc. La question du sens est donc envoyée au contexte.

Ainsi la théorie de l'information est née dans le cadre des développements technologiques de la communication humaine. Elle se développe comme théorie physique, d'où sa fécondité, mais en occultant son substrat psycho-sociale, d'où sa carence. L'information, dans ces conditions, surgit sous une forme discrète. Toutefois, elle éclaire quelques aspects concernant l'organisation et la communication.

4°- La *hiérarchie des organisations biologiques et sociales* : une des questions les plus difficiles, à propos de ce problème capital, est la suivante : comment passe-t-on d'un niveau à un autre, ou plus précisément quelles sont les déterminations causales qui dirigent le passage d'un niveau d'intégration à un autre ? En d'autres termes, comment dans la logique un niveau inférieur moins intégré (les noyaux cellulaires)) peut-il influencer le niveau supérieur (le cervau) ? Comment y représenter l'effet du niveau moléculaire sur les cellules, des cellules sur les organes, des organes sur l'organisme, alors qu'il s'agit là de l'observation banale en biologie ?

En fait, toute la démarche réductionniste, physico-chimiste, repose sur ce postulat tant de fois vérifiée expérimentalement, que les propriétés de l'ensemble du système vivant trouvent leur origine dans celles de ses composants physico-chimiques à des niveaux d'intégration bien plus élémentaires. On remarque qu'il est évident dans un système que le niveau supérieur doit agir sur le niveau inférieur. Pourtant, l'évidence empirique opposée, du niveau inférieur vers le supérieur, s'impose par l'observation et le bon sens ; mais elle est beaucoup plus difficile à formaliser.

Autrement dit, tout se passe comme s'il existait une opposition entre la démarche empirique réductionniste suivant laquelle le détail engendre le général et la démarche holistique, qui s'impose elle aussi par de nombreuses observations expérimentales où les propriétés globales d'un système apparaissent comme le résultat de celles de ses composants, envisagées à un niveau plus intégré.

Le principe d'*auto-organisation* permet-il de comprendre le fonctionnement des systèmes vivants échangeant de l'information ?

Sous-chapitre : 3.1.6

Articulation des sciences bio-physiques et sociologiques par les concepts d'information/cognition

Notre époque se complaît dans la vague de la communication, de l'information et des messages. Les ingénieurs des télécommunications disent que les électrons qui se déplacent dans un fil de cuivre ou de fibre optique transmettent de l'information. Les psychologues cognitivistes et les spécialistes de l'intelligence artificielle tiennent les humains et les ordinateurs pour des systèmes de traitement de l'information. Les biologistes disent que l'information génétique est contenue dans l'ADN, qu'il existe deux grands systèmes de communication cellulaire, le système nerveux et le système endocrinien ...

L'information est un concept qui a réussi à établir une liaison entre l'univers physique, l'univers biologique et l'univers psychosociologique. Dès le départ, il y eut lien entre théorie physique et cadre sociologique. Peu après l'information s'enracina au cœur de la théorie biologique, et la triple articulation sembla donc assurée. Mais en fait, il n'y a pas encore de véritable articulation, il y a seulement l'hégémonie d'un concept dissocié, simplifié, mutilé !

La réalité physique de l'information n'est pas isolable concrètement : il n'y a pas d'information extra biologique et social, c'est-à-dire en dehors de la vie et du vivant. L'information est toujours liée aux êtres organisés que sont les vivants, en particulier les hommes et leurs prolongements technologiques (les *médiums*).

De plus, le concept d'information a un caractère anthropomorphe qui semble non éliminable. Par exemple, la notion d'information dans l'ADN a conservé de la communication humaine l'idée de code ; elle introduit avec l'idée de programme le modèle de la machine artificielle. Ainsi, ce qui est introduit dans le gène, c'est une idée anthropomorphe de code et une idée techno-morphe de programme : la machine artificielle devient le modèle de la machine vivante.

Ce modèle artificiel revient sur l'organisation du cerveau et celle de la société, oubliant qu'il en était parti, oubliant qu'il en est un petit dérivé particulier, ayant perdu en cours de route tous les constituants psychosociologiques fondamentaux, ayant simplifié la théorie de la vie.

Comme le dit Edgar Morin [365] : « l'information qui n'est ni mythe ni bit, c'est-à-dire devenue complexe, est très difficile à savoir puisqu'elle ne peut plus être véritablement isolée ni immobilisée. Mais elle est aussi très difficile parce que c'est une notion physique qui n'a d'existence en dehors de la vie, et qui ne se déploie que dans et par la sphère anthropo-sociale. Elle est enfin très difficile à savoir parce qu'elle est inséparable d'un observateur/concepteur ... ».

L'information est une notion très contestable et contestée quand elle constitue l'ultime conquête de la science dans ses quatre grands domaines physique, biologique, psychologique et sociologique. Cette information là est actuellement réduite d'une part à la grandeur que mesure l'équation de Shannon, d'autre part elle prétend occuper l'énorme béance laissée dans la science depuis l'expulsion de l'Esprit et de l'Idée, devenus métaphysiques.

Dès lors, cette information, étudiée par les *sciences cognitives*, explique la Nature, la Vie, la Société, et, de même que l'Esprit et l'Idée dominaient la matière, maîtrise et manipule les énergies. Ainsi c'est constitué un nouveau couple : le couple cognition/énergétique formant l'information.

La formule de Wiener « l'information n'est ni matière, ni énergie, elle est l'information » avait le mérite d'affirmer l'originalité, la non réductibilité et de l'autoréférence de l'information. Mais déjà elle portait dans sa tautologie le risque du concept clos, auto-justifié, sur lui-même. De plus l'information est quasi réduite à l'idée de programme ; notion dont l'autoritarisme est séduisant

On arrive à cette proposition clé : « le concept physique d'information est inconcevable sans le concept biologique et sociale d'information ».

On mutile la réalité du concept physique si on prétend totalement l'isoler, puisqu'il n'existe que dans les êtres physiques qui ont la qualité d'être vivants, et ne développe ses potentialités que dans la communication entre êtres sociaux ayant l'aptitude d'échanger des informations. D'où la nécessité d'un système théorique, qui, se situant au niveau de la quadruple articulation physique, biologique, psychologique et sociologique, intègre et transforme le concept d'information issu de la théorie de Shannon.

Alors que le XIXe siècle avait intellectuellement vécu sur la notion d'énergie ; c'est bien l'information qui tend au XXIe siècle à devenir une notion aussi centrale dans la *science du vivant* que l'énergie l'est dans la *science physique*. L'information est une notion capitale, dont on ne saurait désormais se passer. Mais c'est encore aujourd'hui une notion-problème et non une notion-solution.

Ici, il faut bien se méfier de la tendance à considérer l'information comme une substance de même statut épistémologique que l'énergie.

---

[365]- D'après Edgar Morin : *La méthode 1. La nature de la Nature*, Editions du Seuil 1977.

L'information est une notion qui ne prend de sens que par rapport à un récepteur ou un observateur, une *organisation cognitive* : elle a toujours besoin d'une organisation cognitive, d'un sujet vivant ou d'un système artificiel, pour se manifester.

D'autre part, le seul aspect de l'information qui soit quantifiable, celui qu'a dégagé Shannon, met entre parenthèses ce qui est l'essentiel, intrinsèquement, de l'information, c'est-à-dire son *sens* ou *signification*. Nous ne revenons pas sur les innombrables discussions et polémiques auxquelles a donné lieu ce concept, nous voulons simplement indiquer que font problème le fondement, le sens, la possibilité d'extrapoler le concept, hors de l'univers des messages proprement dits, dans tout un univers organisationnel physique, biologique, psychologique et sociologique.

Mais ce n'est pas parce que le concept d'information fait problème, qu'il faut le rejeter, au contraire : il faut se livrer à une tâche d'approfondir la théorie de l'information. Car l'information n'est qu'un phénomène aux multiples faces, dont Shannon n'a dévoilé qu'une facette minime quantifiable. L'information de Shannon serait donc l'aspect *quantitatif* d'une réalité *qualitatif* plus importante.

La définition de Shannon de l'information ne correspond pas à la connaissance : la structure de Shannon de la communication émetteur / récepteur ne correspond que partiellement. En effet, à l'exception des signaux adressés par des congénères, l'environnement n'émet pas des messages destinés à l'homme. Celui-ci n'est pas seulement ni principalement récepteur : il est transformateur d'événements, mouvements, formes, en informations pour lui. L'appareil neuro-cérébral doit extraire, produire, traduire les événements et données du monde extérieur en informations.

La connaissance cérébrale est non seulement productrice/créatrice d'informations ; elle comporte aussi et surtout leur organisation/intégration en représentations. L'élaboration des représentations déborde le simple traitement d'information, et comporte des processus de similarité encore non élucidés.

C'est dire par là que l'information, concept nécessaire, ne peut être conçue comme maître concept, car celui-ci ne nous révèle qu'un aspect limité et superficiel du phénomène plus général et complexe dont nous devons précisément chercher la théorie. Autrement dit, l'information n'est pas le concept terminus, c'est un concept point de départ d'une recherche plus approfondie. La vertu première de la théorie de Shannon est de donner à la notion d'information un statut physique à part entière qu'il faut articuler avec les autres sciences bio-psycho-sociales.

Chapitre : 3.2

LES CONCEPTS D'INFORMATION/COGNITION DE LA THEORIE COGNODYNAMIQUE

En réalité, la théorie de l'information, discutée dans le cadre de la physique, celui de la thermodynamique et des mathématiques, ne tient compte que de l'aspect *énergétique* de l'information son aspect *cognitif* est ignoré. La thermodynamique considère que l'information est une forme d'énergie ! En effet, la biophysique classique suppose que les organes sensoriels des organismes vivants, ne sont que des détecteurs d'énergie, en faisant abstraction de tout aspect cognitif de l'information reçue.

On peut lire dans un livre de biophysique les propositions suivantes : « L'oreille humaine peut détecter des nuances les plus délicates d'une sonate, le timbre et les harmoniques de chaque note, bien que les quantités d'énergie soient infimes ... L'œil humain est sensible à de très faibles degrés d'énergie lumineuse ... L'exécution au piano d'une sonate demande du travail physique et consommation d'énergie ».

En fait du point de vue de la *science du vivant* et de la cognodynamique, la matière (ou l'état énergétique de la matière) est la notion de base. Mais suivant le type d'organisation où elle est utilisée, elle peut être considérée, comme un simple *matériau* de construction d'un objet ; ou encore elle peut emmagasiner ou véhiculer de l'*énergie* à une organisation énergétique ; enfin, elle peut emmagasiner ou véhiculer de l'*information* à une *organisation cognitive*, comme le cerveau, le noyau cellulaire, ou encore une intelligence artificielle.

On dira que la matière (ou l'état énergétique de la matière) emmagasine ou véhicule de l'énergie lorsqu'elle est capable d'effectuer l'équivalent d'un *travail* dans une organisation énergétique.

En revanche, on dira que la matière (ou l'état énergétique de la matière) emmagasine ou véhicule de l'information lorsqu'elle est capable de communiquer l'équivalent d'un *message* ou signal à une organisation cognitive. La matière/énergie fournit donc une information traitée en fonction de l'organisation interne du système cognitif qui la reçoit.

Sous-chapitre : 3.2.1

Propriétés fondamentales de l'information

L'échange des concepts entre la physique et l'expérience psycho-sociale n'est pas nouveau : il s'est toujours produit au cours de l'histoire des sciences et des techniques. Ainsi nous sommes arrivés à une période de l'histoire où l'on doit pousser la causalité des phénomènes humains (biologiques et psycho-sociaux) jusqu'aux *six concepts irréductibles* de la cognodynamique : espace/temps, matière/énergie et information/cognition.

Dans ce qui suit, nous allons approfondir l'étude des deux concepts centraux de notre recherche dans cet essai : l'***information*** et la ***cognition***.

Le concept scientifique d'information, comme on l'a déjà vu, a été introduit par la cybernétique et la théorie mathématique de Shannon. En fait, les conditions économico-politiques, en favorisant le développement des machines plus que celui des sciences humaines et sociales, ont contribué largement à réduire la cybernétique à une science des machines.

Habituellement on n'est pas accoutumé à dissocier l'information de son *support*, qu'elle y paraît liée structurellement. Ce qui est nouveau dans la théorie de l'information en cybernétique et d'avoir distingué l'information de son support matériel/énergétique.

Le support de l'information peut être de la matière, par exemple un journal portant des écritures, ou de l'énergie par exemple une onde sonore portant des paroles. La même information peut emprunter des supports différents et être représentée par des signaux différents : ainsi, elle peut être parlée, c'est-à-dire empruntant des phonèmes portés par des ondes sonores, ou elle peut être écrite, c'est-à-dire utilisant des signes graphiques portés par un papier. Ainsi l'information est toujours liée à la matière et/ou à l'énergie qui constitue son support.

Cependant, le but de la théorie de l'information de Shannon [366] est d'analyser les méthodes à mettre en œuvre pour transmettre l'information par des systèmes technologiques le plus rapidement possible et avec le maximum de sécurité. Pour cela, cette théorie considère seulement le support de l'information, les ondes énergétiques (ou la matière) porteuses de cette information. Donc, la théorie de Shannon a distingué l'information de son support pour ne s'intéresser qu'au support dans un but technologique bien déterminé, et sous forme d'une théorie mathématique abstraite.

---

[366]- Voir par exemple, A. Guetrot : *Théorie de l'information*, Ecole Supérieure d'Electricité, Paris 1972.

De ce fait, la théorie de l'information en thermodynamique, comme théorie de mesure probabiliste d'une grandeur physique confond le concept d'information avec les concepts de matière et d'énergie de son support.

En effet, pour pouvoir être traitée par des procédés technologiques, une source d'information est considérée comme source énergétique, et *la théorie de l'information est considérée comme une simple numérisation*. Mais comme le dit Norbert Wiener, le père de la cybernétique : « l'information est l'information ; elle n'est ni matière ni énergie ». D'où l'insuffisance de la théorie de Shannon pour les applications en *science du vivant*.

Quelle est donc la différence fondamentale entre le concept de l'information et les deux concepts de matière et d'énergie ? Et pourquoi il faut distinguer l'information comme concept indépendant à part entière ? Une question primordiale consiste à préciser : quelle est la différence entre l'échange d'information et l'échange de matière ou d'énergie ?

Nous avons déjà vu que, dans le cas d'échange de matière ou d'énergie, par l'application du principe de conservation, la quantité de matière ou d'énergie restant invariable ; mais elle se répartit entre les systèmes en communication : une partie (ou la totalité) de la matière ou d'énergie change seulement d'endroit ou se transforme en une autre forme en provoquant différentes actions physiques. Il y a donc consommation de la matière et/ou de l'énergie au cours d'un processus thermodynamique.

Dans le cas d'échange de l'information, le principe de conservation ne s'applique plus. En effet la *quantité d'information* peut ne pas diminuer dans le système fournisseur alors qu'elle augmente dans le système receveur. C'est une des propriétés principales de l'information : « c'est qu'on peut la transmettre et l'échanger sans la perdre, à l'inverse de la matière ou l'énergie, où la partie transmise est perdue ».

Cependant il existe un cas particulier d'*information spéciale* qui se conserve (comme de la matière ou de l'énergie) : c'est la *monnaie* matérialisée par des billets et des pièces, ou inscrite dans un compte bancaire. En effet lorsqu'on échange de la *monnaie* en dinars ou en euros (ou autres monnaies) au cours d'une transaction (opération financière, boursière ou commerciale) ; la partie de monnaie échangée est perdue et ne se conserve pas.

Ainsi une distinction importante, la consommation de la matière / énergie entraîne sa perte ou sa dégradation, alors que la consommation de l'information peut entraîner une création d'autres informations.

Par conséquent l'information peut ne pas diminuer avec le partage entre plusieurs récepteurs, en négligeant par ailleurs les *bruits*. En revanche, une quantité de matière ou d'énergie se conserve, donc au cours d'un fractionnement multiple entre plusieurs systèmes, chaque système reçoit une quantité inférieure (ou au maximum égale) à la quantité totale.

De même la reproduction par établissement de *copies* multiples d'un message informationnel n'augmente pas non plus la quantité de l'information. Notons à ce propos que la quantité d'information ne peut pas croître spontanément. L'établissement de copies et leur diffusion est une simple communication de l'information et non pas une augmentation de la *quantité d'information.* Alors que la reproduction d'un objet matériel nécessite une quantité supplémentaire de matière ou d'énergie.

Par conséquent, la seule chose qui ne diminue pas avec le partage et n'augmente pas avec la reproduction est l'*information*, à l'inverse de la *matière* ou de l'*énergie.*

On a trop longtemps considéré l'information comme une chose mineure, gratuite, facilement accessible. Actuellement, l'information est reconnue comme une marchandise qui s'achète et se vend à la manière de l'énergie, des matières premières ou des aliments. Avec cette différence capitale, la matière et l'énergie, comme l'*argent*, sont *consommées*, alors que l'information s'accumule par son échange même entre des esprits humains, ou de façon générale entre des organisations cognitives.

Pour le comprendre, prenons un exemple simple, celui d'informations diffusées sous forme d'un journal imprimé. Les informations portées sur les colonnes du journal sont reproduites en milliers d'exemplaires. Ces exemplaires sont échangés par la vente contre de l'argent. La matière des exemplaires (en papier) et l'argent (information sécurisée par la banque centrale) sont perdus respectivement par le vendeur et l'acheteur

Mais le plan de l'information portée par le journal, on essaiera *d'additionner* les informations que portent tous les exemplaires vendus du journal, la somme d'information obtenue resterait égale à la quantité que porte un seul journal. D'autre part, chaque lecteur a reçu, en principe, la même information, en négligeant bien sûr le bruit et en supposant que les lecteurs comprennent de la même façon le message du journal (ils ont le même niveau cognitif). Donc, l'information du journal a été reproduite et partagée entre les lecteurs sans être diminuée ou augmentée.

Mais, il est évident que pratiquement chaque message doit être transmis au moyen d'une certaine quantité de matière ou d'énergie et le récepteur doit en conséquence recevoir cette quantité.

Cependant, bien que la matière ou l'énergie du support d'une part et l'information d'autre part soient transmis en même temps vers le récepteur, les unes obéissent à la loi de conservation l'autre non. C'est qu'en fait le concept d'information est radicalement différent des concepts de matière et d'énergie. Autrement dit, les supports de l'information sont à distinguer de l'information qu'ils portent.

Reprenons l'exemple du journal, pour établir les copies, cela nécessite une quantité importante de matière (papier) et d'énergie (fournie aux machines de reproduction). Lors de la distribution, cette quantité de matière et d'énergie est perdue, alors que l'information n'est pas perdue, car il reste au moins une copie dans l'archive : l'information n'est pas consommé, mais elle peut créer d'autres informations ...

Nous avons pris l'exemple du journal, qui nécessite une quantité relativement importante de matière/énergie pour communiquer de l'information. Mais en général cette quantité de matière et/ou d'énergie peut être négligeable en comparaison avec l'action que le message peut provoquer au niveau du récepteur.

Par exemple, les ondes sonores véhiculent la parole, nécessite une très faible quantité d'énergie pour faire circuler l'information sonore, ce qui est insignifiant en comparaison avec les suites que certaines informations peuvent provoquer ; par exemple l'exécution d'un ordre pour lever un poids très lourd nécessitant une grande quantité d'énergie.

Si, pour la transmission des informations, on n'a besoin que d'une quantité insignifiante de matière et/ou d'énergie, cela ne veut pas dire que les grands échanges matériels et/ou énergétiques ne s'accompagnent pas de transmissions d'information.

Par exemple, si en passant au pied d'une colline, on reçoit une pierre sur la tête, on est bien informé du danger d'une telle région. Mais évidemment, on pourrait recevoir cette information par exemple sous forme écrite sur un panneau avec une quantité d'énergie lumineuse perçue par les yeux nettement inférieure à celle portée par la pierre lors de sa chute.

D'autant plus que l'information utilise la matière et/ou l'énergie comme support, elle peut commander le déclenchement d'un travail et/ou la construction d'une organisation à partir de ses éléments : d'où l'importance de l'information dans la commande de la matière et de l'énergie sur le plan cognodynamique.

Aussi la *matière* ou *l'énergie* en tant que concept ou en tant que mesure est une information : d'où l'importance de l'information, sur le plan conceptuel, par rapport à la matière et l'énergie et tous les autres concepts.

De ce fait, le concept d'information est un concept cognodynamique particulier : il englobe les autres concepts physiques et leurs grandeurs ; et la mesure de l'information crée une autre information différente de celle qu'on veut mesurer. Toutes ses constatations et d'autres, renforcent l'utilité d'une théorie *qualitative* de l'information, où à la différence de la théorie de l'information de Shannon, la notion de mesure de l'information est un moyen ou une technique parmi d'autres pour prendre connaissance d'un phénomène.

Sous-chapitre : 3.2.2

L'approche qualitative de l'information

La généralisation d'un concept est un procédé très souvent employé dans la science : la plupart des idées fondamentales sont essentiellement simples et peuvent en général être exprimées à partir du langage ordinaire. Les méthodes de généralisation ne sont pas déterminées d'une manière univoque, car on peut généralement, les mettre à exécution de plusieurs façons. Si nous voulons généraliser la notion *d'information* au sens où on l'entend habituellement, il existe au moins deux façons pour le faire :

÷ La première, est d'utiliser les mathématiques quantitatives comme instrument du raisonnement déductif ; elles sont nécessaires si nous voulons tirer des conclusions quantitatives.

÷ La seconde, est d'utiliser la pensée qualitative et le raisonnement ; aussi longtemps que nous occupons des concepts et des idées, nous pouvons nous passer du langage des mathématiques quantitatives, celles du nombre.

Toutefois, Einstein dans son livre « *L'évolution des idées en physique* » donne une condition pour qu'une généralisation d'un concept soit valable dans une théorie [367] : « une exigence doit être rigoureusement satisfaite : tout concept généralisé doit se ramener au concept primitif quand les conditions originelles sont réalisées. L'histoire de la science montre que les plus simples généralisations se sont montrées parfois fécondes et parfois non ... ».

Claude Shannon, dans sa théorie de l'information, a choisi de généraliser la notion de l'information dans le langage des mathématiques quantitatives, comme on a l'habitude de le faire pour toute théorie dite scientifique. Mais si nous revenons au concept primitif de l'information au sens où on l'entend habituellement, le mot information désigne ce qui est perçu par les organes sensoriels d'un observateur humain, puis interprété par son cerveau/esprit.

L'information est aussi exprimée sous forme de phrases d'un langage naturel. Ces phrases sont composées de mots, lesquels sont eux-mêmes assemblés à l'aide de règles de grammaire qui constituent la syntaxe ; et elles ont une signification pour le cerveau humain qui constitue la sémantique. Mais chiffrer la syntaxe ou la sémantique pour les mesurer, cela n'a aucun sens pour un langage humain, ou pour l'information des autres êtres vivants (animaux, végétaux ou cellulaire).

---

[367]- A. Einstein et L. Infeld : *L'évolution des idées en physique*, P.B. Payot, Paris 1968, p. 23.

En d'autres termes, les informations au sens habituel n'ont pas de valeur chiffrable, donc non mesurable ; et l'utilisation de formalisme des mathématiques quantitatives pour généraliser la notion d'information n'est pas valable pour bâtir une vraie théorie de l'information.

La définition mathématique de l'information, utilisée dans la théorie de Shannon, ne s'appuie ni sur la forme, ni sur le contenu, ni sur le support des messages émis. Une information est uniquement définie par sa probabilité : ainsi la quantité d'information apportée par la réalisation d'un événement sera mesurée par sa probabilité d'apparition parmi d'autres événements.

En fait ce qu'on a appelé quantité d'information est simplement une mesure quantitative de l'incertitude d'un message : cela n'a pas de relation fondamentale avec la notion primitive de l'information. Shannon a confondu les notions d'information et d'incertitude d'un événement pour édifier une théorie mathématique quantitative de l'information, ce qui n'est pas vrai dans la conception primitive de la notion d'information.

La théorie de l'information de Shannon, comme outil quantitatif, est inadéquate pour qu'on essaie de l'étendre du domaine technologique, aux domaines des sciences biologiques et sociales. La notion d'information biologique et sociale ne peut pas se réduire à celle de la théorie de Shannon. Il n'y a donc pas de raison de rester accroché à cette théorie et qu'il vaut mieux tenter de définir l'information à partir de nouvelles bases de façon directement plus adéquate comme le suggère Henri Atlan dans son livre *Entre le cristal et la fumée. Essai sur l'organisation du vivant.*

De fait, les nouvelles bases sur lesquelles, il faut bâtir une nouvelle théorie de l'information, c'est l'utilisation d'une *approche qualitative*, en appliquant des outils de raisonnement qualitatifs en premier lieu, alors que les outils des mathématiques quantitatives passent au second plan.

En ce sens l'information en cognodynamique sera une notion relative à une organisation cognitive (cerveau, noyau cellulaire, système de cognition artificielle, etc.) et que les grandeurs mesurables ne sont qu'un type particulier d'information. Cependant, la notion de mesure domine actuellement l'évolution de toute science au sens « galiléenne ». On croit de nos jours qu'il n'y aurait progression scientifique possible pour les sciences biologiques et sociales, que s'il y a mesure possible.

En effet tout le monde est convaincu que le passage scientifique ne peut se faire que par le passage de la notion de qualité à celle de la quantité, en utilisant des grandeurs quantitatives mesurables. Nous insistons sur la fausseté de ces croyances en ce qui concerne l'application de la notion d'information aux êtres vivants, les sociétés d'êtres vivants et d'entités artificielles intelligentes mimant le vivant.

Et nous constatons l'importance dans les sciences biologiques et sociales d'une théorie qualitative globale, englobant des concepts et des grandeurs mesurables : c'est ce que propose la cognodynamique.

Ainsi on peut affirmer que la *science du vivant* va échapper à cette évolution où la notion de mesure domine, et vont prendre le chemin des concepts, des idées et du raisonnement, à côté des grandeurs mesurables, et cela au cours de leur évolution vers des sciences exactes.

Il est évident en tout cas que les phénomènes vitaux sont parfois mesurables. Il est évident aussi que certains de ces phénomènes sont de natures physico-chimiques classiques et passibles en conséquence des disciplines habituelles de ces sciences, et que leur étude systématique et méthodique doit se soumettre à leurs lois générales.

Mais les phénomènes vitaux s'ils échappent souvent aux lois de la Nature inerte et s'ils apparaissent a priori comme prodigieusement difficile à étudier, c'est parce que la complexité des êtres vivants nécessite une nouvelle conception de la notion d'information pour pouvoir développer une *nouvelle science du vivant.*

En résumé, parmi les conceptions les plus importantes pour approfondir l'étude du vivant, la conception qualitative de l'information. Un des objectifs de la théorie cognodynamique est justement de proposer une *nouvelle théorie de l'information* qui privilégie la conception qualitative de la cognition / information sans oublier le côté quantitatif, en vue de ses applications dans les différents domaines de la *science du vivant*.

Sous-chapitre : 3.2.3

Définition cognodynamique de l'information

L'information est relative : elle ne peut se définir que par rapport à une *organisation cognitive* (vivante ou artificielle). On connaît la petite histoire du bureau et des étagères encombrées de livres et de documents [368]. Ceux-ci sont en apparences empilés n'importe comment. Pourtant leur propriétaire qui les utilise quotidiennement sait parfaitement retrouver si nécessaire le document qu'il cherche.

Au contraire, si par malheur quelqu'un s'avise d'y *mettre de l'ordre* dans ces documents, leur propriétaire deviendra peut être incapable d'y retrouver quoi ce soit. Il est dans ce cas évident que l'information ne peut être que relative à une *organisation cognitive* : il s'agit ici de documents dans leur relation avec leur utilisateur.

L'apparent désordre cachait un ordre déterminé par la connaissance individuelle de chacun des documents et de sa signification utilitaire possible. Pour le deuxième observateur, qui *veut mettre de l'ordre*, les documents n'avaient plus, individuellement la même signification. A la limite, ils n'en avaient aucune signification sinon celle liée à leur forme géométrique, leur nombre et à la place qu'ils peuvent occuper sur le bureau et les étagères, de façon à coïncider dans leur ensemble avec une certaine idée a priori, un pattern, considéré comme globalement ordonné.

En fait, la cybernétique définit l'information de façon qualitative. On appelle « *information*, toute action physique qui s'accompagne d'une action psychique » [369]. Cette définition couvre la signification usuelle du terme *information*, à savoir : renseignement, élément de connaissance relatif au milieu extérieur ; mais elle déborde cette signification.

Nous pouvons remarquer que la cybernétique a déjà mis en évidence la dualité du concept d'information par l'association d'une action physique et d'une action psychique ; mais l'information reste toujours relative au cerveau humain. Pour généraliser encore plus le concept d'information à d'autres types d'organisation cognitive, et mettre en évidence sa dualité cogno-énergétique, nous donnons les définitions suivantes :

1°- On appellera *information* des signaux (ou des signes) physiques ou chimiques qui ont une signification pour une *organisation cognitive* (à l'échelle macroscopique ou microscopique) et qui sont capables de déclencher une ou des actions (un travail).

---

[368]- H. Atlan : *Entre le cristal et la fumée. Essai sur l'organisation du vivant*, Editions du Seuil, 1979, p. 27.
[369]- Voir : L. Couffignal : *La cybernétique*, PUF, Que sais-je ?, Paris, 1968, p. 32.

2°- On appelle signal ou signe physique ou chimique la modulation (variation) dans le temps et/ou dans l'espace de l'état physique ou chimique permanent d'un support de l'information. La distinction entre les termes *signal* et *signe* est la suivante : un signal est passager, transitoire ; un signe généralement marqué dans une matière durable, est destiné à durer.

Donnons des exemples, l'écriture, qui a une signification pour le cerveau humain, constitue une information composée par un ensemble de signes ; c'est une modulation de l'état physique permanent d'un support de l'information (pierre, parchemin, papyrus, papier, écran, etc.).

Un autre exemple, la parole ou la musique est un ensemble de signaux physiques sonores qui ont une signification pour le cerveau humain, c'est une modulation de l'état physique permanent de l'air, qui est le support de l'information. Comme exemple de signaux chimiques qui ont une signification pour le cerveau humain ; nous pouvons citer les substances donnant un goût amère, sucré ou acide ; les substances odorantes, etc.

Mais ces signaux physico-chimiques sont toujours des informations relatives aux organisations cognitives formées par le cerveau/organes récepteurs de l'homme. Pour donner d'autres types d'exemples de signaux chimiques, nous citons les messagers chimiques de la communication intercellulaire (hormones, neurotransmetteurs, médiateurs immunitaires, etc.). Tous les signaux chimiques de la communication intercellulaire sont des informations relatives aux organisations cognitives formées par le noyau cellulaire/récepteurs membranaires [370].

Toutefois, même pour le cerveau, ce n'est pas seulement les phénomènes physiques directement sensibles comme la lumière ou le son qui peuvent être utilisés comme porteur de l'information. D'autres types de radiations comme les rayonnements infrarouges (par exemple la thermographie), des rayons X (par exemple la radiographie médicale), les rayons gamma (par exemple la scintigraphie), les ultrasons (par exemple l'échographie). Toutes ces techniques d'imagerie médicale utilisent des supports d'information invisible à l'œil nu. De même, les ondes électriques et électromagnétiques, utilisées en radiodiffusion et télévision par exemple, ne sont ni visibles ni audibles sans détecteur ou révélateur.

Autre exemple, dans les ordinateurs on utilise des disques et/ou autres supports magnétiques où les signes sont constitués par l'état d'aimantation de ces supports optiques et ne sont pas directement sensibles. Les signaux ou les signes sont donc toujours dus à une différence temporelle ou spatiale entre au moins deux états physiques ou chimiques distincts.

---

[370]- J. Bockaert : *Les récepteurs membranaires*, La Recherche N°179 juillet/août 1986, volume 17, p. 892-900 ; voir aussi : A. Dauchin : *L'étrange monotonie des récepteurs membranaires*, La Recherche N°185, février 1987, volume 18, p.262-264.

Ainsi s'il n'y a aucune variation de l'état physique ou chimique permanent du support de l'information, il n'y pas d'information. Par exemple, une feuille blanche ne porte aucune information autre que son existence. Autre exemple, un son qui dure éternellement ne porte aucune information pour le cerveau : une sirène donne l'alerte non par le son qu'elle émet mais par le fait que le son est apparu puis a cessé.

Autrement dit, chaque différence d'état physique ou chimique dans le temps ou dans l'espace, qui est différenciable par une *organisation cognitive* peut servir comme porteur d'une information ; et vice versa, si aucune différence ne peut être décelée il n'y pas d'information.

L'information a toujours une source qui est son origine où elle est produite. La production de l'information peut être spontanée ou provoquée :

÷ L'information est dite spontanée, lorsqu'elle existe dans les conditions naturelles habituelles d'observation ; par exemple en médecine le cœur émet des bruits cardiaques qui sont des informations produites dans les conditions habituelles et qui peuvent être analysées par un médecin pour faire un diagnostic.

÷ L'information est dite provoquée, lorsqu'elle est produite par une technique ou procédé technologique, par exemple en utilisant un support d'information qui n'existe pas dans les conditions habituelles. C'est le cas du radiodiagnostic médical où la source d'information est le patient placé sur le trajet d'un faisceau des rayons ; ce faisceau de rayons X est le support de l'information ; les structures anatomiques du patient vont moduler le faisceau des rayons X et créer une information sur l'état (normal ou pathologique) des organes traversés par les rayons X.

Sous-chapitre : 3.2.4

Les supports de l'information : l'information entre les "mémoires" et les "vecteurs"

Habituellement, nous ne sommes pas accoutumés à distinguer l'information de son support, de sorte qu'elle y paraît liée structurellement. Alors que la base de la conception dite scientifique de l'information et de dissocier entièrement l'information/cognition de son support.

Qu'est-ce qu'un support de l'information, en cognodynamique ? Quels sont les types de supports de l'information ? Pour compléter la définition du concept d'information, il reste à préciser ces notions.

On appelle supports de l'information, comme leur nom l'indique, les moyens physiques, chimiques ou biologiques, porteurs de l'information. Ils se distinguent par leur nature physique ou chimique. Ainsi on peut les diviser en deux grands types : les supports matériels et les supports énergétiques.

1°- Les *mémoires* sont des supports matériels :

Le premier type, les supports matériels sont des supports de l'information constitués d'une matière durable : ce sont des supports fixes de l'information. Ils sont destinés à recevoir des traces appelées signes. Un exemple simple de ce type de support est le cerveau humain. Mais une feuille de papier, un cahier, un livre, une bande magnétique, un disque ou une disquette magnétique ou optique d'un ordinateur, un film photographique d'une caméra, un film de radiographie médicale, une matière quelconque pierre, bois, métaux, etc., sont des exemples de supports matériels de l'information. La matière peut être aussi une substance chimique ou biologique dont la structure moléculaire variable est porteuse d'information, par exemple l'ADN du génome cellulaire.

Ces supports matériels sont utilisés le plus souvent comme *mémoires* pour la conservation de l'information. Par exemple, un livre conserve des textes écrits, un carton conserve une photographie ; la mémoire d'un ordinateur (disque ou cédérom par exemple) conserve des chiffres, des textes écrits ou des images ; la mémoire du cerveau humain (ou animal) formée de matière organique conserve des souvenirs ; les molécules d'ADN dans les noyaux cellulaires est une *mémoire génétique ;* etc.

2°- Les *vecteurs* sont les supports énergétiques :

Le deuxième type, les supports énergétiques sont des supports de l'information constitués d'un système mobile ou d'une onde qui se propage dans l'espace au cours du temps. Ce sont donc des supports mobiles de l'information qui nécessite de l'énergie. Ils sont destinés à porter des signaux à distance par le déplacement d'un support matériel, ou par la propagation d'une onde porteuse d'information.

La lumière qui est une onde électromagnétique, le son qui est une onde acoustique dans un milieu matériel le plus souvent l'air, les ondes électromagnétiques utilisées en radiodiffusion et télévision, sont des exemples de supports énergétiques de l'information.

Un exemple de support énergétique non ondulatoire : la circulation sanguine qui est un support mobile des informations biologiques circulant dans le sang, comme par exemple les hormones, les anticorps, etc.

Ces supports mobiles sont utilisés le plus souvent comme *vecteurs* pour la circulation et la transmission de l'information dans les communications entre les organisations cognitives. Par exemple dans le cas où les organisations cognitives sont des cerveaux humains, la parole est transmise sur des ondes sonores ; l'image est transmise sur des ondes lumineuses : ondes sonores et ondes lumineuses sont des moyens de communication.

En télécommunication, on utilise par exemple des ondes électriques qui se propagent le long des fils téléphoniques, ou des ondes électromagnétiques en radiodiffusion et télévision qui communique de l'information aux esprit/cerveaux humains. Alors que la circulation du sang est un moyen de communication biologique entre les cellules de l'organisme vivant.

Ce n'est pas l'apport de matière et/ou d'énergie qui représente l'importance informationnelle des supports de l'information ; car la transmission de l'information ne peut pas être identifiée à un simple échange de matière et/ou d'énergie.

3°- Les fonctions des *mémoires* et des *vecteurs* de l'information :

Nous allons étudier encore plus les deux notions primordiales gouvernant toute possibilité de communication de l'information par une organisation cognitive : les notions de *mémoire* et de *vecteur*.

De fait toute organisation cognitive biologique ou sociale doit avoir :

÷ Des *mémoires* [371] pour maîtriser le temps, ainsi l'information sera permanente ou tout au moins durable ;

÷ Des *vecteurs*, pour maîtriser l'espace, ainsi en circulant sur des vecteurs l'information pourra être communiquée d'une organisation cognitive à une autre plus au moins loin.

---

[371]- Le mot mémoire est employé par analogie à la mémoire du cerveau humain. C'est une généralisation de ce concept.

On peut définir une *mémoire* par l'action de persistance du passé. Certains auteurs contestent à ce phénomène le nom de mémoire. Pour eux on ne peut parler de mémoire que lorsque le passé est non seulement reproduit, mais aussi reconnu ; à la persistance doit s'ajouter la reconnaissance.

Ainsi, une mémoire comprend trois actions : la conservation de certains états, leur reproduction, et leur localisation dans le passé (reconnaissance).

Les ordinateurs de von Neumann sont basés sur le fait que les deux premières actions (conservation et reproduction) sont considérées comme indispensables, la troisième qui répond à la *reconnaissance*, achève la mémoire mais ne le constitue pas. Les robots actuels dotés des technologies de l'intelligence artificielle ont des mémoires capables de *reconnaissance* et de conceptualisation.

Ainsi on peut considérer qu'il y a trois formes différentes de mémoires:

÷ La première consiste en une simple conservation, comme par exemple un livre, qui est totalement passif nécessitant l'esprit humain pour le lire.

÷ La deuxième consiste en une conservation puis une restitution ou reproduction des informations telles qu'elles résultent de son acquisition ; par exemple, la mémoire d'un ordinateur de von Neumann.

÷ La troisième joue sur le plan de la synthèse cognitive : en tant que telle, l'acte de mémoire exige en plus la *reconnaissance*, la conceptualisation et la conscience du temps; par exemple, la mémoire d'un robot utilisant les technologies de l'intelligence artificielle.

Nous pouvons donc définir la mémoire essentiellement comme une fonction utile dans la communication : « La mémoire est la capacité de conserver et/ou de restituer de l'information, contenue dans un message en l'absence des évènements qui lui ont donné naissance, ou de reconnaître et conceptualiser cette information parmi d'autres messages » [372].

Le cerveau humain dispose d'une *mémoire* (ou plutôt de mémoires) et l'homme est lui-même un *vecteur*, en se déplaçant dans l'espace ou en se développant dans le temps (l'âge).

En effet les signaux reçus à travers les organes des sens laissent des *traces* dans le cerveau de l'homme récepteur : l'information prend une forme durable dans le cerveau qui l'a reçu.

D'autre part, l'organisme humain est mobile et le point de réémission peut être déplacé pour aller se situer à la portée d'autres récepteurs humains se trouvant dans d'autres espaces et d'autres temps. C'est le moyen le plus archaïque de télécommunication de l'*information*.

De fait, la plus grande partie de l'information qui circule dans le monde emprunte à un moment ou un autre de sa communication le cerveau humain. Quelle est alors la nature des mécanismes cognitifs du cerveau ?

---

[372]- Pour en savoir plus sur la *mémoire* voir le numéro spécial de La Recherche N° 267, juillet/août 1994, Volume 25, p. 723-841.

Comment cette *organisation cognitive* s'y prend-elle face à une information extérieure pour la comprendre, la connaître, la rendre intelligible ? Quelle que soit l'ultime explication des mécanismes cérébraux, nous pouvons retenir que le cerveau est comme un *sac à connaissance*.

A la naissance, le cerveau est déjà garni d'informations en provenance du patrimoine héréditaire de chaque individu ; et la vie tout entière se passe à continuer de le remplir d'un grand nombre de données que nous ramassons, ici et là, au cours de nos lectures, de nos jeux, de nos voyages, de nos travaux ... Ce que le cerveau contient est de tout ordre : images mentales, concepts, idées, formules mathématiques, schémas de réflexes conditionnés, processus d'associations, de déduction, pulsions émotives ...

4°- Les vecteurs et mémoires du langage :
L'homme utilise un langage, c'est-à-dire un système de production de signaux et de signes. L'imposition d'un code sur le langage est la condition fondamentale de toute communication médiatisée. L'apprentissage par cœur et la récitation du message, compte non tenu du sens, est un moyen d'imposer le code au langage. Il est donc difficile de se servir de l'homme comme un médium passif, car le langage et la pensée sont solidaires [373].

Dans la mesure où l'esprit prend conscience des messages qu'il transmet et qui transitent par lui, il est donc actif et ne peut s'empêcher d'y introduire une part des connaissances acquises : une répétition est toujours plus au moins une interprétation.

Pour éviter les inconvénients dus aux limites des canaux visuels et auditifs de l'homme, et les particularités du cerveau humain (considère comme *mémoire* et *vecteur* de l'information), il n'est d'autres solutions que de donner à la mémoire un support inerte, à l'extérieur de l'homme.

Ainsi la variation du phénomène physique qui constitue les signes du langage humain est fixée sous la forme d'une *trace matérielle*, à l'extérieur de l'homme, possédant une certaine stabilité : c'est le principe de l'écriture. Le support matériel portant l'écriture, peut se déplacer par un moyen physique quelconque de transport (vecteur) indépendamment de l'être humain émetteur.

L'écriture est donc la représentation concrète sur une mémoire durable, externe, du langage parlé : c'est un code de communication de second degré par rapport au langage parlé. Alors que la parole est portée par une onde sonore qui se déroule dans le temps et s'y perd ; l'écriture a pour support la matière étalée dans l'espace, qui la conserve.

Nous ne pouvons pas délimiter les raisons exactes de l'apparition de l'écrire, dans l'histoire, il y a à peu près 5000 ans au Proche-Orient.

---

[373]- D. Laplane : *Controverse : existe-t-il une pensée sans langage*, La Recherche N° 325, novembre 1999, p. 62-67.

Cependant de multiples facteurs y ont concouru à l'invention de l'écriture : un aide-mémoire ; un moyen de représentation *externe* des connaissances ; un moyen de communication dans l'espace ; un moyen de conservation dans le temps des connaissances d'une génération à une autre ; un moyen de facilitation des échanges économiques, un besoin politico-religieux, un pouvoir de gouvernement ...

Ainsi quelque soit la cause de l'apparition de l'écriture dans l'histoire, une condition doit être vérifiée : les signes de communication doivent être figés dans le temps pour pouvoir être transmis à travers le temps et l'espace : l'écriture est finalement une technique de communication pour maîtriser le temps et l'espace. C'était une nécessité historique à l'évolution et au développement des *mémoires* et des *vecteurs* de la communication humaine.

Qu'en est-il de l'ordinateur ? L'ordinateur est la plus grande révolution dans le domaine de l'information depuis l'avènement de l'écriture, il y a, à peu près 5000 ans [374]. Alors que l'écriture est une technique de télécommunication pour maîtriser le temps et l'espace (et qui se développe avec les autres procédés technologiques de télécommunication), l'ordinateur provient d'un autre souci, de pouvoir manipuler les symboles du langage humain *inscrits* sur des *mémoires externes* en essayant, plus ou moins, d'imiter le cerveau humain.

5°- Les vecteurs et mémoires de la cellule vivante :

Le physiologiste allemand Ewald Hering (1834➢1918) conçut l'idée de *mémoire* comme principe biologique universel et caractéristique omniprésente de la matière vivante ; cette conception de la mémoire dépasse le sens psychologique du mot pour postuler l'existence d'une tendance de la matière vivante de résumer son propre passé.

Cette idée se fonde essentiellement sur la loi génétique d'Ernst Haeckel (1834➢1919), selon laquelle l'ontogenèse résume la phylogenèse. Le développement depuis la cellule de l'œuf jusqu'à l'organisme multicellulaire complexe suit la *mémoire* historique de l'évolution de l'espèce.

Aussi, il existe deux niveaux d'approche de la mémoire cérébrale, considérée comme *mémoire vue de l'extérieur* donc sociale, ou comme *mémoire vue de l'intérieur* donc biologique. L'approche externe étudie la mémoire au niveau du comportement global de l'être humain en intégrant ses composantes biologiques. L'approche interne intervient dans les phénomènes de communication à l'échelle biologique à divers niveaux.

---

[374]- Philippe Breton : *Une histoire de l'informatique,* éditions du Seuil, Collection Points Sciences, 1990.
- R. Moreau : *Ainsi naquit l'informatique. Histoire des hommes et des techniques*, 4ᵉ édition, Editions Dunod, Bordas 1987.

Ces niveaux de complexité forment le système immunitaire, endocrinien et neuro-cérébral. Ainsi en plus des communications de l'information entre individus dans une société d'êtres humains, il existe des communications extraordinairement performantes entre cellules et entre organes biologiques. C'est la *communication cellulaire* à travers des molécules à l'échelle microscopique similaire de l'échelle macroscopique.

Par conséquent, comme pour l'information sociale, pour communiquer de l'information biologique, les cellules doivent avoir des *mémoires* pour conserver les informations nécessaires et des *vecteurs* pour les faire circuler. Comme exemple de mémoire d'information biologique la *mémoire génétique* se trouvant dans le noyau cellulaire où les informations se conservent dans les chromosomes grâce aux molécules de l'ADN.

Cette mémoire génétique est en relation avec l'extérieur de la cellule par l'intermédiaire des *récepteurs* spéciaux se trouvant sur la membrane cellulaire. Les récepteurs membranaires reçoivent des signaux biologiques. Ainsi, un grand nombre de *signaux* sont émis ou reçus à travers des *vecteurs* ou messagers biologiques : hormones, neurotransmetteurs, médiateurs de l'immunité ou de l'inflammation se trouvent pratiquement dans tous les tissus et jouent le rôle de vecteur.

Si les signaux et messages présentent de très nombreuses variétés de constitution, si la manière dont ils parviennent à leurs cibles répond à plusieurs modalités définies, on admet aujourd'hui que les récepteurs moléculaires membranaires qui captent les émissions, et qui traduisent l'information en une activité précise, offrent eux-mêmes une gamme de modèles différents. Une cellule possède plus de récepteurs qu'un organisme ne dispose d'organes des sens. Les modèles sont nombreux et chacun de ceux qu'une cellule retient est acquis en un grand nombre d'exemplaires.

Une des premières caractéristiques des molécules remplissant les fonctions de récepteur est donc de sélectionner les signaux matériels et de fixer certains d'entre eux seulement. Pour ce faire, le tri s'opère grâce à quelque partie déterminée de ces molécules réceptrices, dont la forme s'adapte spécifiquement à celle d'une partie correspondante d'une substance messagère. Lorsque cette niche d'accueil, creusée dans un récepteur moléculaire, a fixé la substance adéquate qui véhicule l'information, le vrai processus de la réception commence.

Sous-chapitre : 3.2.5

Circulation, stockage et transfert de l'information

Pour inscrire ou transmettre une information, il suffit que la quantité de matière et/ou de l'énergie, du signal ou du signe correspondant, soit tout juste suffisante pour être *perçue* comme un état distinct pour une organisation cognitive. Par exemple, sur une feuille de papier blanc, chaque trait ou tache à peine visible, c'est-à-dire qui diffère à peine du reste de la surface peut être considéré comme un signe et peut se transformer en signal visuel transportant une information.

Autre exemple, pour un son les différences minimales de niveau acoustique ou de fréquence que l'oreille arrive à percevoir peuvent être utilisées comme signal d'information, ou être enregistrées sur support fixe.

1°- La circulation de l'information :

Le fait que l'information circule est tellement évident que l'on a souvent tendance à l'oublier. Ainsi l'information est transportée de l'endroit où elle est stockée ou créée (mémoire ou source d'information émettrice) jusqu'à l'endroit où elle est utilisée (le système cognitif récepteur). La circulation de l'information permet la communication. Cette circulation de l'information doit être rapide avec une faible consommation de matière et/ou d'énergie.

Les processus de la circulation de l'information peuvent être classés en circulation par contact direct, par transport de matière, ou par modulation d'une onde porteuse :

1- Le cas le plus simple et le plus primitif de circulation de l'information se fait par *contact direct* de la source d'information avec le récepteur. C'est le cas par exemple du toucher où il y a *contact direct* entre l'objet et la peau qui donne une sensation de mollesse, de rugosité, de chaud ou de froid, etc. C'est le cas aussi du goût où il y a *contact direct*.

2- Le deuxième processus est la circulation par transport de matière. C'est un processus primitif de circulation de l'information à distance, où il y a un transport de matière par conduction ou par convection. Il est lent, et généralement *coûteux* en matière et/ou en énergie. C'est le cas, par exemple, de la circulation du sang où l'information se fait par transport de molécules ou de cellules ; de l'odorat où la circulation de l'information se fait par diffusion aléatoire d'un gaz ou de gouttelette dans l'air.

Aussi les *phéromones* chez les insectes sociaux, les *hormones* ou d'autres *messages chimiques* circulent dans le sang des animaux par les courants de convection dans les vaisseaux, ou dans l'air en ce qui concerne les *phéromones*.

De même, l'envoie d'une lettre par la voie postale est une circulation de l'information par transport de matière, ou encore le transport des documents écrits d'un endroit à un autre par les moyens habituels de transport. Aussi la tradition du *messager*, le recours à la mémoire du cerveau humain est une pratique universelle dans le monde actuel de l'écriture et la télécommunication électronique.

3- Le troisième processus est la circulation par modulation d'une onde porteuse. Dans ce cas la circulation de l'information se fait à distance où les signaux se propagent sans transport de matière : c'est un mode de transmission de l'information beaucoup plus rapide. Elle se fait par le procédé suivant : au départ l'information est transférée sur un support mobile par modulation d'une onde porteuse. L'onde porteuse se propage et arrive au récepteur qui va percevoir l'information.

On peut citer, comme exemple, les influx nerveux, les ondes sonores porteuses de la parole ; les ondes électriques le long des lignes téléphoniques sont aussi des porteuses de parole. La lumière réfléchie par un objet est modulée suivant la brillance et/ou la couleur des différentes parties de cet objet.

2°- Le stockage de l'information :

En plus de sa circulation, l'information peut être stockée, aux fins d'utilisation ultérieure par des moyens de stockage ou de mémorisation. Cela consiste à transférer l'information sur un support fixe, durable : une *mémoire*. La durée de stockage est variable selon le type de mémoire et l'usure de la matière utilisée comme support de l'information.

Rappelons qu'une mémoire est un support de l'information constitué d'une matière dont l'état physique ou chimique permanent peut être modulé par des signaux qui vont persister dans le temps. Ainsi l'information est conservée pendant une durée plus au moins longue. Un livre (ou une feuille de papier) est une mémoire dans laquelle on peut stocker des mots ou des dessins, etc.

Aussi, un rectangle de carton peut recevoir une image photographique qui va la conserver. Un cédérom peut stocker de la musique, des photos ou des films vidéo ou cinématographiques : ils considérés comme des mémoires. Les chromosomes des noyaux cellulaires formés de molécules d'ADN sont une mémoire d'information génétique.

Pour utiliser une mémoire, il faut lui associer des procédures d'utilisation. Parmi ces procédures, les procédures d'enregistrement et d'effacement, les procédures de lecture ou de restitution, les procédures de reconnaissance et de compréhension par le cerveau, etc.

Ainsi pour enregistrer les textes sur un papier faisant partie d'un livre, il faut des procédures d'écriture : une machine à écrire ou à la main, par exemple. L'effacement par une gomme si c'est possible ...

Les procédures de lecture ou de restitution se font le plus souvent par les yeux et le cerveau humain, qui vont reconnaître les lettres, les mots et les phrases et comprendre leur sens.

Les ordinateurs, utilisant des disques ou des disquettes comme mémoire, possèdent des dispositifs d'enregistrement, d'effacement et de restitution de l'information. De même, le magnétophone et le magnétoscope sont des ensembles de dispositifs pour accomplir les procédures d'enregistrement, d'effacement et de restitution.

Ces procédures d'utilisation de l'information nécessitent des opérations de *transfert d'information* d'un support sur un autre.

3°- Les transferts d'information :

On appelle *transfert d'information* l'opération de changement de support. Nous avons vu que les supports sont utilisés comme *vecteurs* pour faire circuler l'information ou comme *mémoires* pour la stocker. Donc, nous avons quatre possibilités de transfert d'information : d'un vecteur sur un autre, d'un vecteur sur une mémoire, d'une mémoire sur un vecteur, d'une mémoire sur une autre mémoire :

1. ***Le transfert d'un vecteur sur un autre vecteur*** nécessite un *transducteur*. Il va produire un nouveau vecteur en utilisant l'information se trouvant sur le vecteur initial. On appelle *transducteur*, tout système capable de transformer la *nature* de la matière et/ou d'énergie (thermique, électrique, mécanique, lumineuse,...) des supports de l'information en une autre forme de matière et/ou d'énergie.

Les capteurs et les reproducteurs électro-acoustiques comme le microphone (transforme l'énergie mécanique des ondes acoustiques en énergie d'ondes électriques), le haut-parleur (transforme l'énergie des ondes électriques en énergie d'ondes acoustiques) sont des transducteurs.

La parole considérée comme une information a comme support les ondes sonores se propageant dans l'air. On peut transférer cette information sur un autre support ; par exemple, en utilisant un microphone, les signaux sonores peuvent être transférés en signaux électriques qui, à leur tour, après une amplification, sont transférés de nouveau en signaux sonores par un haut-parleur.

Autre exemple, une image d'un objet a comme support des ondes lumineuses. Par une caméra de télévision, on peut transférer cette information sur un support d'onde électrique. La caméra de télévision est donc un transducteur, qui transforme l'énergie des ondes lumineuses en énergie d'ondes électriques.

Les signaux électriques après (éventuellement une transmission) amplification sont transférés de nouveau en signaux lumineux par un écran de télévision (qui est le transducteur).

2. *Le transfert d'un vecteur sur une mémoire* nécessite un *enregistreur*. L'enregistreur va produire des traces sur la mémoire considérée, en utilisant l'information se trouvant sur le vecteur.

Une image d'un objet a comme support les ondes lumineuses. On peut transférer cette information sur d'autres supports, par exemple par une caméra de photographie sur un carton spécial, on obtient une photographie. La caméra est donc un *enregistreur*.

La parole, après avoir été transférée sur des ondes électriques par un *transducteur*, le microphone, on peut l'*enregistrer* sur une bande magnétique ou un cédérom. Une image, après avoir été transférée sur des ondes électriques par un transducteur, la caméra de télévision, on peut l'enregistrer sur une bande magnétique ou un disque dur d'un ordinateur.

3. *Le transfert d'une mémoire sur un vecteur* nécessite *un lecteur*. Le lecteur va produire, à partir des traces qui existent sur la mémoire, l'information sur un vecteur. La lecture d'un cédérom nécessite un ordinateur pour reconstituer et restituer la musique ou l'image enregistrée.

4. *Le transfert d'une mémoire sur une autre mémoire* nécessite un *reproducteur*. Le reproducteur va *lire* l'information de la première mémoire et l'enregistrer sur la deuxième mémoire : on aura une copie. Les appareils de polycopiés ou photocopies, les techniques d'imprimerie sont des reproducteurs de l'information sur un nouveau support-mémoire.

Sous-chapitre : 3.2.6

Communication et détection de l'information chez l'homme dans la société

Chez l'homme dans une société, toute communication de l'information suppose émission/réception de signaux langagiers. La communication par l'intermédiaire d'un langage humain demande donc des organes d'émission et des organes de réception directement contrôlés par la volonté et qui peuvent véhiculer des éléments de connaissance sous forme de signes conventionnels.

L'organisme humain dispose des moyens répondant à ces exigences : le système moteur (muscle) comme émetteurs et les organes de sens comme récepteurs. Nous pouvons remarquer que le système phonique (les cordes vocales, la cavité buccale, la langue, etc.) n'est qu'une spécialisation du système moteur pour émettre les paroles sous forme d'onde sonore. Ainsi le langage peut s'exprimer par le système moteur, la parole ou les gestes, et être transmis à distance par des supports mobiles lumineux (les gestes) ou sonores (la parole).

A la réception l'organisme humain dispose de trois canaux principaux : le canal visuel, le canal auditif, et le canal tactile. Le canal auditif capte les émissions du système phonique ou autres sources sonores, les deux autres captent celles du système moteur ou autres sources d'information perceptible. Toutefois, les autres organes de sens comme l'olfactif, le gustatif, la sensation de chaleur ou de froid, ne peuvent pas être utilisés comme canaux de réception de langage. Car ils ne vérifient pas les conditions d'être directement contrôlés par la volonté et de pouvoir véhiculer des éléments de connaissance sous de signes conventionnels, et ils ne possèdent pas des systèmes naturels émetteurs correspondants.

Le canal tactile est parfaitement en mesure de remplir les mêmes fonctions que les deux autres (visuel et auditif), comme l'on a pu observer dans la communication de l'information avec les aveugles sourds-muets. Mais il présente une très sérieuse limitation dans son usage, celle qui constitue l'exigence d'un *contact direct* pour transmettre l'information : le canal tactile ne tolère aucune distance entre les communicants.

Utilisable pour la communication interpersonnelle immédiate, le canal tactile ne se prête pas aisément aux conditions de la vie en société, où les hommes sont normalement éloignés les uns des autres. Il ne permet pas l'élaboration d'un langage propre, puisqu'un langage se définit par une convention collective, et toujours renouvelée par le groupe social. Ce canal ne peut être que secondaire vis-à-vis des deux autres canaux.

Seuls les canaux visuels et auditifs sont vraiment adaptés aux relations de groupe, car les formes de phénomènes physiques qu'ils emploient ont la particularité de se propager à distance sous l'aide d'aucun support technique. Dans certaines limites, ils donnent à la communication humaine de l'information la maîtrise de l'espace et du temps.

Le canal visuel est plus fiable, la finesse des nuances qu'il peut percevoir étant plus grande. Il permet au récepteur de procéder à un *balayage* de l'émetteur, qui introduit dans le message une deuxième et même, grâce à la vision binoculaire, une troisième dimension. Cependant le canal visuel présente certains inconvénients graves :

÷ D'abord, il n'est utilisable que dans certaines conditions bien déterminées et notamment quand il y a un éclairage suffisant.

÷ Ensuite la propagation rectiligne de la lumière impose à ses utilisateurs diverses contraintes spatiales, en particulier que l'émetteur et le récepteur soient placés d'une certaine façon l'un par rapport à l'autre et que ne s'interpose entre eux aucun obstacle.

Le canal auditif n'est pas soumis aux mêmes contraintes et il donne à la communication une maîtrise de l'espace parfois plus limitée en portée, mais toujours plus variée en possibilités d'utilisation que le fait le canal visuel. Il présente l'avantage inestimable de permettre l'établissement de la communication sans rencontre préalable. Le signal sonore est le procédé d'appel et de réponse le plus simple. C'est lui, en fin de compte qui a été à l'origine du langage humain.

Aux moyens de signes graphiques, les canaux visuel et auditif (audiovisuel) sont parfois utilisés conjointement : le langage gestuel est utilisé fréquemment avec le langage phonique, comme par exemple dans l'emploi de l'index dans le démonstratif. Le système moteur et le système phonique à l'émission, canal visuel et canal auditif à la réception, créent autour de l'organisme humain un espace de communication interhumaine, existant en dehors de tout support technique étranger à l'organisme humain.

Cet espace de communication interhumaine, en dehors de toute technique de l'information a ses limites : celles qu'imposent l'acuité visuelle et la portée de la voix. Le groupe maximal d'hommes avec lequel on peut communiquer par la voix et par le geste, dans les conditions normales, ne dépasse guère quelques dizaines d'individus.

Cependant, on peut accroître la portée de la communication, en utilisant des dispositifs techniques (haut-parleur, téléphone, télévision, Internet, etc.) spécialement conçus pour la vision et l'audition. Il s'ajoute aux limites spatiales, des limites temporelles : les signaux gestuels et les signaux phoniques ont une existence éphémère. Ils ne durent qu'autant que dure le geste ou l'émission de la voix.

Sous-chapitre : 3.2.7

Médium de détection de l'information dans l'exploration médicale

Dans les conditions habituelles d'observation, un signal porteur d'information peut agir directement sur un organe sensoriel de l'homme sans l'intervention d'un système technologique de *détection*.

Mais, souvent les organes sensoriels de l'homme sont insensibles, dans les conditions habituelles d'observations, aux signaux porteurs de l'information. On doit donc utiliser un système technologique de *détection de l'information* qui va transformer ces signaux sous une forme capable d'agir directement sur les organes sensoriels de l'homme par exemple sous forme visible, audible, ou autres formes de sensation tactile.

Ces prolongements technologiques de l'homme, nous les appelons médiums. Il existe des médiums passifs ou médiums actifs (les "médiums intelligents"). Nous avons déjà étudié les "médiums intelligents", comme les robots en chirurgie qui assistent les chirurgiens. Nous étudions maintenant les médiums passifs qui ont une structure beaucoup plus simple.

En général, un *détecteur de l'information*, considéré comme un « médium passif », est composé des organes suivants : un *capteur* et un *émetteur* reliés éventuellement par un canal de transmission :

1°- Le capteur et l'émetteur d'un *détecteur de l'information* :

a- Le *capteur d'un détecteur de l'information* est la partie du détecteur qui se trouve en relation avec la source d'information. Il peut s'agir d'un simple recueil des signaux de la source d'information sans changement de support. Mais le capteur peut être aussi un transducteur et/ou un amplificateur. Un amplificateur est un système capable d'élever l'*intensité* des signaux porteurs d'information pour qu'ils soient accessibles à un organe sensoriel. Alors qu'un transducteur va transférer les signaux porteurs d'information sur un autre support.

÷ En clinique, par exemple, l'enregistrement des signaux électriques de l'activité biologique du cœur (EEG) ou celle du cerveau (EEG) [375], concerne les signaux émis par la source d'information que sont les organes considérés (le cœur ou le cerveau). Dans ce cas, le *capteur* est formé d'un ensemble d'électrodes qui vont recueillir ces signaux sans changement de support (les signaux électriques).

÷ Autre exemple d'examen clinique, la détection par le stéthoscope l'information formée par les bruits sonores du cœur ou des poumons.

---

[375]- L'électrocardiogramme (ECG) ou l'électroencéphalogramme (EEG).

Le capteur du stéthoscope est une membrane qui recueille des signaux sonores, suivi d'un amplificateur constitué par un boîtier sonore que le médecin mette sur la poitrine du patient ou la patiente.

÷ En médecine nucléaire, pour un compteur de radioactivité (le compteur Geiger-Muller, par exemple), le capteur est de type transducteur, car à partir d'un rayonnement X (ou autre rayonnement ionisant), on obtient des signaux électriques. Il y a transfert de l'information sur un autre support.

b- L'*émetteur d'un détecteur de l'information* est la partie du détecteur qui se trouve en relation avec un organe sensoriel du médecin ou le technicien et qui lui fournit des signaux dont il est sensible. Comme le capteur, l'*émetteur* peut être une simple réémission de signaux sans changement de support d'information. Mais le plus souvent, il comprend un amplificateur et/ou un transducteur.

÷ En radiographie médicale, par exemple, le film radiographique est un détecteur d'information. A partir des signaux portés par des rayons X, il va donner une image visible des structures anatomiques ; cette image est obtenue par une substance détectrice qui transforme les rayons X invisibles, en lumière visible après éclairage du film radiographique.

2°- Les types de *détecteur de l'information* :

Finalement, suivant les propriétés du capteur et de l'émetteur, les détecteurs de l'information dans l'examen et l'exploration médicaux peuvent être classés en médiums amplificateurs et/ou transducteurs :

1. Médiums *amplificateurs* : ce sont de simple prolongement d'un organe sensoriel : les signaux porteurs de l'information, amplifiés, agissent directement sur un organe sensoriel du médecin, le plus souvent l'œil ou l'oreille parfois le toucher par palpation indirecte à travers un instrument :

÷ Le stéthoscope, par exemple, est un amplificateur de la puissance des ondes sonores produites au niveau d'un organe (les bruits du cœur ou des poumons, par exemple), lors de l'examen physique d'un patient.

÷ L'endoscope (bronchoscopie, fibroscopie, ophtalmoscopie, etc.) des cavités de l'organisme humain, sont des prolongements de la performance de l'œil : c'est un médium visuel.

÷ La loupe ou le microscope, l'autre exemple de médium visuel, est un amplificateur de puissance d'agrandissement pour pouvoir voir des détails invisibles à l'œil nu.

2. Médiums *transducteurs* : ils transforment, par contre, des signaux porteurs d'information, ne pouvant pas agir directement sur les sens de l'observateur, en signaux sensibles.

÷ En médecine clinique, par exemple, l'activité électrique du cœur ou du cerveau humain donne une information spontanée qui ne peut pas être décelée par les sens.

Les technologies d'enregistrement de l'ECG ou l'EEG, la rendent visible par un tracé sur un papier ou un écran. De même en radiographie, l'information portée par le faisceau de rayons X après traversée des structures anatomiques, n'est pas sensible. Alors les techniques radiologiques la rendent visible sur un film radiographique.

3. Médiums avec canal de transmission : dans le cas où le capteur et l'émetteur d'un détecteur sont séparés par une distance plus au moins longue, il faut un canal de transmission.

÷ En médecine clinique, par exemple, le thermomètre à mercure est composé d'un capteur qui est son réservoir de mercure et d'un émetteur qui est sa colonne de mercure (sans canal de transmission) avec une échelle graduée mesurant la température en degrés : le capteur est un transducteur de chaleur alors que l'émetteur est un amplificateur.

÷ En chirurgie, l'endoscope, par contre, est composé d'un capteur qui peut être introduit dans une cavité creuse de l'organisme humain (l'estomac, les intestins, la vessie, le vagin, les bronches pulmonaires, l'abdomen à travers une incision, etc.), menu d'une source lumineuse. Alors que l'émetteur, se trouvant en contact avec l'œil, fournit une image. Entre le capteur et l'émetteur il existe un canal de transmission de l'information, formé d'un tuyau en fibre optique.

÷ En communication, le téléviseur avec son antenne est un détecteur de l'information portée par les ondes électromagnétiques. Le capteur est l'antenne placé sur le toit à distance du téléviseur (l'émetteur). Alors que le capteur est relié, par un canal de transmission le câble coaxial, à l'émetteur. L'antenne (le capteur) est un transducteur qui transfère les informations portées par les ondes électromagnétiques sur un support d'ondes électriques. Ces signaux électriques sont conduits par le câble jusqu'à l'émetteur. Ces signaux sont amplifiés et transférés sur un support lumineux, l'écran donnant une image visible.

4. Enfin, on peut classer les détecteurs au moins de deux manières :

a- *Selon la nature du support* (matériel ou énergétique) sur lequel est présentée l'information aux organes sensoriels. Ainsi nous distinguons les appareils de *graphie* et les appareils de *scopie*. Les appareils de graphie sont des détecteurs qui présentent l'information sur un support matériel, donc durable. Les appareils de scopie sont des détecteurs qui présentent l'information sur un support énergétique, donc éphémère. Par exemple, le téléviseur est un appareil de scopie, alors que la caméra photographique est un appareil de graphie.

b- *Selon la signification de l'information* (quantitative ou qualificative) après interprétation par l'esprit/cerveau (l'organisation cognitive). Nous distinguons les appareils de mesure et les appareils analogiques :

÷ Les *appareils de mesure* sont des détecteurs qui présentent l'information sous forme quantitative, chiffrée. Dans ce cas l'émetteur comporte une échelle numérique ; et l'information est indiquée par un affichage (les compteurs), une aiguille (par exemple, le sphygmomètre pour mesurer la pression artérielle), un étalon (de longueur, de poids, etc.).

÷ Les *appareils analogiques* sont des détecteurs qui présentent l'information sous forme qualitative : un tracé ou une image. Dans ce cas l'émetteur comporte un enregistreur. Par exemple, en clinique (ECG ou EEG) comporte un enregistreur de trace graphique (ou traceur), alors que les techniques d'imagerie, comme la radiographie, le scanner ou l'échographie, utilisent des écrans pour visualiser les images.

3°- Quelles évolutions pour les médiums médicaux demain ?

On continue à travailler sur les rayonnements, en améliorant, par exemple, les détecteurs des rayons X transmis par une radiographie, on réduit la quantité de rayonnement nécessaire à l'obtention d'une radiographie de qualité. De nouveaux types de rayonnement apparaissent aussi dans la panoplie de l'imagerie du corps humain : l'imagerie utilisant de nouvelles fréquences électromagnétiques qui donnent une très bonne résolution.

Enfin, une voie de recherche consiste à utiliser deux types de rayonnements très différents dans le même dispositif : l'imagerie photo-ultrasonore, qui combine rayonnements optiques et ultrasons, donne des images du contraste optique en profondeur avec l'excellente résolution des ultrasons.

De même, l'imagerie d'élasticité (qui étudie l'élasticité des tissus, un paramètre qui n'était pas encore fourni par les autres méthodes) atteint maintenant une résolution de l'ordre du millimètre, car elle combine la propagation d'ondes sonores de très basse fréquence aux ultrasons ou à l'imagerie par résonance magnétique (IRM).

Amélioration des méthodes existantes, mise au point de nouvelles techniques de « médiums intelligents », combinaison d'approches dont les performances sont complémentaires, etc. L'imagerie ne cesse de progresser et les objectifs sont variés : mieux comprendre le fonctionnement normal de l'organisme ainsi que l'apparition et l'évolution des pathologies, et suivre l'évolution des pathologies lorsqu'un traitement est administré. La recherche en imagerie médicale est en plein essor.

C'est une recherche pluridisciplinaire regroupant physiciens, médecins, chimistes, mathématiciens, biologistes, informaticiens, qui s'attachent à ce que le diagnostic des maladies soit toujours plus précis et le dépistage plus précoce, surtout en utilisant des « médiums intelligents ».

Sous-chapitre : 3.2.8

Distinction entre "cognition biologique" cellulaire et "cognition psycho-sociale" cérébrale

Nous distinguons, d'une part, la *cognition biologique* échangeant de l'information à l'intérieur de l'organisme biologique, et d'autre part, la *cognition psycho-sociale* échangeant de l'information à l'échelle suprabiologique, ou psycho-sociale. Par conséquent, en intégrant les différents niveaux d'organisations du vivant, nous pouvons parler de cognition bio-psycho-sociale.

A côté de la communication et la détection de l'information psycho-sociale, il existe une communication et une détection de l'information à l'échelle cellulaire et moléculaire, l'*organisation cognitive* étant le noyau cellulaire et les récepteurs membranaires. Comme le constate Claude Kordon [376], nous l'avons déjà vu, la communication cellulaire est un des grands thèmes de la recherche en biologie médicale. Nous savons que les cellules "*se parlent*" mais comment ? On commence à le connaître. Plusieurs des règles qui président à l'émission et à la réception des messages biologiques sont maintenant connues.

A l'origine l'immunologie, l'endocrinologie ou la neurobiologie ne considéraient pas toujours ces règles de la même manière. Leur exploration systématique conduit aujourd'hui à l'émergence d'une théorie unifiée, transdisciplinaire, des mécanismes impliqués dans la production, le traitement et la reconnaissance des signaux biologiques.

Toutes les disciplines biologiques peuvent désormais s'exprimer en termes de communication et de détection d'informations portées par des messagers reçus ou émis par les cellules. Les molécules biologiques elles-mêmes, comme par exemple, les enzymes ou les anticorps, qui sont des molécules de protéines dotées de cognition, capables de *reconnaître*. D'autres types de molécules, comme l'ADN du génome doivent constituer une mémoire génétique.

En effet, toutes les performances des molécules biologiques reposent en dernière analyse/synthèse sur leurs capacités de communication/détection d'informations d'après leurs formes, qui sont déterminées par leurs structures moléculaires. Il s'agit, littéralement d'une propriété *cognitive* microscopique nécessitant mémoires et vecteurs pour le stockage et la circulation de l'information.

---

[376]- C. Kordon et L. Degos : *Communication cellulaire et pathologie*, INSERM, J. Libbey Editions, Londres/Paris 1988.

Il existe plusieurs classes d'organisations biologiques, comme le système immunitaire par exemple, dont le comportement est clairement cognitif ? Le système immunologique constitue une formidable autodéfense qui produit les anticorps voués au rejet, destruction, extermination des antigènes envahisseurs. Une telle défense comporte un aspect identitaire capital. En effet, l'étude des processus immunologiques : l'idée de *soi*.

La notion de *soi*, qui comporte en elle-même le principe de l'autoconnaissance de sa propre individualité et la valorisation de cette individualité par rapport à ce qui est *non soi*. L'immunologie nous révèle qu'il s'opère à l'échelle cellulaire une distinction soi/non soi de nature cognitive. Le problème est de savoir si cette discrimination cognitive joue un rôle central dans l'organisation même de l'être vivant.

La cognition est donc une des notions qui doivent redescendre des cimes psycho-sociales aux sous-sols de la vie biologique. Toutefois, l'idée de *cognition biologique* à la fois, s'impose et se refuse aux chercheurs :

÷ L'idée de *cognition biologique* s'impose d'autant que l'organisation à l'échelle biologique comporte du traitement de l'information : on peut dire que « les systèmes vivants sont des systèmes cognitifs et que le processus vivant en tant que tel est un processus de cognition » [377]. L'idée, que l'organisation vivante comporte une dimension cognitive, donne sens et cohérence à l'ensemble des données concernant l'organisation cellulaire.

÷ Mais en même temps, l'idée de *cognition biologique* se refuse aux chercheurs ; car on ne saurait *concevoir* une cognition cellulaire isolable en tant que telle. Elle apporte un apparent non sens à l'idée de cognition puisqu'il s'agit de cognition qui ne se connaît pas elle-même. Elle est inconsciente de sa propre cognition. Toutefois ce n'est pas seulement la cellule vivante, l'animal et le végétal sont aussi inconscients de leur propre cognition. Seul l'homme, et encore pas toujours exacte, a une certaine « connaissance de sa connaissance » [378].

En effet, on a l'habitude de supposer que la dimension cognitive, chez la cellule vivante, ne saurait être dissociée d'opérations organisatrices productives. Une cellule *se reconnaît* dans l'acte même où elle se nourrit, en sachant de quoi se nourrir ; elle se régénère, en sachant comment se régénérer ; elle se reproduit, en sachant comment se reproduire. Mais la cellule ne sait nullement ce qu'elle sait et ne connaît pas ce qu'elle connaît.

C'est du reste parce que la cellule est inhérente et omniprésente en l'organisation vivante que la cognition nous y est invisible en tant que celle à l'échelle microscopique.

---

[377]- H. R. Maturana : *Biology of cognition, biological computer laboratory*, Urbana 1970.
[378]- Edgar Morin : *La méthode. 3. La Connaissance de la Connaissance*, Le Seuil 1986.

C'est parce que nous disposons d'une sphère cognitive supérieure, aux cellules, aux végétaux et aux les autres animaux, que nous pouvons (nous observateurs/concepteurs) déceler la composante cognitive inhérente à l'organisation vivante de façon général.

Repérer un phénomène de *reconnaissance* dans l'être cellulaire apparaît certes comme une véritable projection rétrospective du différencié dans l'indifférencié. Mais une telle projection peut justifier sa nécessité : il serait absurde de nier l'activité cognitive chez un être qui en présente les conditions et les résultats : distinction soi/non soi, extraction d'informations du monde qui l'entour à l'échelle microscopique, etc.

En résumé, la cognition cellulaire (connaissance de *premier type*), inhérente à l'organisation, lui est indistincte. Par contre, la connaissance cérébrale de l'homme (connaissance de *second type*) est relativement autonome, bien qu'étroitement liée à l'action.

Autre différence capitale : la connaissance cellulaire est surtout tournée vers le fonctionnement intérieur de l'organisme qu'elle construit. Elle est myope au milieu ambiant où vit cet organisme ; elle est incapable de s'en faire une représentation. Elle ne peut que détecter les modifications physico-chimiques qui lui sont favorables ou défavorables. L'appareil neuro-cérébral, lui, déploie et développe sa connaissance dans le monde extérieur bien qu'enraciné en profondeur dans l'organisme qu'il contrôle.

Sous-chapitre : 3.2.9

La cognition cellulaire du "temps existentiel" dans l'organisme humain

Le corps humain vit au rythme de 24 heures, mais les horloges externes qui mesurent le "temps physique" n'y sont pas pour grand-chose. Ces horloges sont des prolongements technologiques de l'homme : médiums passifs pour mesurer un *temps physique*, par un certain mécanisme (solaire, hydraulique, mécanique, atomique, etc.)

Mais il existe chez tous les êtres vivants, une horloge interne dans chacune des cellules et des organes, en particulier chez l'homme. Cette horloge interne est un moyen de cognition du "temps existentiel" qui est différent du *temps physique*.

En effet même plongé dans un environnement qui l'isole du monde extérieur, l'individu vit selon un rythme d'environ 24 heures. Sur un patient endormi dans une salle d'isolement temporel, on peut enregistrer par des médiums d'examen médical son rythme cérébral et cardiaque, et l'alternance entre veille et sommeil. Ces enregistrements permettent de déterminer le rythme circadien de ce patient [379].

Jusqu'au milieu des années 1990, cette rythmicité était imputée à une unique horloge interne, située dans une zone précise du cerveau. Aujourd'hui, la preuve est faite que les cellules et la plupart des organes de l'homme renferment eux aussi une horloge [380]. Une multitude d'équipes scrutent le rôle de l'horloge dans le fonctionnement du pancréas, du foie, du cœur, du tissu adipeux, du cerveau, etc. Ainsi la chronobiologie est en train de révolutionner la physiologie et bientôt la médecine.

A la fin du XXe siècle, ce sont les mécanismes moléculaires de l'horloge biologique qui étaient au centre de l'attention. En 1997, on a identifié le gène Clock, le premier gène impliqué dans le fonctionnement de l'horloge circadienne des mammifères. Cela a déclenché une course pour en trouver d'autres, et comprendre leur fonctionnement.

On le sait maintenant que les cellules de la plupart des organes possèdent une horloge intrinsèque : le temps cellulaire est un temps cyclique, circadien. Le mécanisme de la cognition cellulaire du temps est contrôlé

---

[379]- Voir : Dossier : *Horloges cellulaires : comment elles contrôlent nos rythmes et notre santé*, La Recherche N° 488, juin 2014, p. 26-40.

[380]- Voir : Cécile Klingler : *Ces horloges qui rythment notre vie*, Dossier : Horloges cellulaires : comment elles contrôlent nos rythmes et notre santé, La Recherche N° 488, juin 2014, p. 26-31.
- Nicolas Cermakian et Paolo Sassone-Corsi : *Rythmes biologiques : les secrets d'une horloge*, La Recherche N° 338, janvier 2001, p. 38-42.

par un système moléculaire formé d'une quinzaine de gènes. Ce mécanisme rythme le métabolisme des cellules au cours de la journée. Il règle aussi les oscillations de la température corporelle, les secrétions hormonales, l'activité physique et le repos, l'appétit, l'humeur ou encore la perception de la douleur …

Mais il existe une différence majeure entre l'horloge centrale au niveau du cerveau (dans les noyaux supra-chiasmatiques), et les horloges périphériques cellulaires et organiques : la première a le pouvoir de synchroniser les secondes. Comment ? Depuis le début du XXIe siècle, on y travaille, et on n'a pas encore toutes les réponses. On sait que ce contrôle s'exerce de nombreuses manières, par des voies directes et indirectes :

÷ Dans le contrôle par des voies directes, les informations sont transmises soit par des voies nerveuses allant vers l'organe cible, soit par des hormones sécrétées par l'hypophyse, sous contrôle de l'hypothalamus.

÷ Dans le contrôle par des voies indirectes, cela découle du fait que l'horloge centrale rythme l'alternance entre la veille et le sommeil. Or, qui dit veille dit prise de nourriture. Les horaires d'alimentation sont un synchronisateur très puissant des horloges périphériques. Le rythme de prise de nourriture est de loin le facteur dominant dans leur régulation [381].

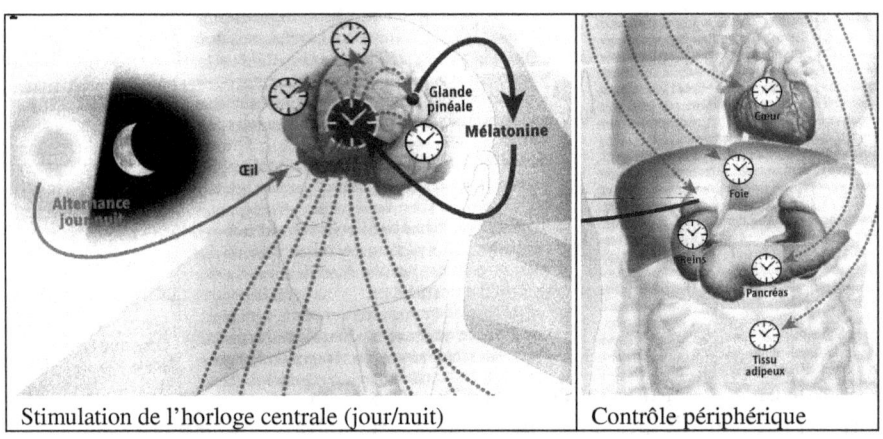

| Stimulation de l'horloge centrale (jour/nuit) | Contrôle périphérique |

÷ L'alternance jour/nuit est détectée par des cellules spécialisées de la rétine de l'œil, activées par la lumière.
÷ L'horloge centrale synchronise les horloges périphériques, localisées dans tous les tissus (y compris différentes zones du cerveau) [Source : La Recherche N° 488, juin 2014].

---

[381]- Voir : Cécile Klingler : *Un organisme réglé comme une pendule*, Dossier « Horloges cellulaires : comment elles contrôlent nos rythmes et notre santé », *La Recherche* N° 488, juin 2014, p. 32-33.

Concernant les horloges périphériques, les chercheurs ont dû se contenter de les étudier soit en utilisant des cultures biologiques de cellules, soit en étudiant des organes prélevés *post mortem*. Mais depuis 2013, il est possible de suivre l'expression circadienne des gènes chez des souris éveillées et libres de leurs mouvements.

Quels sont les mécanismes moléculaires de cette cognition cellulaire du temps ? Au début des années 1970, des généticiens découvrent l'existence d'un gène, qu'ils baptisent *period,* dont les mutations perturbent le rythme circadien des mouches du vinaigre (ou drosophiles). Mais ils ne réussissent pas à comprendre son rôle exact dans l'horloge biologique. C'est en 1984 que les mécanismes moléculaires commencent à s'éclaircir, grâce aux lauréats du prix Nobel 2017 de médecine [382].

En contribuant largement à percer le mystère du fonctionnement du rythme circadien chez la drosophile, ces chercheurs ont fait franchir à leur domaine une étape cruciale. Les biologistes commencent à comprendre ces mécanismes chez les mammifères, et notamment l'homme. Un des résultats importants a été la découverte que, en dehors du corps, les cellules humaines continuaient de vivre avec un rythme circadien.

On s'est ainsi rendu compte du fait que le corps humain n'est pas constitué d'une seule horloge biologique globale (cognition globale du temps) ; mais de plusieurs horloges biologiques autonomes (cognition cellulaire du temps pour chaque organe de l'organisme), toutes commandées et coordonnées par une horloge centrale située dans le cerveau et plus précisément dans une zone de l'hypothalamus baptisée noyau supra-chiasmatique.

Cette horloge centrale se synchronise sur l'environnement en percevant de manière indirecte la lumière reçue par la rétine. Les horloges périphériques, elles, se situent dans chaque cellule de nos organes. Leur mécanisme est semblable à celui de la drosophile : la pulsation est donnée par l'action coordonnée des boucles d'inhibition et d'activation. Il y a deux difficultés pour comprendre le rythme circadien humain. Distinguer l'action de l'horloge centrale de celle des horloges périphériques. Et identifier le rôle des différents gènes, plus nombreux que chez les drosophiles. Ainsi, maîtriser les mécanismes de l'horloge moléculaire permet de mieux comprendre le métabolisme, mais aussi celui des médicaments.

---

[382]- Voir : Michael Young, Michael Rosbash et Jeffrey Hall*, Prix Nobel de Médecine 2017 : *L'horloge biologique nous donne le rythme*, par Donovan Thiébaud, La Recherche N° 531, janvier 2018, p. 16-17.
 * Ces chercheurs ont été récompensés par le prix Nobel 2017, pour leurs travaux ayant permis de mieux comprendre l'*horloge biologique*. Si la prouesse est d'abord génétique, les applications médicales sont nombreuses.
 - Voir aussi : A. Debroise, « l'horloge biologique mène la danse », *La Recherche* hors-série N° 20, décembre 2016/janvier 2017, p. 34.

Comprendre la cognition cellulaire du temps (l'horloge biologique de l'homme) constituera un véritable pas en avant pour la médecine. Des études ont montré que certains médicaments étaient inefficaces, ou plus nocifs, à certains moments de la journée.

La compréhension complète du rythme circadien permettrait de prévoir le moment précis où le traitement sera le plus efficace et le mieux toléré. Ainsi le développement de la médecine en tenant compte du rythme biologique de chacun, pourrait conduire, dans le cas des cancers, à des chimiothérapies plus efficaces, si elles étaient réalisées au « bon » moment de la journée. Par conséquent comprendre la cognition cellulaire du temps se révèle nécessaire pour prévenir ou guérir des maladies.

En effet la plupart des médicaments anticancéreux ciblent les cellules qui prolifèrent, qu'elles soient cancéreuses (les cancers sont caractérisés par une prolifération anarchique) ou saines (la prolifération est limitée à la régénération des tissus, en particulier ceux de la peau, de la muqueuse intestinale, le foie et les cellules sanguines).

Or les divisions cellulaires des cellules saines sont rythmées par la cognition du temps suivant l'horloge circadienne (temps cyclique). Alors que, le plus souvent les cellules cancéreuses ont un trouble de cognition du temps. Elles s'affranchissent de la « société cellulaire » et du rythme du temps cyclique de cette société. Ainsi leur cycle de division est aussi déréglé au point que parfois elles ne présentent plus de rythme circadien.

Par conséquent, alors que les cellules saines sont moins sensibles aux traitements anticancéreux à certains moments de la journée, la sensibilité des cellules cancéreuses à ces traitements reste constante [383].

Autre problème de santé : travailler en horaires décalés dérègle la cognition cellulaire interne du temps et entraine des troubles du métabolisme. Pourquoi ? Parce que cela perturbe l'horloge circadienne (temps cyclique de cellules de l'organisme humain). En effet le métabolisme énergétique en dépend et peut se déréglé [384].

On sait que de nombreuses fonctions cellulaires suivent un cycle circadien : quand on dort, le système digestif ne fonctionne pas comme dans la journée. En fait presque tous les processus métaboliques sont concernés. Nous avons déjà vu les mécanismes cellulaires et moléculaires susceptibles d'expliquer le lien entre perturbation des rythmes (cognition cellulaire du temps) et problèmes de métabolisme.

---

[383]- Voir : Francis Lévi* : *Cancer : frapper au bon moment*, Dossier « Horloges cellulaires : comment elles contrôlent nos rythmes et notre santé », *La Recherche* N° 488, juin 2014, p. 34-36.
* Francis Lévi est pionnier de la chronothérapie, professeur d'oncologie clinique et directeur de recherche dans l'unité « rythmes biologiques et cancers », à l'hôpital de Villejuif.

[384]- Voir : Anne Debroise : *Quand perdre le rythme fait prendre du poids*, Dossier « Horloges cellulaires : comment elles contrôlent nos rythmes et notre santé », *La Recherche* N° 488, juin 2014, p. 37-40.

CONCLUSION

Sur la base biologique de l'espèce humaine (*homo sapiens*), et à travers l'extraordinaire diversification des cultures, l'humanité s'organise en entités géographiques planétaires. Cependant, bien que ces entités communiquent, la grande dérive avait isolé ces sociétés, les unes des autres. Il y avait des cultures variées, multiples, mais asynchrones.

La seule culture, qui peut être commune à toute l'humanité, est la *culture scientifique*. De fait l'ère planétaire moderne s'amorce depuis le début du XIXe siècle, au moment du déferlement de la science et de la technique. Ce déferlement a tendance à recouvrir le globe terrestre avec plusieurs périodes de mondialisation.

Au XXe siècle, la mondialisation des guerres (Première et Deuxième Guerres mondiales, les Guerres du Proche-Orient) à la fois déchire et unifie la planète. Désormais les premiers tissus d'un grand corps se trouvent tissés et retissés par les myriades d'intercommunications et connexions avec les nouvelles technologies aussi bien *énergétiques* (les transports) que les technologies de l'*information*.

Au XIXe siècle, grâce à l'énergie tirée du charbon, puis du pétrole, naît la machine thermodynamique (machine à vapeur, puis moteur à combustion interne), celle des industries *énergétiques* de toutes natures et des déplacements en tous genres, conduisant à une phase d'exploration de la planète et de croissance industrielle. On crée de nouveaux réseaux : chemin de fer, autoroutes, systèmes de transport d'énergie, voies maritimes et aériennes, etc.

En parallèle à cette conquête énergétique fondée sur la découverte des combustibles fossiles (pétrole, gaz), se poursuit un développement accéléré des communications de l'information (ordinateur, télévision par satellite, smartphone, Internet, etc.).

Depuis la découverte de l'imprimerie, l'utilisation du livre imprimé, l'essor de la presse, des médias, le développement du téléphone, de la radio et télévision, etc., des systèmes de stockage de l'information, l'invention de la machine informatique et de l'Intelligence artificielle, on assiste actuellement à une explosion de la diffusion de l'information ...

L'humanité est actuellement en transition d'une logique de matière et d'énergie, donc *thermodynamique* conduisant à des organisations *énergétiques*, à une logique de matière/énergie et information/cognition, donc *cognodynamique* fondée, comme les organisations biologiques et sociales, sur la complémentarité et à la spécialisation, à une différenciation des tissus sociaux nationaux, régionaux et internationaux.

On connaît les avantages de la spécialisation : précision, efficacité, rapidité, fonctionnalité. Mais l'accroissement des qualités organisationnelles au niveau du tout se paie par une perte de qualités au niveau des parties spécialisées. La spécialisation, quand elle affecte un être vivant (cellule dans un organisme, individu dans une société, un Etat-nation de l'humanité, etc.), détermine chez cet être une diminution d'autonomie et une inhibition des compétences ou potentialités.

Du coup, nous voyons que la spécialisation au sein d'une organisation vivante en particulier celle de l'humanité planétaire n'est qu'un aspect d'une complexité organisationnelle où l'être spécialisé dispose de qualités non spécialisées. Or ces qualités non spécialisées sont aussi indispensables que les qualités spécialisées à l'existence du tout.

L'humanité continue sa croissance, par l'ouverture et l'échange. Elle retrouve ainsi un vieux réflexe de l'évolution de la vie lorsqu'elle est menacée : la constitution de réseaux d'échange. Qu'il s'agisse des cellules, des individus ou des sociétés, ou autre, les êtres vivants forment des réseaux d'échange de matière, d'énergie et d'information leur permettant de survivre et de se développer.

Cependant, le système international devient de plus en plus déséquilibré entre les forts et les faibles. Force économique et force militaire sont les clés des rapports internationaux. D'où l'importance de la recherche dans les domaines de la *science du vivant* et la *science du social*.

La recherche est une affaire complexe, dans la pratique ; en effet, un énoncé scientifique valide est un énoncé que la collectivité concernée reconnaît comme tel. Surtout, quand il s'agit de trouver des résultats nouveaux dans le domaine situé sur le *front de la recherche*, les observations sont en quelque sorte *encadrées*, orientées et interprétées par référence à un certain nombre de schémas et hypothèses préalables qui pourront éventuellement être remis en question.

Il est légitime qu'un scientifique se montre en certains cas bon sociologue. Car les sciences, en tant que réalités institutionnelles, ont un fonctionnement dont de nombreux aspects ne peuvent être décrits que dans le cadre de la sociologie, et plus exactement de la sociologie de la connaissance, la philosophie et l'histoire des sciences.

En effet soulignons ce fait à la fois banal et facilement perdu de vue : le chercheur qui veut vraiment trouver est un homme ou une femme qui *investit* beaucoup : il est motivé, il y croit, il se passionne, il mobilise ses énergies, ses connaissances, etc.

D'autre part, les affrontements peuvent surgir ; on peut assurément déplorer qu'ils entraînent un certain gaspillage des forces et détériorent les relations humaines, mais ils permettent le choc des idées et des interprétations, le déploiement des critiques les plus radicales, pour lancer une bonne controverse pour faire émerger une question décisive ! Dans l'histoire des sciences, que ce soit en sciences physiques, biologiques ou anthroposociales, les conflits aigus n'ont pas manqué.

Le système scientifique repose sur la confiance et le consensus ; pratiquement il n'y a pas de critères absolus et rationnels pour savoir, en toutes circonstances, ce qui doit être accepté et ce qui doit être refusé ; de nombreux facteurs jouent, qui ne relevaient pas tous du pur calcul rationnel. Jusqu'où fallait-il croire Darwin en 1859 ? Jusqu'où fallait-il, en 1905, douter de la théorie de Newton et croire Einstein ?

Pour comprendre, cependant, quelles sont les raisons et les difficultés qui nous forcent à introduire un changement dans la conception de la science, nous pouvons se référer à Einstein. Dans son livre *L'évolution des idées en physique*. Einstein a précisé que « nous ne devons pas connaître les indications initiales, mais aussi les conclusions qu'on peut en tirer ... La révolte suivie de succès contre la conception acceptée a pour résultat des développements inattendus et complètement différents, qui devient une source de nouvelles recherches ... ».

En effet, la science est œuvre humaine, faite par des hommes, pour les hommes, entièrement dépendante de l'interaction entre le monde extérieur et les structures de l'esprit humain. De cette façon, les connaissances scientifiques évoluent dans le temps, et les résultats de la recherche scientifique nécessitent très souvent un changement dans la conception de la science.

Dans ce sens Einstein a dit : « les concepts scientifiques sont des créations libres de l'esprit humain et ne sont pas, comme on pourrait le croire, uniquement déterminés par le monde extérieur ... Mais à mesure que les connaissances s'accroîtront, l'image de la réalité deviendra de plus en plus simple et expliquera des domaines de plus en plus étendus des impressions sensibles ... L'imagination scientifique trouve les vieux concepts trop étroits et les remplace par de nouveaux. Le développement continue dans la voie déjà tracée garde son caractère évolutif jusqu'à ce qu'on arrive à un point tournant où un champ nouveau doit être conquis ».

De fait, une révolution scientifique en *science du vivant* est en cours. Mais elle ne peut s'achever avec succès que par une redéfinition du concept d'information/cognition. Autrement dit, il faut une révolution scientifique comparable à celle de Galilée.

De fait, Galilée (1564➤1642), à l'aube de la science moderne en Occident, dans sa conception de l'Univers a redéfini le concept de *mouvement* qui a entraîné que la notion de mouvement soit définie de façon quantitative à la place d'une définition qualitative (définition d'Aristote). Cela a conduit à l'utilisation de la géométrie et le calcul numérique dans les théories scientifiques.

Par conséquent, la redéfinition du mouvement n'était pas seulement une nouvelle idée ; mais elle était la production d'une nouvelle science, d'une nouvelle philosophie, de nouvelles problématiques politiques, autrement dit une production d'un nouveau modèle de civilisation.

De même, mais dans le sens inverse, en redéfinissant le concept d'information/cognition qui était quantitatif (définition donnée par la théorie de l'information par Shannon en 1949), devient qualitatif en premier lieu, en utilisant des mathématiques du qualitatif si nécessaire. Cela pourrait engendrer la production d'une nouvelle conception de la science, d'une nouvelle épistémologie, d'une nouvelle science qui articule la physico-biologie et psychosociologique, d'une nouvelle problématique politique, etc., autrement dit la production d'une nouvelle culture, d'une nouvelle civilisation ...

On voit immédiatement surgir un problème : pour obtenir des résultats comparables à la « science galiléenne » dans les autres domaines de la connaissance, en sciences biologiques et en sciences sociales doit-on employer la démarche propre aux sciences physiques ? Et on fait alors de la physique biologique au la physique sociale, c'est-à-dire qu'on réduit le biologique et le social au domaine physique.

C'est par exemple la conception actuelle de la biophysique, enseignée actuellement dans les facultés de médecine. C'est aussi la visée explicite en sciences économiques et sociales ; et pour beaucoup, « l'économie politique pure est une science physico-mathématique ».

Ou bien doit-on suivre dans les domaines biologique et social une démarche analogue à celle qui a fait le succès des sciences physiques ? Le problème est alors de savoir de quelle façon l'on peut parler d'analogie.

En fait il existe une autre possibilité que d'utiliser les mêmes méthodes que les sciences physiques modernes ou des méthodes analogues. C'est de voir que les sciences physiques elles-mêmes, malgré les prodigieux résultats obtenus dans le domaine des applications technologiques, ont besoin d'une *révolution biologique et sociale*. Autrement dit, les sciences physiques doivent être fécondées par des connaissances et des concepts des sciences biologiques et des sciences psycho-sociales, pour obtenir une nouvelle *science du vivant* et une nouvelle *science du social*.

La spécialisation à outrance a été un dogme à une certaine époque, or nous constatons aujourd'hui que les progrès les plus importants sont le fruit d'une recherche interdisciplinaire. Il en est ainsi de la recherche dans les domaines *du vivant* et *du social* qui voudrait faire tomber bien des barrières artificielles existant entre disciplines différentes.

Finalement, comment remédier à cet état de fait ? Il s'agit surtout de faire appel à l'imagination des chercheurs, de leur demander de prendre conscience des limites des procédures analytiques, de les inviter à une conception synthétique plus *globaliste* des phénomènes qu'ils étudient.

Il faut donc plaidoyer pour l'interdisciplinarité et l'esprit synthétique. L'interdisciplinarité doit permettre d'éviter l'enfermement des disciplines dans des problématiques figées et de stimuler l'ouverture du monde savant.

L'ouverture interdisciplinaire vise non pas à approfondir la maîtrise d'une discipline mais à initier des échanges entre les différentes spécialités. Les chercheurs peuvent ainsi s'initier à des disciplines, pour les uns très éloignées, pour les autres à la frontière de leur propre discipline. Le but est d'élargir l'horizon disciplinaire des chercheurs, par des actions portant sur la culture scientifique générale [385].

Cependant, comme le disait le grand mathématicien, découvreur de la géométrie fractale, Benoît Mandelbrot à juste titre : « L'interdisciplinarité est rarement viable. Quand elle est intellectuellement possible, et c'est rare, elle est pénible à vivre. Or il y a des intuitions fécondes qui ne naîtront jamais que dans l'interdisciplinarité ... » [386].

A vrai dire, on a souvent affirmé depuis déjà les années 1960, la nécessité d'une ouverture disciplinaire, baptisée selon les époques pluri-, multi-, trans- ou interdisciplinaire. Cette relance périodique du sujet s'explique bien sûr par le fait qu'il est difficile de concrétiser ces intentions.

---

[385]- Voir par exemple : *Interdisciplinarité ou culture scientifique ?*, La Recherche N° 245, juillet/août 1992, volume 23, p. 797.
[386]- B. Mandelbrot : *Comment j'ai découvert les fractales*, La Recherche N° 175, mars 1986, Volume 17, p. 420-424.

En particulier, les institutions de recherche savent mal gérer les travaux aux interfaces de différents champs. Ces difficultés se cristallisent dans l'évaluation de la recherche. Est-il possible de trouver une nouvelle procédure d'évaluation de la recherche ?

En effet, « les procédures idéales d'évaluation de la recherche ont deux propriétés : elles sont *légitimes*, c'est-à-dire qu'elles sont reconnues par la communauté et les institutions scientifiques ; elles sont *pertinentes*, c'est-à-dire qu'elles permettent de juger vraiment au fond les recherches. Les modalités *légitimes* sont aujourd'hui le décompte des publications dans les revues réputées et le jugement par les pairs. Elles sont *pertinentes* pour les disciplines établies ; mais elles ne le sont guère pour les recherches interdisciplinaires ou celles qui remettent en cause les normes établies » [387].

L'épistémologie aidera-t-elle les chercheurs à franchir les frontières de leurs disciplines ? Il s'agit de faire en sorte que l'acquisition d'une compétence technologique et scientifique soit assortie de l'acquisition d'une compétence de réflexion sur les travaux que l'on fait [388].

Certains chercheurs ont souligné le temps qu'il faut *perdre* pour engager une vraie démarche interdisciplinaire. Perte de temps qui leur paraît en contradiction avec le mode d'évaluation : l'évaluation par une commission représentative d'une unique discipline est défavorable au chercheur qui travaille aux frontières de plusieurs disciplines [389].

Le développement harmonieux des domaines interdisciplinaires ne se fera que si les hommes prouvent qu'ils sont capables de modifier certains de leurs comportements et si les organismes de recherche savent adapter les règles administratives.

L'interdisciplinarité est souvent commentée avec faveur. Encore fallait-il éviter qu'elle ne tourne à la tour de Babel ? Un principe fondamental de gestion des recherches aux interfaces des différents champs scientifiques, voulait que l'interdisciplinarité ne consiste pas simplement à juxtaposer quelques morceaux de savoir : elle implique l'élaboration des *concepts nouveaux* pour articuler entre elles les connaissances issues de ces différents champs. Dans cette démarche, les concepts importés prennent une nouvelle signification dans une articulation nouvelle.

Pour que de telles recherches progressent avec une certaine chance de succès, elles doivent être entreprises par des équipes transdisciplinaires.

---

[387]- M. Berry : *L'interdisciplinarité : un objectif difficile à concrétiser*, La Recherche N° 228, janvier 1991, volume 22, p.66-68.

[388]- Voir par exemple : *Réflexions sur le vivant*, La Recherche N°253, avril 1993, Volume 24, p. 368-369.

[389]- Jean-Gabriel Ganascia : *Les dangers d'un recours abusif à l'évaluation par les pairs*, La Recherche N° 534, avril 2018, p. 98.

Mais une conception de ce genre ne se fera pas en un jour. A la différence des systèmes philosophiques, dont chacun fut l'œuvre d'un *homme de génie* et se présenta comme un bloc, à prendre ou à laisser, elle ne pourra se constituer et se construire que par l'effort collectif et progressif de bien des penseurs, de bien des observateurs aussi, se complétant, se corrigeant, se redressant les uns les autres.

Par conséquent, nos travaux dans ce domaine ne visent pas à résoudre tout d'un coup les plus grands problèmes. Ils voudraient simplement définir l'orientation épistémologique, méthodologique et éthique.

Ainsi, si l'amélioration de la culture générale des chercheurs est sûrement un préalable à l'interdisciplinarité, une révision de certains modes de fonctionnement de l'enseignement et de la recherche ne le serait pas moins.

Culture humaniste et science moderne paraissent souvent se développer séparément et sans action directe et réciproque. Cependant, la culture au cours de l'histoire a passé par plusieurs phases : la culture scientifique va-t-elle tout emporter ? De fait, s'agissant de la science moderne à laquelle tout le monde avait pourtant accordé une place importante, on ne peut dire qu'elle n'est pas humaniste. Ce qu'il faut dire, c'est que dans l'état actuel des choses, *il manque une synthèse centrée sur l'homme et non pas sur les technologies* de l'intelligence artificielle.

Il serait donc, inéluctable que l'enseignement scientifique, et à toutes les étapes de l'existence de l'homme, ne soit plus confié aux seuls mathématiciens, physiciens, biologistes, technologues, etc., *spécialistes* dans leurs domaines ; mais aussi à des *généralistes*, qui dispenseraient en quelque sorte une *science des sciences* : épistémologie et histoire des sciences et des technologies, reliant à un tout la connaissance scientifique, ce que n'en forme que les parties.

Ainsi se forme un fond commun d'idées une sorte de *religion humaine*, reliant les modernistes par leurs connaissances respectives : une sorte de *science générale* fédérant les sciences particulières, qui remplacera en partie les *connaissances littéraires et religieuses* actuelles.

Que penser alors de la querelle des deux cultures où s'affrontent *littéraires/artistes* et *scientifiques/technologues* ? Observant l'écart croissant entre littéraires et scientifiques, les premiers se flattent d'ignorer le « deuxième principe de la thermodynamique » et les seconds ignorent « l'œuvre littéraire et scientifique de Goethe », nous pouvons dire que, à l'ère de la biologie, de la génétique, de l'électronique, de l'ordinateur, personne ne doit ignorer ces problèmes. Mais les lettres et les arts gardent une valeur irremplaçable pour la formation de l'esprit/cerveau.

Il s'agit donc d'une fausse querelle entre *sciences* et *arts*, une complémentarité et une coopération doivent s'opérer. Aussi bien, l'univers d'aujourd'hui témoigne d'une science omniprésente dans la vie quotidienne : les grands problèmes scientifiques doivent donc être réintroduits dans la réflexion de chacun et s'inséreront dans la *culture* personnelle et générale de la société.

Qu'est-ce que donc un « esprit cultivé » ? C'est celui qui a traversé un grand nombre d'apprentissages et de réflexions et qui peut regarder le monde qui l'entoure d'un grand nombre de points de vue. Ainsi, la *culture* sera proportionnelle à la quantité et à la qualité des catégories de connaissance dont dispose une intelligence, c'est-à-dire un esprit/cerveau humain. De même, le véritable développement culturel d'une société se mesure à la quantité et à la qualité des rapports et des relations mutuelles entre les membres qui la constituent.

BIBLIOGRAPHIE
(Pour en savoir plus)

■ La science du vivant :
(Théorie cognodynamique, qui considère les être vivants, et plus particulièrement les êtres humains et les sociétés d'êtres humains, comme des systèmes *cognodynamiques*, échangeant de la matière, de l'énergie et de l'information)

☞Fourati A. : *La sociologie et l'histoire, à la lumière des nouvelles technologies*, Sfax (Tunisie), 1ère édition, Printemps 2006, 258 pages. [Livre broché, publié à compte de l'auteur, ISBN : 9973-17-587-5].

☞Fourati A. : *Introduction à l'étude de l'information médicale*, Tunis: Centre de Publication Universitaire, 1ère édition, 1998, 306 pages. [Livre broché, publié à compte de l'éditeur, ISBN: 9973-937-25-2, Code: M 05501].

☞Fourati A. : *Pour une nouvelle science du vivant. Contre la science galiléenne*, Sfax (Tunisie), 1ère édition, 1995, 326 pages. [Livre broché, publié à compte de l'auteur, ISBN: 9973-17-587-5].

■ Epistémologie et éthique de la science du vivant :
(Philosophie, histoire des sciences de la vie et sociologie bio-physique)

☞Abiteboul S. : *Un robot dans la robe des juges*, La Recherche N° 531, janvier 2018, p. 35.

☞Arsac J. : *Les machines à penser. Des ordinateurs et des hommes*, Editions du Seuil, 1987.

☞Arsac J. : *A propos de l'informatique*, Communio, 1983, VIII, 4, p. 54-61.

☞Article : *Réflexions sur le vivant*, La Recherche N°253, avril 1993, vol. 24, p. 368-369.

☞Article : *Interdisciplinarité ou culture scientifique ?*, La Recherche N° 245, juillet/août 1992, vol. 23, p. 797.

☞Bernard C. : *Introduction à l'étude de la médecine expérimentale*, Champs/ Flammarion, 1984.

☞Berry M. : *L'interdisciplinarité : un objectif difficile à concrétiser*, La Recherche N° 228, janvier 1991, volume 22, p.66-68.

☞Blondel V. (entretien) : « *Nous étudions de nouveaux objets scientifiques* », Dossier : Les promesses du Big Data, La Recherche N°482, décembre 2013, p. 28-30.

☞Breton Ph. : *Le premier ordinateur copiait le cerveau humain*, La Recherche N° 290, septembre 1996, p. 80-83.

☞Breton Ph. : *Une histoire de l'informatique*, éditions du Seuil, Collection Points Sciences, 1990.

☞Brillaud R. : *Humanoïde je t'aime, moi non plus*, Dossiers de la Recherche N° 8 : Intelligence artificielle. Et l'intelligence vint aux robots, février/mars 2014, p. 59-65.

☞Brynjolfsson E. (entretien) : « *Les technologies progressent vite et les décideurs sont dépassés* », Dossier : Dans la tête des robots, Le Monde Hors-série N° 60, mars/mai 2018, p. 27.

☞Cariou G. : *L'apprentissage profond bouleverse les sciences*, Dossier : *L'Intelligence artificielle transforme les sciences*, La Recherche N° 529, novembre 2017, p. 42-47.

☞Cariou G. et Bousquet A. : *Entrez dans la fabrique des génies*, Dossiers de la Recherche N° 8 : Intelligence artificielle. Et l'intelligence vint aux rebots, février/mars 2014, p. 48-58.

☞Cazenave T. : *L'Intelligence artificielle, bluffante au poker*, La Recherche N° 531, janvier 2018, p. 55-56.

☞Chatila R. (entretien) : « *Le robot n'est pas juste une mécanique, aussi bien conçue soit-elle* », Dossier : Dans la tête des robots, Le Monde Hors-série N° 60, mars/mai 2018, p. 6-11.

☞Decuyper A. et Blondel V. : *Une vie privée est-elle encore possible*, Dossier : Les promesses

du Big Data, La Recherche N°482, décembre 2013, p. 38-42.
- Dubarle D. : *Vers la machine à gouverner*, Le Monde, 28 décembre 1948.
- Escande J.-P. : *Mirages de la médecine*, Editions Albin Michel, 1987.
- Eudes Y. : *Des "juges virtuels" dans les tribunaux*, Dossier : Dans la tête des robots, Le Monde Hors-série N° 60, mars/mai 2018, p. 30-31.
- Ey H. : *La naissance de la médecine*, Paris: Masson, 1981.
- Falier B. : *L'ordinateur et les jeux de l'esprit*, La Recherche N° 170, octobre 1985, vol. 16, p. 1164-1174.
- Foucault M. : *La naissance de la clinique*, 1ère édition PUF 1963, Cérès Editions Tunis, collection Idéa, 1995.
- Forest J. : *Devenir créatif, mode d'emploi*, La Recherche N° 529, novembre 2017, p. 38.
- Fagot Largeault A. : *La simulation du raisonnement médical*, La Recherche N° 170, Spécial : L'intelligence artificielle, octobre 1985, volume 16, p. 1176-1187.
- Ganascia J.-G. : *Les machines autonomes par-delà le bien et le mal*, La Recherche N° 537-538, juillet/août 2018, p. 97-100.
- Ganascia J.-G. : *Les dangers d'un recours abusif à l'évaluation par les pairs*, La Recherche N° 534, avril 2018, p. 98.
- Ganascia J.-G. : *Le logiciel contestable qui vise à lire l'homosexualité sur les visages*, La Recherche N° 530, décembre 2017, p. 98.
- Ganascia J.-G. : *Moratoire sur les robots tueurs : bonne conscience et mauvaise foi*, La Recherche N° 529, novembre 2017, p. 98.
- Gaudillière J.-P. : *Le siècle de la biomédecine*, Sciences humaines N° 141, août/ septembre 2003, p. 20-21.
- Grémy F. et Bouckaert A. : *L'institution médicale mise en cause*, La Recherche N°273, février 1995, vol. 26, p. 204-207.
- Grémy F. : *Informatique médicale : Introduction à la méthodologie en médecine et santé publique*, Editions Médecine-Sciences, Flammarion, Paris 1987.
- Grémy F. et Pages J. C. : *Médecine Informatique: bilan et perspective*, Communication faite à la faculté de Médecine de Sfax - Tunisie, le mardi 22 mai 1984.
- Grémy F. : *Avenir et signification de la médecine informatique*, La Nouvelle presse médicale, 5 avril 1980, 9, N° 16, p. 1116-1120 et 12 avril 1980, 9, n° 17, p. 1192-1197.
- Hamburger J. : *L'aventure humaine*, Paris: Champs/Flammarion, 1992.
- Hamburger J. : *Demain les autres. L'aventure médicale en contrepoint de l'aventure humaine*, Flammarion 1979.
- Hamburger J. : *La puissance et la fragilité. Essai sur les métamorphoses de la médecine et de l'homme*, Collection Points Sciences humaines, Paris: Flammarion, 1972.
- Haugeland J. : *L'esprit dans la machine. Fondements de l'intelligence artificielle*, Editions Odile Jacob, Paris 1989.
- Herzlich C. : *De la médecine triomphante à l'ère des doutes*, La Recherche, supplément au N°281: « La santé et ses métamorphoses », novembre 1995, p.32-34.
- Illich I. : *Némésis médicale. L'expropriation de la santé*, Collection Points, Paris: Editions du Seuil, 1975, 222 pages.
- Isabelle D. : *Une discipline en quête d'un statut : la Biophysique*, La Recherche N°71, octobre 1976, Vol. 7, p.854.
- Lima P. : *La lente marche des robots assistants*, Dossier : Dans la tête des robots, Le Monde Hors-série N° 60, mars/mai 2018, p. 66-67.
- Lima P. : *L'infirmière, le patient et l'ami Pepper*, Dossier : Dans la tête des robots, Le Monde Hors-série N° 60, mars/mai 2018, p. 70-71.
- Macluhan M. : *Pour comprendre les médias. Les prolongements technologiques de l'homme*, Bibliothèque Québécoise sciences humaines, 1993.
- Mallat S. (entretien) : *« Le domaine des sciences des données est tout juste en train de se cristalliser »*, La Recherche N°532, février 2018, p. 4-9.
- Mandelbrot B. : *Comment j'ai découvert les fractales*, La Recherche N° 175, mars 1986, Volume 17, p. 420-424.

☞ Moatti J.-P. : *Le temps des choix tragiques*, La Recherche, supplément au N°281 : « La santé et ses métamorphoses », novembre 1995, p. 29-32.
☞ Monod J. : *Le hasard et la nécessité. Essai sur la philosophie naturelle de la biologie moderne*, Editions du Seuil 1970.
☞ Moreau R. : *Ainsi naquit l'informatique. Histoire des hommes et des techniques*, 4ᵉ édition, Editions Dunod, Bordas 1987.
☞ Neumann (von) J. : *L'ordinateur et le cerveau*, éditions Champs/Flammarion, 1996.
☞ Neumann (von) K. : *Préface à John von Neumann : L'ordinateur et le cerveau*, éditions Champs/Flammarion, 1996
☞ Oudeyer P.-Y. : *Le roboticien des sciences humaines*, La Recherche spécial N° 500, juin 2015, p. 50-52.
☞ Poline J.-B. et al. : *Quelle confiance accorder aux images du cerveau en action ?*, Pour la Science N° 338, décembre 2005, p. 138-142.
☞ Rovire D. : *Les trajectoires disjointes de deux théoriciens*, Les Cahiers de Science&Vie Hors-série N° 36 : Qui a inventé l'ordinateur ?, décembre 1996, p. 66-81.
☞ Rosnay (de) J. : *L'homme symbiotique. Regards sur le troisième millénaire*, Editions du Seuil, mars 1995, p. 18-20.
☞ Sicard D. : *Un effacement progressif*, La Recherche, Hors-série N°12 : « Le Corps humain de A à Z », juillet/septembre 2003, p. 22-23.
☞ Sicard D. : *La médecine sans corps. Une nouvelle réflexion éthique*, éditions Plon, 2002.
☞ Sinding C. : *Un modèle en morceaux*, La Recherche, supplément au N°281: « La santé et ses métamorphoses », novembre 1995, p. 4-7.
☞ Thom R. : *Paraboles et catastrophes*, Flammarion 1983.
☞ Thom R. : *Stabilité structurelle et morphogenèse*, 1972.
☞ Thuillier P. : *Stéphane Leduc a-t-il créé la vie?*, La Recherche N°85, janvier 1978, volume 9, p. 51-56.
☞ Thuillier P. : *Goethe l'hérésiarque*, La Recherche N°64, Février 1976, Vol. 7, p. 145-155.
☞ Thuillier P. : *Comment est née la biologie moléculaire ?*, La Recherche, Mai 1972 ; et dans La Recherche en biologie moléculaire, Société d'Editions scientifiques 1975.
☞ Tual M. et Larousserie D. : *L'intelligence artificielle entre promesses séduisantes et risques réels*, Dossier : Dans la tête des robots, Le Monde Hors-série N° 60, mars/mai 2018, p. 14-17.
☞ Tual M. : *Pourquoi il est si difficile de créer un robot à l'image de l'homme*, Dossier : Dans la tête des robots, Le Monde Hors-série N° 60, mars/mai 2018, p. 72-73.
☞ Villani C. (entretien) : *« L'intelligence artificielle est l'affaire de tout le monde »*, Dossier : Dans la tête des robots, Le Monde Hors-série N° 60, mars/mai 2018, p. 36-37.
☞ Vitrac B. : *Médecine et philosophie au temps d'Hippocrate*, Collection Histoires de science, Paris: Presses Universitaires de Vincennes, 1989, 190 pages.
☞ Winckler M. : *Le pouvoir du médecin est exorbitant*, Sciences et Avenir, octobre 2005, p. 48-51.

■ Biologie des systèmes cognitifs cellulaires et moléculaires :
(Neurosciences, génétique, théorie de la communication cellulaire, biomimétique)

☞ Arribart H. et Bensaude-Vincent B. : *Les beautés du vivant défient les chimistes*, La Recherche N° 325, novembre 1999, p. 56-61.
☞ Assan R. : *Les diabètes sucrés : les maladies métaboliques par erreur de l'information*, Colloque INSERM 1988, p. 22.
☞ Bach J. F. : *Auto-immunité de la reconnaissance du soi*, Colloque INSERM 1988, p. 180.
☞ Bach J. F. : *Prix Nobel de médecine 1980 : Les pionniers de l'immunogénétique*, La Recherche N°117, décembre 1980, Volume 11, p. 1434-1435.
☞ Barré-Sinoussi F. (entretien) : *« Pour guérir un jour du sida, il faudrait éliminer les réservoirs viraux des cellules »*, La Recherche N° 530, décembre 2017, p. 5-9.
☞ Bockaert J. : *Les récepteurs membranaires*, La Recherche N° 179, juillet/août 1986, vol. 17, p. 892-900.

- Brachet P. et Courtois Y. : *Prix Nobel de physiologie et de médecine 1986 : Les facteurs de croissance à l'honneur*, La Recherche N° 183, décembre 1986, Volume 16, p. 1554-1556.
- Breton F. : *Les prix Nobel 1994 : Les protéines G, substances clés de la communication cellulaire*, La Recherche N° 271, décembre 1994, volume 25, p. 1300.
- Calvet L.-J. : *Communication cellulaire et sciences humaines : le point de vue du linguiste*, INRSERM, Londres/Paris 1988.
- Capron A. et Dessaint J. P. : *Parasites : leurres de la communication cellulaire*, Colloque INSERM 1988, p. 211.
- Changeux J. P. : *Neurosciences et pathologie*, Colloque INSERM 1988, p.12.
- Cecatty M. : *Conversations cellulaires et communications humaines*, Editions du Seuil, 1991.
- Cermakian N. et Sassone-Corsi P. : *Rythmes biologiques : les secrets d'une horloge*, La Recherche N° 338, janvier 2001, p. 38-42.
- Chêne P. : *Une molécule au cœur des mécanismes du cancer*, La Recherche N° 323, septembre 1999, p. 46-50.
- Chopouthier G. : *Des molécules pour la mémoire*, La Recherche N°192, octobre 1987, vol. 18, p.1258-1260.
- Dauchin A. : *L'étrange monotonie des récepteurs membranaires*, La Recherche N°185, février 1987, volume 18, p. 262-264.
- Debroise A. : L'horloge biologique mène la danse, *La Recherche* hors-série N° 20, décembre 2016/janvier 2017, p. 34.
- Debroise A. : *Bébés, câblés pour la bonté*, Dossier : Comment l'empathie naît chez l'homme, La Recherche spécial N° 500, juin 2015, p. 24-28.
- Debroise A. : *Quand perdre le rythme fait prendre du poids*, Dossier « Horloges cellulaires : comment elles contrôlent nos rythmes et notre santé », *La Recherche* N° 488, juin 2014, p. 37-40.
- Debru C. : *L'esprit des protéines. Histoire et philosophie biochimiques*, Hermann, éditeurs des sciences et des arts, 1983.
- Dossier de La Recherche, spécial cerveau : *Comment notre cerveau perçoit le monde*, La Recherche N° 477, juillet/août 2013, p. 36-84.
- Dossier *Les Cahiers de Science&Vie* N°58, Dossier : « La découverte des neurones », août/septembre 2000, p. 37-81.
- Dossier de La Recherche : *La mémoire*, numéro spécial de La Recherche N° 267, juillet/août 1994, vol. 25, p. 723-841.
- Dossier de La Recherche : *Les défenses du corps*, La Recherche N° 177 (numéro spécial), vol. 17, 1986.
- Dunon D. et Imhof B. A. : *Inflammation et cancer : les cellules « passe-muraille »*, La Recherche N° 283, janvier 1996, p. 64-68.
- Durand R. : *Le code postal des protéines mitochondriales*, La Recherche N°194, décembre 1987, volume 18, p. 1542-1543.
- Fantini B. : *Jacques Monod et les origines de la biologie moléculaire*, La Recherche N°218, février 1990, vol. 21, p. 180-187.
- Ford B. J. : *Ce qu'observent les premiers microscopistes*, La Recherche N° 126, Octobre 1981, Volume 12, p. 1147-1149.
- Germain M. : *Des ciseaux moléculaires contre le sida*, La Recherche N° 500, juin 2015, p. 13.
- Gressentis A. : *Le mimétisme moléculaire*, La Recherche N° 199, mai 1988, vol. 19, p. 670-671.
- Hosseini M. W. : *La catalyse supramoléculaire*, La Recherche N°206, Janvier 1989, vol. 20, p. 29-32.
- Hull D. L. : *Génétique et réductionnisme*, La Recherche N°87, Mars 1978, vol. 9, p. 220 -227.
- Jacob F. : *La logique du vivant. Une histoire de l'hérédité*, Paris, Gallimard 1970, Fayard 1978.
- Jacob P. : *Communication cellulaire et pathologie. Le point de vue de l'épistémologie*, INSERM, Londres/Paris 1988.
- Kellogg R. M.: *Les enzymes artificielles*, La Recherche N°156, juin 1994, vol. 15, p. 820-829.

- Klingler C. : *Ces horloges qui rythment notre vie,* Dossier : Horloges cellulaires : comment elles contrôlent nos rythmes et notre santé, La Recherche N° 488, juin 2014, p. 26-31.
- Klingler C. : *Un organisme réglé comme une pendule,* Dossier « Horloges cellulaires : comment elles contrôlent nos rythmes et notre santé », *La Recherche* N° 488, juin 2014, p. 32-33.
- Kordon C. et Degos L. : *Communication cellulaire et pathologie,* INSERM, John Libbey Eurotext, London/Paris 1988.
- Lecocq A. L. : *Génétique de la diversité des anticorps,* La Recherche N° 93, octobre 1978, vol. 9, p. 906-909.
- Lehn J. M. : *La chimie supramoléculaire,* La Recherche N°127, novembre 1981, vol. 12, p. 1213-1223.
- Lethuillier A. : *Les abzymes : des anticorps convertis en enzymes,* La Recherche N° 187, avril 1987, vol. 18, p. 516-517.
- Lévi F. : *Cancer : frapper au bon moment,* Dossier « Horloges cellulaires : comment elles contrôlent nos rythmes et notre santé », *La Recherche* N° 488, juin 2014, p. 34-36.
- Levy J. P. : *Courts-circuits du mécanisme du couplage : les oncogènes,* Colloque INSERM 1988, p.200.
- Louvard D. : *Les prix Nobel 1985 : La biologie cellulaire pivot de la médecine expérimentale,* La Recherche N°172, décembre 1985, vol. 16, p. 1517-1518.
- Lwoff A. : *L'ordre biologique,* Editions Laffont 1969.
- Plata F. et Wain-Hobson S. : *Sida : immunité et vaccins,* La Recherche N°193, Novembre 1987, vol.18, p. 1320-1331.
- Popot J. L. : *La structure des protéines membranaires,* La Recherche N°192, octobre 1987, vol. 18, p. 1170-1181.
- Robert L. : *Les horloges biologiques. Histoire naturelle du vieillissement : de la cellule à l'homme,* Champs/Flammarion, 1ère édition 1989, nouvelle édition revue et augmentée 1996.
- Roques B. : *Médicaments et mimes de signaux,* Colloque INSERM 1988.
- Rosnay (de) J. : *L'aventure du vivant,* Editions du Seuil 1988.
- Rougeon F. : *Prix Nobel de médecine 1987 : La grammaire du système immunitaire,* La Recherche N°194, Décembre 1987, vol. 18, p. 1524-1525.
- Schrödinger E. : *Qu'est-ce que la vie ?,* Club Français du livre Paris 1949.
- Schwartz K. : *Expression génétique des cellules cardiaques et signaux mécaniques,* Colloque INSERM 1988, p.57.
- Seligmann M. : *Diversité des anticorps et phénomènes de reconnaissance,* Colloque INSERM 1988, p. 36.
- Sperber D. : *Communication cellulaire et pathologie : le point de vue de l'Ethnologue,* INSERM, London-Paris 1988.
- Stevens P. : *Les formes dans la nature,* Editions du Seuil 1978.
- Szyf M. : *L'enzyme qui contrôle le silence des gènes,* La Recherche N° 324, octobre 1999, p. 56-62.
- Tambourin P. : *Prix Nobel de physiologie et de médecine 1989 : La percée des gènes du cancer,* La Recherche N° 216, Décembre 1989, vol. 20, p.1517-1518.
- Truffa-Bachi P. et Bordenave G. : *Prix Nobel de médecine 1984 : l'immunologie de nouveau à l'honneur,* La Recherche N° 161, décembre 1984, vol. 15, p. 1570-1571.
- Vert J.-P. : *Quand les algorithmes font parler l'ADN,* Dossier : L'intelligence artificielle transforme les sciences, La Recherche N° 529, novembre 2017, p. 48-52.
- Young M., Rosbash M. et Hall J. : *Prix Nobel de Médecine 2017 : L'horloge biologique nous donne le rythme,* par Donovan Thiébaud, La Recherche N° 531, janvier 2018, p. 16-17.

■ Biologie des systèmes cognitifs végétaux et animaux :
(La cognition végétale et animale)

☞ Avarguès-Weber A. : *L'intelligence des abeilles*, Pour la Science N° 429, juillet 2013, p. 20-27.
☞Braly J.-Ph. : *Alerte électrique chez les plantes*, La Recherche N° 483, numéro spécial : Le Top 10 des découvertes de l'année 2013, janvier 2014, p. 54-56.
☞Ciocchi S. et al. : *La peur, un mode d'apprentissage*, La Recherche N° 449, Dossier : Comment le cerveau apprend, février 2011, p. 44-47, d'après Nature, 468, 277, 2010.
☞Debroise A. : Neurobiologie : *Les faux souvenirs ressemblent aux vrais*, La Recherche N° 483, numéro spécial : Le Top 10 des découvertes de l'année 2013, janvier 2014, p. 36-40.
☞Briet S. : *L'abeille et la fleur, liées depuis cent millions d'années*, Sciences et Avenir, Hors-série N° 175 : La vie extraordinaire des abeilles, juillet/août 2013, p. 24-29.
☞Chauveau L. : *Les plantes bougent : Des exploratrices accrocheuses*, Science et Avenir, Hors-série N° 189 : La vie secrète des plantes, avril/mai 2017, p. 44-45.
☞Haït J.-F. : *Les plantes bougent : Lève-toi et pousse !*, Science et Avenir, Hors-série N° 189 : La vie secrète des plantes, avril/mai 2017, p. 36-40.
☞Haït J.-F. : *Une petite bête à la tête bien faite*, Science et Avenir, Hors-série N° 175 : La vie extraordinaire des abeilles, juillet/août 2013, p. 14-18.
☞Haït J.-F. : *Un insecte social jusque dans ses gènes*, Science et Avenir, Hors-série N° 175 : La vie extraordinaire des abeilles, juillet/août 2013, p. 19-21.
☞Haït J.-F. : *Quand les éclaireuses mènent la danse*, Science et Avenir, Hors-série N° 175 : La vie extraordinaire des abeilles, juillet/août 2013, p. 22-23.
☞Mancuso S. (interview). : *Les plantes : « Nous sommes face à une prodigieuse intelligence en essaim … »*, Science et Avenir, Hors-série N° 189 : La vie secrète des plantes, avril/mai 2017, p. 72-73.
☞Theraulaz G. et Jost C. : *Termites et fourmis, ces génies bâtisseurs*, Dossier : *Systèmes complexes. Le monde en équations*, La Recherche, N° 537-538, juillet/août 2018, p. 46-48.
☞Theraulaz G. et al. : *Les insectes architectes ont-ils leur nid dans la tête ?*, La Recherche N° 313, octobre 1998, p. 84-90.
☞Vernoux T. et al. : *Quand les plantes font des maths*, Pour la Science N° 490, août 2018, p. 26-35.

■ Sciences humaines de la cognition :
(Méthode, théorie de la connaissance, psychologie cognitive, linguistique, logique)

☞Abadie J. : *La lecture recycle nos neurones*, La Recherche N° 449, Dossier : Comment le cerveau apprend, février 2011, p. 44-47.
☞Adolphs R. et Anderson D. J., *« Les émotions doivent être étudiées en fonction des effets qu'elles produisent »*, Dossier : *La neuroscience des émotions*, La Recherche N° 534, avril 2018, p. 40-45.
☞Andler D. : *Les sciences cognitives et leurs rapports avec les neurosciences*, dans « Communication cellulaire et pathologie », INSERM, John Libbey Eurotext London-Paris 1988.
☞Atlas : *Comment fonctionnent nos sens*, Dossier spécial cerveau : *Comment notre cerveau perçoit le monde*, La Recherche N° 477, juillet/août 2013, p. 62-63.
☞Bergson H. : *La Pensée et le Mouvant. Essais et conférences*, Paris, Félix Alcan, coll. Bibliothèque de philosophie contemporaine,1934.
☞Bergson H. : *Durée et Simultanéité. À propos de la théorie d'Einstein*, Paris, Félix Alcan, coll. Bibliothèque de philosophie contemporaine, 1922
☞Bergson H. : *Evolution créatrice*, Editions Quadrige/PUF, première édition 1907, 4e édition 1989.
☞Bergson H. : *Matière et mémoire. Essai sur la relation du corps à l'esprit*, Paris, Félix Alcan, coll. Bibliothèque de philosophie contemporaine, 1896.

- Bergson H. : *Essai sur les données immédiates de la conscience*, Paris, Félix Alcan, coll. Bibliothèque de philosophie contemporaine,1889.
- Borille M. : *La postérité scientifique de Goethe*, La Recherche N°68, Juin 1976, p. 590.
- Brazier M. A. B. : *La neurobiologie, du vitalisme au matérialisme*, La Recherche N°83, novembre 1977, Volume 8, p. 965-972.
- Cariou G. : *Comment le cerveau reconnaît les visages*, La Recherche N° 531, janvier 2018, p. 63.
- Dennett C. : *Daniel C. Dennet : L'âme et le corps ? No problem* !, La Recherche N° 323, septembre 1999, p. 102-104.
- Diderot : *Le Rêve de d'Alembert et autres écrits philosophiques*, Editions le livre de Poche 1984.
- Heyer E. : *La culture influence le profil génétique des populations*, Dossier : « Comment l'Homme continue d'évoluer », La Recherche N° 536, juin 2018, p. 42-46.
- Houdé O. : *Raisonner, c'est inhiber nos intuitions*, La Recherche N° 484, février 2014, p. 66-69.
- Laplane D. : *Controverse : existe-t-il une pensée sans langage*, La Recherche N° 325, novembre 1999, p. 62-67.
- Kosslyn S. M. : *Les images mentales*, La Recherche N° 108, février 1980, Volume 11, p. 156-163.
- Lieury A. : *La mémoire, résultats et théories*, Dessart et Mardeg Editeurs, Bruxelles 1975.
- Mehler J. : *Quand la science du comportement devient psychologie de la connaissance*, La Recherche N° 100, Mai 1979, Volume 10, p. 540 -541.
- Monnier E. : *Des patients opérés éveillés*, Science&Vie Hors-série N° 282 : Chirurgie : tout à changer, avril 2018, p. 70-81.
- Monton J. : *Lexique interne*, La Recherche N°143, Avril 1983, Volume 14, p. 474-481.
- Morin E. : *Introduction à la pensée complexe*, Collection communication et complexité, dirigée par Jacques-Antoine Malarewicz, ESF éditeur, Paris 1990, 5e tirage 1994.
- Morin E. : *Science avec conscience*, Collection Points, Fayard/Editions du Seuil, 1990.
- Morin E. : *La méthode, 1. La nature de la Nature*, Editions du Seuil 1977.
- Morin E. : *La méthode. 3. La Connaissance de la Connaissance*, Le Seuil 1986.
- Morin E. : *Pour sortir du XXe siècle*, Edition Fernand Nathan, Paris 1981
- Morin E. et Piattelli-Palmarini M. : *L'unité de l'homme. 3. Pour une anthropologie fondamentale*, Editions du Seuil 1974.
- Pelt J.-M. : *Dieu de l'Univers. Science et foi*, Fayard 1995, p. 73.
- Piaget J. : *Le langage et la pensée chez l'enfant*, Neuchâtel et Paris, Delachaux et Niestlé, 1923.
- Piattelli-Palmarini M. : *Théories du langage, théories de l'apprentissage : Le débat entre J. Piaget et Noam Chomsky*, Editions Seuil, 1979.
- Sander D. et al. : *Nos facultés cognitives sous influence*, Dossier : *La neuroscience des émotions*, La Recherche N° 534, avril 2018, p. 50-54.
- Shapin S. : *Etre ou ne pas être antiscientifique*, La Recherche N° 319, avril 1999, p. 72-79.
- Shapin S. : *Descartes médecin et les thérapies de la raison*, La Recherche N° 338, janvier 2001, p. 56-60. Republié dans *La Recherche*, Hors-série N°12 : Le corps humain de A à Z, juillet 2003, p.18-21.
- Russel B. : *La méthode scientifique en philosophie et notre connaissance du monde extérieur*, P. B. Payot, Paris 1971.
- Saint Augustin : *Confessions*, collection Folio classique, Editions Gallimard, 1993.
- Varela F. J. : *Connaître. Les sciences cognitives, tendances et perspectives*, Editions du Seuil, Paris 1989.
- Weinberg S. : *Une vision corrosive du progrès scientifique*, La Recherche N° 318, mars 1999, p. 72-80.

■ Technologie de l'information et de la cognition artificielle :
(Informatique, statistiques et mathématiques, théorie de l'information, cybernétique, intelligence artificielle, robotique)

☞ Bach F. : *Apprentissage statistique*, La Recherche spécial N° 500, juin 2015, p. 53.
☞ Blanc F. : *Les avionneurs changent de cap*, Dossier : Dans la tête des robots, Le Monde Hors-série N° 60, mars/mai 2018, p. 51-53.
☞ Blay M. : *Vaucanson : les automates et la naissance de la technique moderne*, La Recherche N°140, janvier 1983, Volume 14, p. 106-108.
☞ Boccara C. et Fink M. : *Les physiciens, explorateurs du corps humains*, Pour la Science N° 338 spécial : Le corps transparent, décembre 2005, p. 26-28.
☞ Bocquet P.-Y. : *Robots : les chirurgiens de demain ?*, Science&Vie Hors-série N° 282 : Chirurgie : tout à changer, avril 2018, p. 70-81.
☞ Bittoun J. et al. : *Le corps au crible de l'IRM*, Pour la Science spécial N° 338, décembre 2005, p. 30-36.
☞ Calabrese F.: *Un réseau d'autobus redessiné grâce au téléphone mobile*, Dossier : Les promesses du Big Data, La Recherche N°482, décembre 2013, p. 32-35.
☞ Chetouani M. : *Robotique développementale*, La Recherche spécial N° 500, juin 2015, p. 54.
☞ Couffignal L. : *La cybernétique*, PUF, « Que sais-je? », Paris 1968.
☞ Danset A. : *Eléments de psychologie du développement : Introduction et aspects cognitifs*, Editions Armand Colin 1983.
☞ Delorme C. : *Rendre les rebots sensibles au toucher*, La Recherche N° 480, octobre 2013, p. 56-57.
☞ Dossier : *Dans la tête des robots*, Le Monde Hors-série N° 60, mars/mai 2018.
☞ Dossier : *Intelligence artificielle, et l'intelligence vint aux robots*, Les Dossiers de La Recherche, février/mars 2014.
☞ Dossier : *La Recherche N° 170 spécial : Intelligence artificielle*, octobre 1985.
☞ Erceau J. et Ferber J. : *L'intelligence artificielle distribuée*, La Recherche N° 233, juin 1991, vol. 22, p. 750-752.
☞ Escarpit R. : *Théorie générale de l'information et de la communication*, Hachette 1980.
☞ Ferber J. : *Les systèmes multi-agents. Vers une intelligence collective*, Paris InterEditions, 1995.
☞ Flandrin A. : *La Darpa, un géant militaire lanceur d'innovations*, Dossier : Dans la tête des robots, Le Monde Hors-série N° 60, mars/mai 2018, p. 58-61.
☞ Fort J.-C. et Gerschenfeld A. : *La naissance d'un ordinateur neuronal, la machine de Boltzmann*, La Recherche N° 198, avril 1988, volume 19, p. 532-535.
☞ Gallaire H. : *La représentation des connaissances*, La Recherche N°170, octobre 1985, Vol. 16, p.1140-1148.
☞ Gozlan M. : *Des exosquelettes pour marcher de nouveau*, Dossier : Dans la tête des robots, Le Monde Hors-série N° 60, mars/mai 2018, p. 82-83.
☞ Gozlan M. : *Le chirurgien opère assis*, Dossier : Dans la tête des robots, Le Monde Hors-série N° 60, mars/mai 2018, p. 78-81.
☞ Guetrot A. : *Théorie de l'information*, Ecole Supérieure d'Electricité, Paris 1972.
☞ Hébert M. : *« Une partie des camions sera automatisée d'ici vingt ans »*, Dossier : Dans la tête des robots, Le Monde Hors-série N° 60, mars/mai 2018, p. 62-63.
☞ Jacqué Ph. : *Le navire robot prend les commandes*, Dossier : Dans la tête des robots, Le Monde Hors-série N° 60, mars/mai 2018, p. 64-65.
☞ Le Bihan D. : *Diffusion de l'eau et IRM*, Pour la Science N° 338, décembre 2005, p. 74-80.
☞ Personnaz L. et al. : *Le machines neuronales*, La Recherche N° 204 spécial : Les nouveaux ordinateurs, novembre 1988, p. 1362-1371.
☞ Rivère J.P. : *Eléments de Théorie de l'Information. Informatique de base*. Paris : Les Editions Foucher, 1970.
☞ Shannon C. E. et Weaver W. : *The mathemetical theory of communication*, University of Illinois Press, Urbana, 1949.

☞ Wiener N. : *cybernétique et société*, éditions Deux-Rives, 1952.
☞ Wiener N. : *Cybernetics or control and communication in the animal and machine*, Cambridge Mass, et Paris Hermann 1948, 1948 ; 2e edition 1962.

■ Epistémologie et éthique des sciences physiques :
(Philosophie, histoire et sociologie des sciences physiques)

☞ Barreau H. : *Les théories anciennes*, in « L'espace et le temps aujourd'hui », ouvrage collectif, Paris : Editions du Seuil, collection « Sciences Points », 1983.
☞ Blay M. : *Pierre Duhem et la théorie physique*, La Recherche N°118, janvier 1981, Volume 12, p. 88-90.
☞ Bohr N. : *Physique atomique et connaissance humaine*, traduction française, Gonthier 1961.
☞ Dossier : Les Cahiers de Science&Vie N°2 : *Galilée : Naissance de la physique*, avril 1991.
☞ Einstein A. : *Comment je vois le monde*, Paris: Champs/Flammarion, 1979, 192 pages, p. 125-128.
☞ Einstein A. et Infeld L. : *L'évolution des idées en physique*, P.B. Payot, Paris 1968, p. 274-275.
☞ Festa E. : *Science et foi : que penser du cas Galilée ?*, La Recherche N°225, juin 1993, Volume 24, p. 758-759.
☞ Feyerabend P. : *Contre la méthode. Esquisse d'une théorie anarchiste de la connaissance.* Série Points Sciences, Editions du Seuil, 1979.
☞ Henry M. : *Ce que la science ne sait pas*, La Recherche N°208, Mars 1989, Volume 20, p. 422-426. Voir aussi : *Controverse à propos d'une philosophie de la vie*, La Recherche N°212, Juillet /Août 1989, volume 20, p. 930-933.
☞ Higgs P. : « *Imaginer que ma théorie était fausse semblait difficile* », La Recherche N° 484, février 2014, p. 38-41.
☞ Hutten E.H. : *Les concepts de la physique*, Dunod, Paris 1969.
☞ Isabelle D. : *Une discipline en quête d'un statut : la biophysique*, La Recherche, N°71, Octobre 1976, vol. 7, p. 854.
☞ Kuhn T. S. : *La structure des révolutions scientifiques*, Paris : Editions Champs/ Flammarion, 1983, 288 pages.
☞ Latour B. : *Avons-nous besoin de "paradigmes"* ?, La Recherche N° 290, septembre 1996, p. 84.
☞ Poincaré H. : *La science et l'Hypothèse*, Champs Flammarion, 1ère édition 1902, 1968.
☞ Samueli J.-J.: *Le modèle standard de la physique des particules, de l'électron au boson de Higgs*, Editions ellipses, 2013.
☞ Shea W : *La révolution galiléenne*, Collection Science ouverte, Editions du Seuil 1992.
☞ Thuillier P. : *Les origines de l'antiscience*, La Recherche N°174, février 1986, volume 17, p. 204-227.
☞ Thuillier P. : *La science d'aujourd'hui est-elle dans une impasse ?*, La Recherche N°153, Mars 1984, Volume 15, p. 380-394.
☞ Thuillier P. : *Science, antiscience, aristoscience*, La Recherche N°106, décembre 1979, volume 10, p. 1280-1234.

■ La thermodynamique et l'être vivant :
(Thermodynamique, physique statistique)

☞ Atlan H. : *Entre le cristal et la fumée. Essai sur l'organisation du vivant*, Editions du Seuil 1979.
☞ Bénard : *Les tourbillons cellulaires dans une nappe liquide*, Goethier-Villars 1901.
☞ Cayre B. : *L'osmose bouscule la vision du vivant*, La Recherche N° 479, septembre 2013, p. 92-94.
☞ Chanu J. : *La thermodynamique de non-équilibre*, La Recherche N° 84, décembre 1977, p. 1084-1085.

- Coveney P. V. : *L'irréversibilité du temps*, La Recherche N°207, février 1989, Volume 20, p. 190-198.
- Dauchin A. : *Ordre et dynamique du vivant*, Edition du seuil 1978.
- Dauchin A. : *Entropie et ordre biologique*, La Recherche N°92, septembre 1978, Volume 9, p. 788-791.
- Dossier : *Les Cahiers de Science&Vie* N°20 : « Carnot », avril 1994.
- La Souchère (de) M.-C. : *Le calorique, ou l'erreur de Lavoisier*, La Recherche N° 482, décembre 2013, p. 84-86.
- La Souchère (de) M.-C. : *Guerre du feu au siècle des Lumières*, La Recherche N° 449, février 2011, p. 92-94.
- Leduc S. : *Théorie physico-chimie de la vie et générations spontanées*, Editions A. Poinat, Paris 1910.
- Le Roy : *L'exigence idéaliste et fait de l'évolution*, Editions Borvin 1927 (Il s'agit de leçons professées au Collège de France en 1925 et 1926).
- Maury J.-P. : *Carnot et la machine à vapeur*, PUF, série philosophies, 1986.
- Prigogine I. : *La thermodynamique de vie*, La Recherche N°24, juin 1972, vol. 3, p. 547-562, et dans *La Recherche en biologie moléculaire*, Editions du Seuil/La Recherche, 1975.
- Tonnelat J. : *Qu'est-ce qu'un être vivant ?*, La Recherche N° 101, juin 1979, vol. 10, p. 614-622.
- Tonnelat J. : *Thermodynamique et biologie*, Tome I, Malouine 1976.

TABLE DES MATIERES

AVANT-PROPOS .... - 11 -
INTRODUCTION .... - 27 -
PREMIERE PARTIE .... - 35 -
DE LA "PHYSIQUE GALILEENNE" VERS LA "SCIENCE DU VIVANT" - 35 -
    CHAPITRE : 1.1 .... - 37 -
    EVOLUTION DES CONCEPTS EN PHYSIQUE .... - 37 -
        Sous-chapitre : 1.1.1 .... - 38 -
        La physique, science de la matière .... - 38 -
        Sous-chapitre : 1.1.2 .... - 41 -
        Les grandes périodes de l'évolution des idées en science physique .... - 41 -
        Sous-chapitre : 1.1.3 .... - 44 -
        Qu'est-ce que la "matière vivante" ? .... - 44 -
        Sous-chapitre : 1.1.4 .... - 46 -
        L'énergie et validité du second principe de la thermodynamique en biologie - 46 -
        Sous-chapitre : 1.1.5 .... - 49 -
        Thermodynamique de non-équilibre des "transformations irréversibles" ..... - 49 -
        Sous-chapitre : 1.1.6 .... - 53 -
        Vers une nouvelle "science du vivant" .... - 53 -
        Sous-chapitre : 1.1.7 .... - 55 -
        Nécessité d'une redéfinition du concept d'information .... - 55 -
    CHAPITRE : 1.2 .... - 57 -
    LES CRITIQUES DE LA "SCIENCE GALILEENNE" .... - 57 -
        Sous-chapitre : 1.2.1 .... - 58 -
        "Paradigmes" et "révolutions" scientifiques .... - 58 -
        Sous-chapitre : 1.2.2 .... - 61 -
        Les deux traditions occidentales de la dynamique : "mécanicisme" et "transformationnisme" .... - 61 -
        Sous-chapitre : 1.2.3 .... - 66 -
        L'épistémologie galiléenne : "séparation entre sciences de la Nature et sciences de l'esprit" .... - 66 -
        Sous-chapitre : 1.2.4 .... - 69 -
        Les types de critiques de la "science galiléenne" .... - 69 -
        Sous-chapitre : 1.2.5 .... - 73 -
        L'antiscience et "l'entrée en force de l'éthique" .... - 73 -
        Sous-chapitre : 1.2.6 .... - 77 -
        Ce que la "science galiléenne" ne sait pas .... - 77 -
    CHAPITRE : 1.3 .... - 79 -
    LES COURANTS DE PENSEE DE LA "MORPHOLOGIE DU VIVANT" ... - 79 -
        Sous-chapitre : 1.3.1 .... - 80 -
        Critiques de Goethe de la "science galiléenne" .... - 80 -
        Sous-chapitre : 1.3.2 .... - 83 -
        L'épistémologie goethéenne : Goethe, le Galilée de la "science du vivant" .. - 83 -

Sous-chapitre : 1.3.3 .... - 87 -
Critiques des sciences physiques et biologiques contemporaines par les "morphologistes".. - 87 -
Sous-chapitre : 1.3.4 .... - 92 -
La thermodynamique de la vie d'Ilya Prigogine et organisation du vivant... - 92 -
Sous-chapitre : 1.3.5 .... - 94 -
La thermodynamique de la vie de Stéphane Leduc et organisation du vivant - 94 -
Sous-chapitre : 1.3.6 .... - 97 -
Réfutation de la "thermodynamique de la vie" comme théorie de l'organisation du vivant... - 97 -
Sous-chapitre : 1.3.7 .... - 99 -
Le seuil vie/non-vie dans les organisations morphologiques : les molécules cognitives .... - 99 -
CHAPITRE : 1.4 ....- 103 -
VERS UNE NOUVELLE "SCIENCE DU VIVANT" : DE LA THERMODYNAMIQUE VERS LA COGNODYNAMIQUE ....- 103 -
Sous-chapitre : 1.4.1 .... - 104 -
L'étude de la dynamique du vivant : insuffisance de la thermodynamique.. - 104 -
Sous-chapitre : 1.4.2 .... - 110 -
Naissance de la "biologie moléculaire" avec Max Delbrück et concept d'information .... - 110 -
Sous-chapitre : 1.4.3 .... - 113 -
Les deux écoles de la biologie moléculaire : les structuralistes et les informationnistes... - 113 -
Sous-chapitre : 1.4.4 .... - 116 -
Naissance des "sciences cognitives", les nouvelles "sciences de l'esprit"... - 116 -
Sous-chapitre : 1.4.5 .... - 119 -
La notion de cognition à l'échelle de la biologie cellulaire et moléculaire de la cognodynamique .... - 119 -

DEUXIEME PARTIE.. - 123 -

LES SCIENCES COGNITIVES ET LA REVOLUTION EN "SCIENCE DU VIVANT" ....- 123 -

CHAPITRE : 2.1 ....- 125 -
LES « CONCEPTS IRRÉDUCTIBLES » DE L'ESPACE/TEMPS DE LA COGNODYNAMIQUE ....- 125 -
Sous-chapitre : 2.1.1 .... - 126 -
Notion de "concepts irréductibles" cognodynamiques en science du vivant - 126 -
Sous-chapitre : 2.1.2 .... - 129 -
Les confusions entre le temps et ses propriétés.................................... - 129 -
Sous-chapitre : 2.1.3 .... - 133 -
L'espace et le temps chez Aristote : du temps cyclique au temps linéaire ... - 133 -
Sous-chapitre : 2.1.4 .... - 136 -
Les bases cognitives du "temps existentiel" chez saint Augustin............... - 136 -
Sous-chapitre : 2.1.5 .... - 139 -
L'espace/temps existentiel en cognodynamique : l'élément spatial et événement temporel .... - 139 -
Sous-chapitre : 2.1.6 .... - 141 -
Espace intérieur et espace extérieur d'une organisation......................... - 141 -
Sous-chapitre : 2.1.7 .... - 144 -
L'espace et notion de "frontière" d'une organisation biologique ou sociale - 144 -

CHAPITRE : 2.2 .... - 147 -
LES SCIENCES COGNITIVES, ENTRE L'ESPRIT / CERVEAU ET
L'ORDINATEUR / ROBOT.. - 147 -
    Sous-chapitre : 2.2.1 .... - 148 -
    Les "sciences et technologies cognitives", un champ d'étude transdiciplinaire ....
    .... - 148 -
    Sous-chapitre : 2.2.2 .... - 153 -
    Le cerveau et la neurobiologie : la longue marche vers le neurone .... - 153 -
    Sous-chapitre : 2.2.3 .... - 156 -
    Le cerveau, organe biologique de la cognition.............................. - 156 -
    Sous-chapitre : 2.2.4 .... - 160 -
    La naissance de la psychologie cognitive .... - 160 -
    Sous-chapitre : 2.2.5 .... - 163 -
    Les premiers inventeurs de l'ordinateur veulent copier le cerveau humain - 163 -
    Sous-chapitre : 2.2.6 .... - 169 -
    La cybernétique et l'intelligence artificielle .... - 169 -
    Sous-chapitre : 2.2.7 .... - 174 -
    Limitations du modèle de similarité entre le cerveau et l'ordinateur de von
    Neumann .... - 174 -
    Sous-chapitre : 2.2.8 .... - 181 -
    Similarité homme/robot et intelligence artificielle........................ - 181 -
    Sous-chapitre : 2.2.9 .... - 187 -
    Le "deuxième âge de la machine" : du médium énergétique au médium cognitif...
    .... - 187 -
    Sous-chapitre : 2.2.10 .... - 192 -
    Le retour en force de l'éthique à l'âge de la machine cognitive autonome . - 192 -
CHAPITRE : 2.3 .... - 195 -
APPLICATIONS MEDICALES DES SCIENCES ET TECHNOLOGIES
COGNITIVES .... - 195 -
    Sous-chapitre : 2.3.1 .... - 196 -
    Les physiciens, explorateurs du corps humain par l'ordinateur.................. - 196 -
    Sous-chapitre : 2.3.2 .... - 198 -
    L'exploration de l'anatomie et des fonctions cognitives du cerveau humain par
    l'ordinateur... - 198 -
    Sous-chapitre : 2.3.3 .... - 207 -
    L'apprentissage automatique des réseaux de neurones artificiels :
    l'apprentissage statistique .... - 207 -
    Sous-chapitre : 2.3.4 .... - 212 -
    La simulation du raisonnement médical .... - 212 -
    Sous-chapitre : 2.3.5 .... - 212 -
    Les systèmes médicaux comme "médium intelligent" du médecin praticien - 212 -
    Sous-chapitre : 2.3.6 .... - 223 -
    L'"apprentissage automatique" en médecine clinique .... - 223 -
    Sous-chapitre : 2.3.7 .... - 231 -
    Le "médium intelligent" sensorimoteur en chirurgie .... - 231 -
    Sous-chapitre : 2.3.8 .... - 235 -
    "Médium intelligent" sensorimoteur et robot d'assistance paramédicale.... - 235 -
CHAPITRE : 2.4 .... - 239 -
LA COGNITION BIOLOGIQUE, NOUVEAU CONCEPT BIOMEDICAL....- 239 -
    Sous-chapitre : 2.4.1 .... - 240 -
    Naissance et développement de la "biologie cognitive"................ - 240 -

Sous-chapitre : 2.4.2 .... - 243 -
La reconnaissance moléculaire et communication cellulaire en biologie ... - 243 -
Sous-chapitre : 2.4.3 .... - 247 -
L'"information biologique" une nouvelle percée en « science du vivant » .. - 247 -
Sous-chapitre : 2.4.4 .... - 251 -
Dialogue intercellulaire : de la communication humaine à la communication cellulaire .... - 251 -
Sous-chapitre : 2.4.5 .... - 257 -
Communication cellulaire et pathologie médicale .... - 257 -
Sous-chapitre : 2.4.6 .... - 259 -
Le mimétisme moléculaire et maladies dites auto-immunes .... - 259 -
Sous-chapitre : 2.4.7 .... - 262 -
Le cancer et le sida, un problème médicale de communication cellulaire ... - 262 -

TROISIEME PARTIE .... **- 269 -**

ESSAI SUR LA REDEFINITION DU CONCEPT D'INFORMATION .... **- 269 -**

CHAPITRE : 3.1 .... - 271 -
CRITIQUES DU CONCEPT D'INFORMATION .... - 271 -
Sous-chapitre : 3.1.1 .... - 272 -
L'information en médecine .... - 272 -
Sous-chapitre : 3.1.2 .... - 275 -
L'information en informatique .... - 275 -
Sous-chapitre : 3.1.3 .... - 277 -
L'information un concept de la physique .... - 277 -
Sous-chapitre : 3.1.4 .... - 281 -
L'information en communication humaine et communication cellulaire : le cerveau et le noyau... .... - 281 -
Sous-chapitre : 3.1.5 .... - 283 -
Critiques de la théorie de l'information de Shannon .... - 283 -
Sous-chapitre : 3.1.6 .... - 288 -
Articulation des sciences bio-physiques et sociologiques par les concepts d'information/cognition .... - 288 -
CHAPITRE : 3.2 .... - 291 -
LES CONCEPTS D'INFORMATION/COGNITION DE LA THEORIE COGNODYNAMIQUE .... - 291 -
Sous-chapitre : 3.2.1 .... - 292 -
Propriétés fondamentales de l'information .... - 292 -
Sous-chapitre : 3.2.2 .... - 296 -
L'approche qualitative de l'information .... - 296 -
Sous-chapitre : 3.2.3 .... - 299 -
Définition cognodynamique de l'information .... - 299 -
Sous-chapitre : 3.2.4 .... - 302 -
Les supports de l'information : l'information entre les "mémoires" et les "vecteurs" .... - 302 -
Sous-chapitre : 3.2.5 .... - 308 -
Circulation, stockage et transfert de l'information .... - 308 -
Sous-chapitre : 3.2.6 .... - 312 -
Communication et détection de l'information chez l'homme dans la société - 312 -
Sous-chapitre : 3.2.7 .... - 314 -
Médium de détection de l'information dans l'exploration médicale............ - 314 -

Sous-chapitre : 3.2.8.. *- 318 -*
Distinction entre "cognition biologique" cellulaire et "cognition psycho-sociale" cérébrale... *- 318 -*
Sous-chapitre : 3.2.9.. *- 321 -*
La cognition cellulaire du "temps existentiel" dans l'organisme humain..... *- 321 -*

CONCLUSION.. **- 325 -**

BIBLIOGRAPHIE .... **- 333 -**

TABLE DES MATIERES .... **- 343 -**

www.ingramcontent.com/pod-product-compliance
Lightning Source LLC
Chambersburg PA
CBHW052308220526
45472CB00001B/23